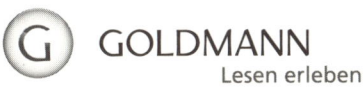

GOLDMANN
Lesen erleben

Buch

Ein Kind zu haben ist wunderschön, doch die knochentiefe Müdigkeit, die Eltern erleben, wenn ihr Kind schlecht schläft, ist nicht nur lästig, sondern führt sie oft an den Rande ihrer Kraft. Dr. Harvey Karp hat in seiner mehr als dreißigjährigen Praxis als Kinderarzt und Spezialist für Kinderentwicklung Lösungen für jede kindliche Schlafschwierigkeit gefunden, die einfach, praktisch und schnell umsetzbar sind. Er zeigt altersgerechte Ideen, um die meisten Schlafprobleme bei Kindern unter fünf Jahren entweder problemlos zu beseitigen oder gar nicht erst aufkommen zu lassen. Anhand von zahlreichen Fallbeispielen erläutert er sanfte Methoden, um unter anderem bereits in den ersten Lebenswochen den Nachtschlaf zu fördern oder um Trotzanfälle vor dem Zubettgehen zu vermeiden. Diese Techniken haben bereits Tausenden von Familien zu einer guten Nachtruhe verholfen.

Autor

Dr. Harvey Karp beschäftigt sich seit 30 Jahren als Kinderarzt und Experte für frühkindliche Entwicklung mit Babys und Kleinkindern. Er ist Assistenz-Professor für Kinderheilkunde an der UCLA School of Medicine und hat eine Praxis in Santa Monica. Karp lebt zusammen mit seiner Frau und seiner Tochter in Kalifornien.

Außerdem von Dr. Harvey Karp im Programm

Das glücklichste Baby der Welt (📹 auch als E-Book erhältlich)
Das glücklichste Kleinkind der Welt (17125)

Dr. Harvey Karp

Das glücklichste Baby der Welt
Schlafbuch

Für Kinder von 0 bis 5 Jahren

Aus dem Amerikanischen
von Karin Wirth

GOLDMANN

Alle Ratschläge in diesem Buch wurden vom Autor und vom Verlag sorgfältig erwogen und geprüft. Eine Garantie kann dennoch nicht übernommen werden. Eine Haftung des Autors beziehungsweise des Verlags und seiner Beauftragten für Personen-, Sach- und Vermögensschäden ist daher ausgeschlossen.

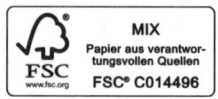

MIX
Papier aus verantwortungsvollen Quellen
FSC® C014496

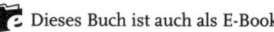

Verlagsgruppe Random House FSC® N001967
Das für dieses Buch verwendete FSC®-zertifizierte Papier
Classic 95 liefert Stora Enso, Finnland.

Dieses Buch ist auch als E-Book erhältlich

1. Auflage
Deutsche Erstausgabe Oktober 2013
Wilhelm Goldmann Verlag, München,
in der Verlagsgruppe Random House GmbH
© 2013 der deutschsprachigen Ausgabe
Wilhelm Goldmann Verlag, München,
in der Verlagsgruppe Random House GmbH
© 2011 der Originalausgabe The Happiest Baby, Inc.
Originaltitel: *The Happiest Baby Guide to Great Sleep*
Originalverlag: Bantam Books, ein Imprint von The Random House
Publishing Group, ein Unternehmen von Random House, Inc.
Umschlaggestaltung: Uno Werbeagentur, München
Umschlagillustration: Plainpicture/PhotoAlto
Redaktion: Kerstin Uhl
Satz: Barbara Rabus
Druck und Bindung: GGP Media GmbH, Pößneck
CB · Herstellung: IH
Printed in Germany
ISBN 978-3-442-17389-1
www.goldmann-verlag.de

Besuchen Sie den Goldmann Verlag im Netz

Den Millionen von Eltern gewidmet,
die auf etwas mehr Schlaf hoffen.
Ihr Ziel ist in Reichweite.

Inhalt

Seliger Schlummer
in den ersten drei Monaten

Keine Schlafprobleme
im vierten bis zwölften Monat

Lösungen im Kleinkind- und Kindergartenalter

Erfrischender Mittagsschlaf und Ausnahmesituationen

Anhang

Einleitung

*Solange Kinder klein sind, findet
man keinen Schlaf. Wenn sie groß
sind, findet man keine Ruhe.*
Alte Volksweisheit

Lässt Ihr Baby Sie vor Liebe dahinschmelzen, wenn Sie es in den Schlaf wiegen ... treibt Sie aber für den Rest der Nacht schier in den Wahnsinn? Verwandelt sich Ihr Zuhause jeden Abend zur Schlafenszeit in eine Arena, weil Ihr Kleinkind wild um sich schlägt und »Nein, nein, nein!« schreit?

Mutter oder Vater zu sein ist wohl die schönste Erfahrung, die Sie je machen werden. Aber wenn Ihr Kind schlecht schläft, haben Sie gleich in doppelter Hinsicht Pech:

Erstens gibt es Ihnen das Gefühl, eine miserable Mutter (oder ein miserabler Vater) zu sein.

Und zweitens führt es zur völligen Erschöpfung.

Für die meisten frischgebackenen Eltern ist ein ungestörter Nachtschlaf eine Art Fata Morgana in der Wüste. Kein Wunder, dass viele in erster Linie über das Schlafverhalten ihres Nachwuchses klagen.

Und das trifft nicht nur auf Eltern von Babys zu. Ein Drittel aller Kleinkinder wehrt sich gegen das Zubettgehen, und die Hälfte steht einmal pro Nacht auf (eines von zehn wacht sogar zweimal oder öfter pro Nacht auf). Daher ist es keine Überraschung, dass eine 2004 durchgeführte Umfrage ergab, dass Millionen von Eltern (jeder fünfte Elternteil mit Babys zwischen drei und zwölf Monaten und jeder achte Elternteil mit Kleinkindern und Kindern im Vorschulalter) weniger als sechs Stunden Schlaf pro Nacht bekommen.

Derart erschöpfte Eltern sind anfällig für Essattacken, Streitsucht, Unfälle, Krankheiten, Ängste und Depressionen. Und wie ein ins Wasser geworfener Stein kann die Erschöpfung Wellen von Besorgnis auslösen:

- Fördere ich bei meinem Kind schlechte Angewohnheiten?

- Führt »Schreienlassen« zu emotionalen Schäden?

- Sollen Kinder nach einem festen Zeitplan schlafen?

- Wird das je ein Ende nehmen?

Frischgebackene Eltern haben heutzutage meist wenig Erfahrung mit Babys – viele sind in ihrem ganzen Leben noch nicht mit einem Neugeborenen in Berührung gekommen! Darum suchen sie Antworten in der umfangreichen Ratgeberliteratur. (In den letzten 20 Jahren sind mehr Bücher über Schlafprobleme bei Kindern erschienen als zu jedem anderen Erziehungsthema.) Aber diese Ratgeber enthalten oft irreführende Informationen und machen die Sache noch verwirrender:

- »Halten Sie Ihr Baby im Arm – aber verwöhnen Sie es nicht!«

- »Pucken Sie Ihr Baby – aber lassen Sie keine Gewohnheit daraus werden!«

- »Gehen Sie liebevoll mit Ihrem Baby um – aber schließen Sie die Tür zu seinem Zimmer und lassen Sie es sich in den Schlaf weinen!«

Kein Wunder, dass unerfahrene Eltern sich manchmal (an guten Tagen) wie echte Profis und manchmal (an allen anderen Tagen) wie jämmerliche Versager fühlen. Hinzu kommt, dass die meisten Eltern heute nicht mehr auf das Netzwerk zurückgreifen können, das ihren Urgroßeltern die Sache noch um einiges erleichterte: die Großfamilie, Nachbarn und Jugendliche in derselben Straße, die gern Kinder hüten.

Dennoch können Sie getrost davon ausgehen, dass – seit den Anfängen der Menschheit – Milliarden von Eltern diese Hürden erfolgreich gemeistert haben. Das bedeutet, dass Sie es auch können.

Und damit komme ich zur guten Nachricht: Mithilfe einiger einfacher Konzepte, in die alte Weisheiten und modernste wissenschaftliche Erkenntnisse einfließen, lassen sich die meisten Schlafprobleme bei Kindern innerhalb einer Woche lösen. (Oder noch besser: verhindern, dass sie überhaupt erst auftreten.)

Die Zeiten ändern sich: ein Ziel und ein Versprechen

Es klingt fast unglaublich, aber vor 60 Jahren gaben nur wenige Mütter in den westlichen Industrienationen ihren Babys die Brust. Nachdem Zehntausende Jahre fast jede Mutter gestillt hatte, ging den Frauen diese lebenserhaltende Fähigkeit beinahe verloren. Es kostete viel Geld, jahrzehntelange Bemühungen und zahlreiche Informationskampagnen, um den Mythos zu widerlegen, dass künstlich hergestellte Babynahrung besser als Muttermilch sei. Aber die Sache war der Mühe wert. Heute ist das Stillen vielen Frauen wieder zur Selbstverständlichkeit geworden. Als Folge davon sind die Kinder gesünder ... und die Mütter auch.

Jetzt, da der Mythos von der Überlegenheit der künstlichen Babynahrung aus der Welt geschafft ist, möchte ich ein paar weitere Mythen – Schlafmythen – demontieren, die erschöpfte Eltern seit Jahrhunderten verunsichern. Einige Beispiele:

- Babys müssen in einer vollkommen ruhigen Umgebung schlafen – falsch!

- Reisbrei fördert den Schlaf – falsch!

- Alle Babys schlafen ab dem vierten Monat länger – falsch!

- Blähungen und Bauchkrämpfe hindern Babys am Einschlafen – falsch!

- Schreien lassen ist das beste Schlaftraining – falsch!

Mein Ziel ist es, diese falschen Vorstellungen durch neue Erkenntnisse zu ersetzen, mit denen sich der Schlaf Ihres Kindes schnell verbessern lässt. Sie werden Folgendes lernen:

- Weshalb Sie ein Baby gar nicht verwöhnen können.

- Wie Sie den Schlaf Ihres Babys um eine Stunde (oder mehr) verlängern können.

- Weshalb es sogar schlaffördernd ist, schlafende Babys zu wecken.

- Weshalb weißes Rauschen in jedem Alter zur Schlafenszeit Wunder wirkt.

- Weshalb die Schlafenszeit eigentlich schon morgens anfängt.

- Welche Zubettgehrituale am besten funktionieren.

- Wie Sie mit Ihrem Kleinkind nach einer neuen, tränenfreien Methode (»Glitzer interruptus«) das Einschlafen trainieren können.

Wie Sie mit diesem Buch arbeiten können

Sie werden beim Lesen feststellen, dass die eine oder andere Information mehrfach vorhanden ist. Das hat folgenden Grund: Ich bin davon ausgegangen, dass Sie nach dem Kapitel über die Grundlagen des Schlafs mit dem Teil fortfahren werden, der am besten zum Alter Ihres Kindes passt, und habe deshalb einige wichtige Punkte wiederholt, damit Sie nicht immer wieder zurückblättern müssen, um sie zu finden.

Eine wissenschaftliche Exkursion in den Schlafozean

*Ich reise jede Nacht ins
ferne Schlummerland*
Robert Louis Stevenson

Wichtige Punkte:

- Im Schlaf wird der Energiespeicher wieder aufgefüllt, das Denkvermögen erhöht, das Gedächtnis strukturiert, die Abwehr gestärkt, das Abnehmen gefördert und vieles mehr.

- Schlafmangel schwächt das Urteilsvermögen, verursacht Depressionen und kann zu Fehlurteilen, Autounfällen, Herzerkrankungen und der Entstehung von Krebszellen führen.

- Unser Tagesablauf orientiert sich an natürlichen Signalen: Wir wachen auf, wenn die Sonne aufgegangen ist, und schlafen ein, nachdem es dunkel geworden ist. Dieser Tagesrhythmus wird durch die Freisetzung eines speziellen Schlafhormons (Melatonin) im Gehirn gesteuert.

- Der Schlaf setzt sich aus verschiedenen Phasen zusammen, wobei sich REM-Phasen (Phasen mit schnellen Augenbewegungen – Rapid Eye Movements –, in denen wir träumen und das Speichern im Gedächtnis stattfindet) und Nicht-REM-Phasen im Lauf der Nacht abwechseln.

- Kinder wachen öfter auf, weil ihre Schlafphasen kürzer sind; sie dauern nur jeweils 60 statt 90 Minuten)

- Babys haben bis zu fünfmal mehr REM-Schlaf, um all die neuen Dinge, die sie tagtäglich lernen, im Gedächtnis speichern zu können!

Was passiert, während wir schlafen?

Wenn es Ihnen wie den meisten der müden Eltern geht, die mir jeden Tag begegnen, sind Sie im Augenblick wahrscheinlich weniger an einer wissenschaftlichen Belehrung interessiert, sondern wollen einfach wissen, was Sie tun sollen.

Wenn Sie wollen, überspringen Sie diesen Teil. Aber eventuell sind einige Fakten über den wundersamen Zustand des Schlafs ja ganz hilfreich, um die Empfehlungen im restlichen Teil des Buches richtig einordnen zu können.

Schauen wir uns kurz an, was Schlaf eigentlich ist.

Schlaffakten und -mythen

Schlaf ist im Grunde ein Widerspruch in sich! Wir bringen ein Drittel unseres Lebens damit zu – und doch scheint er so fern und unergründlich wie die Tiefen des Ozeans zu sein.

In den letzten 30 Jahren haben sich viele hervorragende Wissenschaftler mit dem Thema Schlaf beschäftigt. Und dank ihrer Forschungsarbeiten erfahren wir Dinge über diese nebelhaften

Grenzregionen, durch die jahrhundertealte Missverständnisse ausgeräumt werden. Einige Beispiele:

Mythos 1: Im Schlaf ist man bewusstlos.
Fakt: Schlaf ist kein Koma. Wir hören das Telefon oder den Wecker klingeln. Manche Menschen sprechen sogar im Schlaf oder laufen herum. Und auch wenn wir direkt an der Bettkante liegen, fallen wir selten heraus.

Während die Gehirnwellen eines im Koma liegenden oder narkotisierten Menschen sehr langsam und schwach sind, sind sie im Schlaf oft so lebhaft wie im Wachzustand!

Auf diese Weise kann unser Gehirn träumen, Erinnerungen strukturieren und speichern und sogar regelmäßig den Raum auf ungewöhnliche Vorkommnisse »absuchen«. Deshalb können wir durch Rauchgeruch oder die Schritte eines Einbrechers aufgeweckt werden. Und das ist auch der Grund, warum viele Babys die Stille in unseren Wohnungen im Vergleich zum ständigen Grummeln und Herumwackeln im Mutterleib beunruhigend finden.

Mythos 2: Im Schlaf ruht sich der Körper aus.
Fakt: Die Muskulatur ruht sich im Schlaf aus, aber Herz, Lunge und Leber sowie die meisten anderen Organe arbeiten rund um die Uhr. Selbst das Gehirn ist in den REM-Phasen sehr aktiv.

Und in seltenen Fällen erwachen im Schlaf sogar unsere Muskeln zum Leben! Während eines Anfalls von Nachtangst zittern Kinder und schreien – obwohl sie tief schlafen.

Mythos 3: Man ist entweder wach oder man schläft.
Fakt: Wussten Sie, dass Delfine immer nur mit einer Gehirnhälfte

schlafen? (Klingt nach einer nützlichen Fähigkeit für frischgebackene Eltern.) Nun, interessanterweise tun wir etwas Ähnliches.

Forscher an der University of Wisconsin untersuchten das Gehirn im Zustand der Erschöpfung und stellten fest, dass einige Gehirnzellen einschliefen, während die anderen wach blieben. Bei Ratten, die am Schlafen gehindert wurden, befanden sich zehn Prozent der Gehirnzellen im Schlafmodus, obwohl die Nager immer noch wach waren.

Dieser »Mikroschlaf« tritt meistens auf, wenn wir zu lange wach bleiben. Wenn Sie sich das nächste Mal dabei ertappen, wie Sie gerade Windelcreme auf die Zahnbürste drücken oder die Schmutzwäsche in den Müll werfen, schieben Sie es einfach jenen erschöpften Gehirnzellen in die Schuhe, die bereits den Laden dicht gemacht haben, während die anderen noch die letzten Arbeiten des Tages erledigen.

Mythos 4: »Schönheitsschlaf« ist ein Ammenmärchen.
Fakt: Wenn Sie gut aussehen wollen, müssen Sie dafür sorgen, dass Sie mehr Schlaf bekommen! Das ist die Schlussfolgerung aus einer neueren europäischen Studie. Die Teilnehmer wurden gebeten, aus einem Stapel Porträtfotos die bestaussehenden Personen auszuwählen (von denen einige müde waren und andere nicht). Dabei wurden die ausgeruhten Männer und Frauen als attraktiver eingestuft.

Mythos 5: Unser natürlicher Tag-Nacht-Zyklus umfasst 24 Stunden.
Fakt: Es klingt vielleicht ein bisschen nach Science Fiction, aber unser Gehirn will keinen 24-Stunden-Tag. Es sehnt sich nach einem 25- oder 26-Stunden-Tag!

1962 brachten europäische Forscher Freiwillige in einem unterirdischen Bunker unter, wo sie völlig von der Außenwelt abgeschnitten waren. Ohne Lichtreize von draußen oder Uhren, die als Anhaltspunkte hätten dienen können, verfielen die Versuchspersonen schnell in einen Tag-Nacht-Zyklus, der fast 26 Stunden dauerte.

Was ist eigentlich Schlaf?

Niemand braucht Unterricht im Schlafen ... nicht einmal Babys (obwohl sie unter Umständen lernen müssen, *wann* man schläft!).

In den letzten 50 Jahren ist etwas sehr Merkwürdiges mit unserem Schlaf passiert: Er hat abgenommen! Der durchschnittliche Nachtschlaf eines Erwachsenen ist von acht auf etwa sieben Stunden zurückgegangen. Laut einem amerikanischen Forschungsbericht schlafen 21 Prozent der Erwachsenen nur sechs Stunden (und acht Prozent sogar nur fünf Stunden oder weniger!). Ist das in Ordnung, oder schadet es uns? Genau genommen wissen wir es nicht. Obwohl wir ein Drittel unseres Lebens schlafend verbringen, gibt es noch viele offene Fragen zu diesem nebulösen Zustand.

Aber dank des wachsenden Fachgebiets der Schlafmedizin beginnen wir zu verstehen, was uns der Schlaf nützt und inwiefern uns Schlafmangel schadet.

Vögel tun es und Bienen auch: der segensreiche Schlaf

Kleine und große Geschöpfe – von der Fliege bis zum Wal – rollen sich zusammen und schlafen. Elefanten dösen nur vier Stunden, Löwen schlummern 20 Stunden, und Schafe schlafen etwa acht Stunden pro Tag (wobei man sich fragt, was Schafe eigentlich zum Einschlafen zählen ...). Warum ist Schlaf für alle Lebewesen so wichtig?

Schlafreize: Hilfen beim Einschlafen

Die meisten Lebewesen sind Gewohnheitstiere, wenn es darum geht, wie und wo sie schlafen.

Gorillas schlafen gern auf Nestern aus weichen Zweigen und Blättern, Fledermäuse schlummern in Höhlen (wo sie kopfüber an ihren Zehen hängen), und die meisten Menschen brauchen ganz spezielle 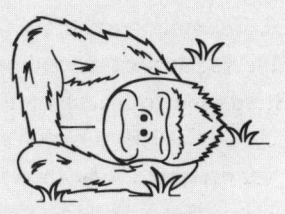 Bedingungen, um einschlafen zu können. Manche bedürfen einer weichen Matratze, eines besonderen Kissens oder eines schweren Federbetts zum Zudecken. Manche brauchen völlige Stille, wohingegen andere auch schlafen können, während der Fernseher läuft.

Wir nennen diese Einschlafhilfen »Schlafreize«. Und wie Sie in den folgenden Kapiteln sehen werden, wirken manche Reize bei Kleinkindern wahre Wunder, während andere direkt ins Verderben führen!

Zum einen lässt er uns wieder zu Kräften kommen. Der Schlaf bringt unsere geistige Klarheit und körperliche Kraft zurück.

Zum anderen hält er uns gesund. Wie ein geheimnisvolles Vitamin S stärkt er unsere infektionsbekämpfenden Zellen, verhindert Depressionen, senkt das Risiko von Herzerkrankungen um die Hälfte, verringert Übergewicht und verhindert sogar die Entstehung von Krebszellen. Forscher in Ohio fanden heraus,

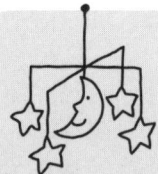

Mama-Demenz:
Ihr Kopf nimmt unerwartet Urlaub

Die meisten jungen Mütter müssen feststellen, dass sich ihr Gedächtnis direkt nach der Entbindung (oder in manchen Fällen schon ein paar Monate vorher) gewissermaßen in ein Sieb verwandelt. Manche Frauen scherzen, dass wohl ein Teil ihres Gehirns mit der Plazenta entbunden worden sein muss, und stillende Mütter sprechen gerne vom »Milchgehirn«. (Wissenschaftler haben die These geäußert, dass die Natur den Müttern mit dieser Auszeit des Gedächtnisses hilft, die Strapazen der Geburt zu vergessen.)

Und Erschöpfung macht diesen »Gehirnnebel« noch schlimmer! Glücklicherweise gibt sich die »Mama-Demenz« irgendwann von allein. In einer niederländischen Studie wurde bei Müttern einige Monate nach der Entbindung ein trägeres Denken festgestellt. Doch australische Forscher haben herausgefunden, dass das Gehirn einige Jahre nach der Entbindung wieder so funktioniert wie vor der Schwangerschaft.

dass bei Menschen, die regelmäßig weniger als sechs Stunden pro Nacht schlafen, 50 Prozent mehr Krebsvorstadien im Darm auftreten als bei Menschen, die mehr als sieben Stunden schlafen.

Und schließlich gibt der Schlaf unserem Gehirn die Möglichkeit, »aufzuräumen« und alles für den nächsten Tag vorzubereiten. Im Schlaf spielt unser Gehirn buchstäblich die Ereignisse des Vortags noch einmal ab; neue Erfahrungen werden mit Erinnerungen verglichen, das Ganze wird neu eingeordnet und zur späteren Verwendung ordentlich abgelegt.

Auf dieser Umstrukturierung des Gedächtnisses basiert unsere Fähigkeit, neue Ideen zu entwickeln. Kein Wunder, dass man oft sagt: »Lass uns darüber schlafen.« oder: »Morgen sieht die Welt anders aus.« Nicht im Tageslicht klären sich die Dinge, sondern die intensive Gehirnaktivität während des Schlafs lässt triviale Erinnerungen verblassen und neue Lösungen an die Oberfläche kommen und in unserem Bewusstsein Fuß fassen.

Der hohe Preis versäumten Schlafs

Wenn Sie Mutter oder Vater eines Babys oder Kleinkinds sind, haben Sie schon die Erfahrung gemacht, wie schnell es zur Erschöpfung führen kann, wenn der Nachtschlaf mehrmals unterbrochen wird. Häufiges Erwachen hält uns in einem leichten Schlummer und reduziert den tiefen, stärkenden Schlaf, den wir brauchen, um unseren Körper und Geist auf die Herausforderungen des nächsten Tages vorzubereiten.

Chronischer Schlafmangel bewirkt Folgendes:

- Unsere Stimmung verschlechtert sich. Wir werden weinerlich, unzufrieden und verlangend.

- Unsere Koordination lässt nach. Wir werden ungeschickt, verlieren das Gleichgewicht, und unser Unfallrisiko steigt.

- Unser Denkvermögen wird beeinträchtigt. Wir werden vergesslich und zunehmend verwirrt.

- Unsere Widerstandsfähigkeit nimmt ab. Wir nehmen zu und neigen zu gesundheitlichen Problemen – von Akne bis hin zu Krebs.

Erschöpfung ist eine derart belastende Erfahrung, dass Elitesoldaten längerem Schlafentzug ausgesetzt werden, um sie darauf vorzubereiten, Folter zu ertragen!

Wir mögen in der Lage sein, uns trotz andauerndem Schlafmangel irgendwie durch den Tag zu kämpfen, aber dabei häuft sich in Körper und Geist eine »Schlafschuld« an, die irgendwann bezahlt werden muss – entweder durch Nachholschlaf oder mit unserer Gesundheit.

Zu viel Alkohol oder zu wenig Schlaf?

Eine befreundete Journalistin berichtete, sie sei permanent so müde gewesen, dass sie eines Tages, als sie ihr Baby von der Kindertagesstätte abholen wollte, auf dem Parkplatz direkt gegen die Mauer des Gebäudes gefahren sei!

Der renommierte Schlafforscher David Dinges von der University of Pennsylvania hat wahrscheinlich mehr Menschen den

Schlaf geraubt als sonst irgendjemand auf der Welt. In einem Experiment genehmigten er und sein Team einigen Freiwilligen nur sechs Stunden Schlaf pro Nacht, während andere Probanden immerhin acht Stunden schlafen durften.

Tagsüber wurde im Abstand von zwei Stunden die Aufmerksamkeitsspanne der Teilnehmer getestet. Die ausgeruhte Gruppe hatte kein Problem, sich zu konzentrieren, während die Sechs-Stunden-Gruppe zunehmend unaufmerksam wurde und leicht abgelenkt werden konnte. Nach zwei Wochen war die Aufmerksamkeitsspanne der Sechs-Stunden-Gruppe auf einen Wert gesunken, den man bei Menschen findet, die den Verkehrsgesetzen nach als betrunken gelten!

Ebenso wie erhöhter Alkoholkonsum führt Schlafmangel zu einem verminderten Urteilsvermögen, verlängerten Reaktionszeiten und Gedächtnisstörungen. Wer erschöpft ist, stottert und spricht undeutlich. Im Extremfall kann Schlafentzug sogar Halluzinationen auslösen.

Bei einer im Jahr 2004 zum Thema Schlaf durchgeführten Umfrage gaben erschreckende 48 Prozent der befragten amerikanischen Eltern zu, in schläfrigem Zustand Auto zu fahren, und zehn Prozent gestanden, schon am Lenkrad eingeschlafen zu sein.

Ein faszinierender Rhythmus – Ihr Tag-Nacht-Zyklus

Wie Sie sehen, ist es sehr wichtig, genügend Schlaf zu bekommen. Aber das kann schwierig sein, wenn Sie Stunden damit zubringen, ein schreiendes Baby zu beruhigen oder ein hellwaches Kleinkind davon zu überzeugen, in sein Bett zurückzukehren. In

Vorsicht vor dem Gegenmittel Koffein

Vielleicht ist Ihnen aus dem Biologieunterricht noch in Erinnerung, dass die Körperzellen einen bestimmten Treibstoff namens ATP (Adenosintriphosphat) verwenden. Wenn ATP in Gehirnzellen verbraucht wird, bleibt eine gewisse Menge reinen Adenosins zurück. Im Lauf des Tages wird in den einzelnen Zellen so viel Adenosin gebildet, dass eine Kettenreaktion ausgelöst wird, die eine Art »Spinnweben« in unserem Gehirn erzeugt. Dies hat wiederum zur Folge, dass unsere Konzentrationsfähigkeit nachlässt und unsere Augen sich schließen. Hier kommt meistens Kaffee ins Spiel! Koffein hindert das Gehirn daran, die hohen Adenosinpegel zu erkennen, wodurch die Botschaft »Ich bin müde« unterdrückt wird, sodass man sich weiterhin wach fühlt. Außerdem führt Koffein zur Freisetzung von Adrenalin, wodurch man einen kleinen Energieschub erhält, und fördert die Ausschüttung von Dopamin, einer der natürlichen Wohlfühlsubstanzen des Gehirns.

Bei Schlafmangel kann man in Versuchung geraten, Koffein als Soforthilfe einzusetzen – aber Vorsicht! Koffein geht direkt in die Muttermilch über und kann dazu führen, dass Ihr Baby reizbar und wacher wird. Außerdem bleibt Koffein mehr als zwölf Stunden im Körper. Dadurch kann das Hinübergleiten in den Tiefschlaf verhindert werden. Und die Folge kann eine noch größere Müdigkeit, Reizbarkeit und Verstimmung sein, was Sie möglicherweise dazu veranlasst, am nächsten Tag noch mehr Koffein zu sich zu nehmen!

Meine Empfehlung? Beschränken Sie sich auf eine Tasse Kaffee am Morgen. Wenn Sie erschöpft sind, versuchen Sie nach Möglichkeit, ein Nickerchen zu machen, statt Ihre Müdigkeit mit Koffein (oder ähnlichen Stimulanzien) zu übertünchen.

Ihrer Frustration kommt Ihnen vielleicht der Gedanke, dass Ihr Kind sich Ihnen absichtlich widersetzt, aber möglicherweise gibt es ja einen biologischen Faktor, der seinen Schlaf untergräbt: das Ticken seiner inneren Uhr.

Die innere Uhr des Gehirns lenkt unseren Körper elegant durch seine Wach- und Schlafphasen. Wenn Sie etwas mehr über die wissenschaftlichen Grundlagen dieses Prozesses wissen, können Sie Ihr Kind besser bei diesem täglichen »Tanz« begleiten. Sehen wir uns also die Biologie dieses Zustands, den wir Schlaf nennen, etwas näher an.

Alle Pflanzen und Tiere »tanzen« zu bestimmten Rhythmen. Blumen öffnen sich am Morgen und falten nachts ihre Blütenblätter wieder zusammen. Bäume lassen im Herbst die Blätter fallen und bilden im Frühling Knospen aus. Bären halten zur kalten Jahreszeit Winterschlaf und erwachen wieder zum Leben, wenn es wärmer wird.

Der wichtigste biologische Rhythmus des Menschen (und der meisten anderen Landlebewesen) ist der tägliche Tag-Nacht- beziehungsweise Schlaf-Wach-Rhythmus. Unser Körper und unser Gehirn spiegeln diese wiederkehrenden Wellen von Licht und Dunkelheit und Auf und Ab – jeden Tag unseres Lebens. Wissenschaftler nennen diese Schwingungen den *zirkadianen Rhythmus* (nach dem lateinischen Wort für »einen Tag betreffend«).

Wir neigen dazu, den Schlaf-Wach-Rhythmus für etwas Selbstverständliches zu halten. Aber stellen wir uns einmal vor, wie unser Leben ohne diese innere Uhr, die uns mit der Sonne synchronisiert, aussehen würde. Wir würden an einem Tag abends um 22 Uhr einschlafen, am nächsten mittags um 13 Uhr. Und wir würden vielleicht montags fünf Stunden und dienstags 15 Stunden schlafen. Was für ein Chaos!

Glücklicherweise hilft uns unser biologischer Rhythmus, den Zyklen der Sonne zu folgen. Wie eine lautlos tickende innere Uhr weckt uns dieser Rhythmus, wenn es morgens hell wird, und lässt uns jede Nacht in den Schlaf sinken. (Wir können den Zeitpunkt, zu dem wir uns »aufs Ohr hauen« oder die Füße aus dem Bett schwingen, ändern, aber unser Tag-Nacht-Rhythmus verlangt trotzdem, dass unsere Schlaf- und Wachstunden zusammen jeden Tag ungefähr 24 Stunden ergeben.)

Es werde kein Licht

Unsere innere Uhr steuert unseren Tag-Nacht-Zyklus mittels der Freisetzung eines starken Schlafsignals, des Hormons Melatonin.

Und das funktioniert folgendermaßen: Wenn Licht auf die Netzhaut (den Hintergrund des Auges) fällt, sendet es ein direktes Signal an ein Paar stecknadelkopfgroßer Strukturen hinter den Augen. Diese Strukturen stellen das Epizentrum unserer biologischen Uhr dar und werden als suprachiasmatischer Nucleus (SCN) bezeichnet.

Der SCN schickt das Signal »Es ist Tag« an eine Struktur tief im Gehirn, die winzige Zirbeldrüse, welche daraufhin pflichtbe-

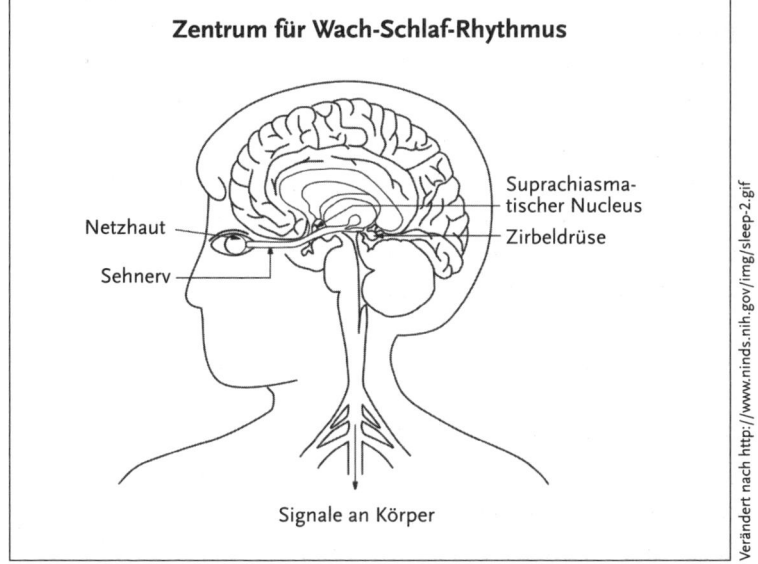

Zentrum für Wach-Schlaf-Rhythmus

Netzhaut

Sehnerv

Suprachiasmatischer Nucleus

Zirbeldrüse

Signale an Körper

Verändert nach http://www.ninds.nih.gov/img/sleep-2.gif

wusst die Melatoninproduktion einstellt. Das hält an, solange die Sonne scheint. Bei Einbruch der Dunkelheit erhält der SCN kein Lichtsignal mehr und sendet die Botschaft »Es ist Nacht« an die Zirbeldrüse, die dann wieder Melatonin ausschüttet, das – wie ein natürlicher Schlaftrunk – bald Schläfrigkeit hervorruft.

Sicher ist Ihnen schon aufgefallen, dass das Licht bei diesem Zyklus eine wichtige Rolle spielt.

Selbst eine geringe Lichtmenge, wie beispielsweise jene einer Straßenlaterne vor Ihrem Schlafzimmerfenster, kann Ihre geschlossenen Augenlider durchdringen, Ihrem SCN einen Weckruf senden und zur Drosselung der Melatoninausschüttung führen, wodurch das Einschlafen erschwert wird.

Das ist der Grund dafür, weswegen es den Einwohnern Alaskas (wo 22 Stunden Tageslicht im Sommer und 22 Stunden Dunkelheit im Winter herrschen) schwer fällt, gesunde Schlafzyklen zu entwickeln. Und deshalb kann helles Licht in Ihrer Wohnung (Lampen, Fernseher, Computerbildschirme, ja sogar Handys) eine verheerende Wirkung auf Ihren Schlaf haben.

Sobald wir schlafen, tritt an die Stelle des Tag-Nacht-Zyklus ein anderer Zyklus, der unseren Schlaf – die achterbahnähnlichen Fluktuationen zwischen REM- und Nicht-REM-Schlaf – strukturiert.

Eine Geschichte von zwei Schlafarten – REM und NREM

Sie verstehen den Schlaf Ihres Kindes besser, wenn Sie wissen, wie Ihr eigener Schlaf funktioniert. Darum befassen wir uns jetzt mit den beiden speziellen Arten von Schlaf, die abwechselnd unser Gehirn steuern.

Jahrhundertelang stellten sich die Menschen den Schlaf als einen langen, gestaltlosen Fluss der Ruhe vor. Doch vor etwa 60 Jahren wurde fast zufällig entdeckt, dass die Struktur des Schlafs weitaus interessanter ist.

1953 bemerkten Forscher bei der Beobachtung schlafender Babys, dass sich die Augäpfel der Kinder hin und wieder hinter den geschlossenen Lidern bewegten. (Schauen Sie Ihrem Baby beim Schlafen zu! Sie werden sehen, wie diese lustigen Bewegungen zusammen mit Lächeln und beschleunigter Atmung kommen und gehen.)

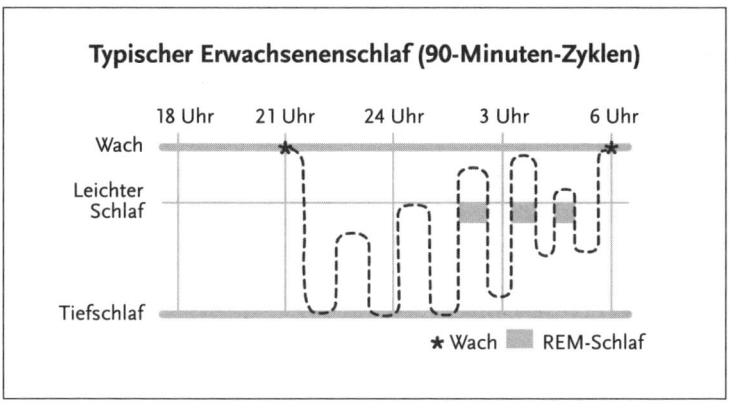

Diese Beobachtung war der erste Hinweis darauf, dass der Schlaf kein einheitlicher Klumpen von der Abenddämmerung bis zum Morgengrauen ist. Er setzt sich vielmehr aus sich wiederholenden Zyklen zweier sehr unterschiedlicher Schlafarten zusammen: REM, wenn unsere Augen tanzen, als ob wir an der Innenseite der Lider ein Video anschauen würden, und Nicht-REM (NREM), wenn unsere Augen völlig unbewegt sind.

Wenn wir einschlafen, geht das Gehirn normalerweise direkt in NREM-Schlaf über, um sich eine wohlverdiente Ruhephase zu gönnen. Ungefähr alle 90 Minuten ist ein Zyklus abgeschlossen. Währenddessen wechseln wir vom leichten Schlaf zum Tiefschlaf und wieder zurück, oder wir wachen sogar kurz auf. Anschließend folgt eine fünf- bis 20-minütige REM-Phase, wodurch der Zyklus beendet wird. Unser Gehirn hängt während eines Nachtschlafs vier oder fünf dieser Zyklen hintereinander.

Es gibt unterschiedliche Phasen des tiefen und leichten NREM-Schlafs. Die ersten Zyklen enthalten wenig REM-Schlaf, aber gegen Morgen nimmt der REM-Schlaf zu, und der Tiefschlaf lässt nach. Kurz vor dem Aufwachen finden fast ausschließlich REM-Phasen, unterbrochen von leichtem Schlaf, statt (deshalb sind unsere Träume oft am lebhaftesten, wenn wir versehentlich etwas zu früh aufgeweckt werden).

NREM – ein näherer Blick auf den erholsamen Schlaf

Jede Nacht verbringen Erwachsene etwa 85 Prozent ihres Schlafs in NREM-Phasen. Das ist die Art von Schlaf, die Körper und Geist erfrischt. NREM-Schlaf ist in drei Stadien unterteilt – den leichten, mittleren und tiefen Schlaf. Und Folgendes passiert in den einzelnen Stadien:

Stadium 1 – Schläfrigkeit oder »kurzes Einnicken«
Ihr Geist entspannt sich. Sie verpassen zeitweilig etwas von der Fernsehsendung, die gerade läuft. Bis Ihr Kopf zuckt und Sie wieder wach werden. Wenn Sie gefragt würden, würden Sie wahrscheinlich behaupten, es seien nur Tagträume gewesen.

Stadium 1 dauert normalerweise zehn bis 20 Minuten.

Stadium 2 – Leichter Schlaf
Sie schlafen, wachen aber schnell wieder auf, wenn jemand Ihren Namen ruft oder Sie anstupst. Und beim Aufwachen wissen Sie, dass Sie gerade geschlafen haben.

Stadium 2 dauert normalerweise 20 bis 30 Minuten.

Stadium 3 – Tiefschlaf oder »langwelliger« Schlaf
Der NREM-Schlaf in Stadium 3 ist der erholsamste Schlaf – sozu-

sagen sein Idealzustand! Sie schlafen wie ein Stein. Ihre Atmung ist langsam und regelmäßig, und Gesicht und Körper sind entspannt, aber nicht schlaff. Wenn Sie in Stadium 3 den Arm Ihres Kindes heben, sinkt er langsam wieder auf die Matratze zurück. (Im NREM-Tiefschlaf schwitzen manche Kinder und Erwachsene heftig am Kopf.)

Der Schlaf in Stadium 3 heißt auch langwelliger Schlaf, weil Ihre Gehirnaktivität von den nervösen kleinen Hopsern des Wachstadiums zu langen Wellen übergeht. Diese Wellen überspülen das Gehirn tausendmal pro Nacht, löschen Erinnerungen des vergangenen Tages und bereiten es auf den nächsten Tag voller Lernerfahrungen vor. In diesem Tiefstschlaf sind wir nur schwer aufzuwecken; und wenn wir aufwachen, brauchen wir manchmal ein oder zwei Minuten, um uns klarzumachen, wo wir sind.

Der Schlaf in Stadium 3 ist sehr tief – und deshalb ist dies auch die Schlafphase, in der es passieren kann, dass erschöpfte Eltern sich auf ihr Baby legen und es ersticken, wenn es das Bett mit ihnen teilt. Aber dieser Schlaf ist definitiv kein Koma. Durch wichtige Signale, wie Feueralarm oder das Weinen eines Babys, können wir immer noch aufgeweckt werden.

Wenn wir aus dem Tiefschlaf aufwachen, kann etwas Merkwürdiges passieren: Die Kontrolle über die Muskeln kann schon wieder vorhanden sein, während sich der Rest des Gehirns noch tief im Schlummerland befindet. Dann kann es zu Sprechen im Schlaf oder Nachtangst kommen. Das bedeutet letztlich, dass ein Teil des Gehirns wach ist, während sich der Rest noch im Tiefschlaf befindet.

Stadium 3 dauert normalerweise 20 bis 40 Minuten.

Hinweis: Wenn Sie alle zwei Stunden vom Quäken Ihres Babys aufwachen, bekommen Sie möglicherweise sieben Stunden Schlaf, fühlen sich aber so schlecht, als ob es nur vier gewesen seien. Das liegt daran, dass Ihr Gehirn nicht über den leichten Schlaf hinauskommt. Es hat nie die Chance, in den tiefen NREM-Schlaf (Stadium 3) abzusinken.

Am Ende von Stadium 3 geht das Gehirn langsam wieder in den leichten Schlaf des Stadiums 1 über. Dann sind Sie für jede ungewohnte Wahrnehmung in Ihrer Umgebung, wie beispielsweise ein vorbeifahrendes Motorrad, empfänglich. Aber sobald Sie zu der Einschätzung gelangt sind, dass alles seine Richtigkeit hat, gleiten Sie wieder in den Schlaf – ohne sich auch nur daran zu erinnern, wach gewesen zu sein.

REM-Schlaf – ein näherer Blick auf die Traum-/Gedächtnisphase

Wir verbringen etwa 15 Prozent der Nacht im REM-Schlaf. REM ist das Land der Träume und Erinnerungen. Im REM-Schlaf ist die Atmung unregelmäßig, auf dem Gesicht zeigt sich hin und wieder ein zaghaftes Lächeln oder eine Grimasse, und die Muskeln sind entspannt. Erstaunlicherweise ist die Gehirnaktivität fast so ausgeprägt wie im Wachzustand! Dennoch vernachlässigt das Gehirn im REM-Schlaf viele seiner Aufgaben, wie beispielsweise Hören, Sehen und Senden von Bewegungsbefehlen an die Muskeln unterhalb des Halses.

Daher können wir uns auf das konzentrieren, was wir in unseren Träumen sehen und hören. Und obwohl wir vielleicht vom Fliegen träumen, kann uns nichts passieren, weil die Anweisun-

Videoaufnahmen zeigen, dass wir im Lauf der Nacht oft ganz kurz aufwachen. Wir verändern unsere Körperhaltung, legen unser Kopfkissen neu zurecht oder greifen nach dem Teddy, um dann wieder einzuschlummern. Das ist eine gute Möglichkeit, Wundliegen oder steife Gelenke zu vermeiden.

Dieses kurze Erwachen ist auch Teil eines natürlichen Alarmsystems.

gen des Gehirns an die Muskeln – zum Beispiel das Fenster zu öffnen und »mit den Flügeln zu schlagen« – blockiert sind.

Wenn der REM-Schlaf vorbei ist und das Träumen aufhört, geht das Gehirn in den Nicht-REM-Schlaf über, und die Blockade zwischen Gehirn und Körper wird aufgehoben. (Deshalb kann Schlafwandeln zwar in der NREM-Phase auftreten, aber unter keinen Umständen, während wir in der REM-Phase vom Gehen träumen.)

Der REM-Schlaf ist nicht nur der Karneval der Träume, sondern auch die Phase, in der das Gehirn die Ereignisse des Tages durchgeht, sie mit älteren Erinnerungen vergleicht, daraus neue Erinnerungen bildet und diese sorgfältig abheftet. Der REM-Schlaf ist etwas ganz und gar Außergewöhnliches – er erzeugt Träume, die Sekunden nach dem Aufwachen schon wieder vergessen sind, und sorgt andererseits dafür, dass Erinnerungen ein Leben lang erhalten bleiben!

Der REM-Schlaf dauert in der ersten REM-Phase fünf bis zehn Minuten und in den letzten Schlafstunden bis zu 30 Minuten.

Der kindliche Schlaf – was ihn vom Erwachsenenschlaf unterscheidet

Was hat diese wissenschaftliche Lektion mit Ihrem Alltag zu tun? Nun, wenn Sie das, was wir gerade gelernt haben, mit dem Schlaf von Babys und Kindern vergleichen, werden Sie merken, weshalb das Zubettgehen (und dort zu bleiben) für sie oft schwierig ist.

Der Schlaf von Kindern und Erwachsenen hat natürlich viele Gemeinsamkeiten:

- Beide gähnen, wenn sie müde sind.

- Beiden drohen Unfälle, wenn sie erschöpft sind.

- Beide ziehen es vor, nachts zu schlafen (na gut, bei Ihrem Kind dauert das vielleicht noch ein bisschen ...)

- Beide mögen ihre eigenen, speziellen Schlafreize (vom Pucken über weißes Rauschen und Teddybären bis hin zu Lieblingskissen und Flanellbettlaken).

Aber es gibt auch große Unterschiede im Schlafverhalten von Erwachsenen und Kindern.

Zum einen schlafen Kinder deutlich mehr. Babys bringen es auf 14 bis 18 Stunden Schlaf, der sich in kurzen Abschnitten über Tag und Nacht verteilt. Irgendwann zwischen dem zweiten und sechsten Monat verschmilzt der Tagschlaf zu ein- bis zweistündigen Nickerchen, und der Nachtschlaf bildet Blöcke von sechs bis zehn Stunden.

Im Kleinkindalter verringert sich die Gesamtschlafdauer auf elf oder zwölf Stunden pro Tag (einschließlich eines ein- bis zweistündigen Mittagsschlafs) bei Zweijährigen und schließlich auf

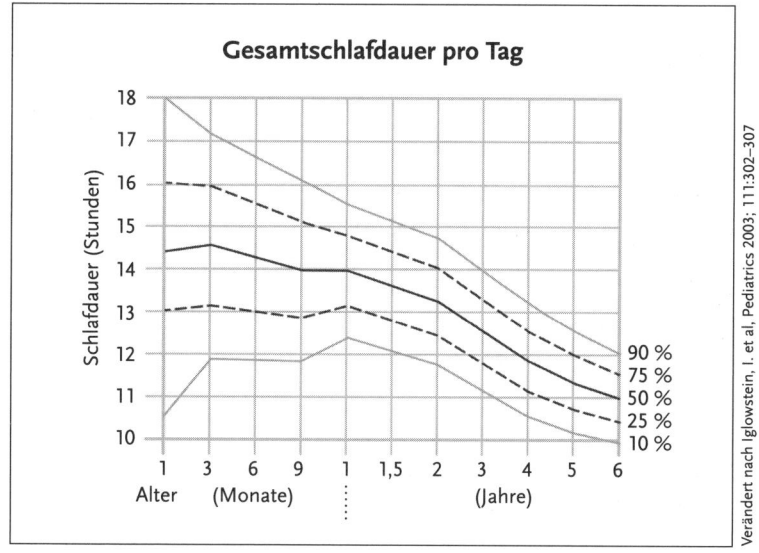

Gesamtschlafdauer pro Tag

Verändert nach Iglowstein, I. et al, Pediatrics 2003; 111:302–307

zehn oder elf Stunden pro Tag (ohne Mittagsschlaf) bei Fünfjährigen.

Kinder schlafen auch früher als Erwachsene. Babys unter sechs Monaten schlafen zwischen 21 Uhr und 22 Uhr ein, und Kinder ab sechs Monaten (bis sechs Jahre) zwischen 20 Uhr und 21 Uhr. (Am frühesten schlafen Kleinkinder zwischen eineinhalb und zwei Jahren, die oft gegen 20 Uhr zu Bett gebracht werden.)

Ein weiterer wichtiger Unterschied besteht darin, dass ein einzelner Schlafzyklus eines Erwachsenen 90 Minuten dauert, während der Schlafzyklus eines Kleinkindes (vom Leicht- zum Tiefschlaf und wieder zurück, mit ein wenig REM dazwischen), wie in der folgenden Abbildung dargestellt, nur 60 Minuten in Anspruch nimmt.

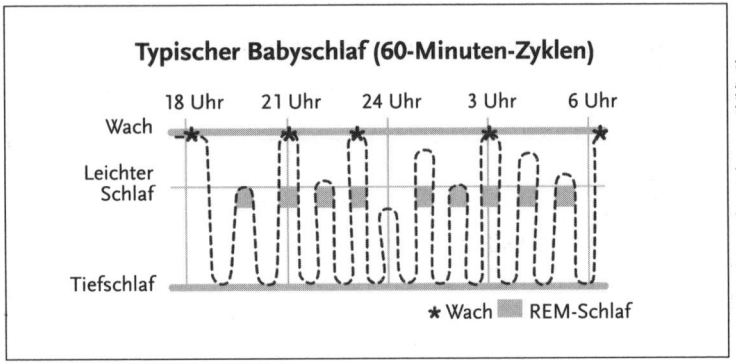

Typischer Babyschlaf (60-Minuten-Zyklen)

18 Uhr   21 Uhr   24 Uhr   3 Uhr   6 Uhr

Wach

Leichter
Schlaf

Tiefschlaf

★ Wach   ▮ REM-Schlaf

Verändert nach R. Ferber, *Solve your Child's Sleep Problems* (New York, Simon & Schuster, 1985)

Diese kürzeren Zyklen wirken sich sehr stark auf Ihr Leben aus. Warum? Weil kürzere Zyklen bedeuten, dass Ihr Kind einmal pro Stunde zum sehr leichten (leicht zu störenden) Schlaf zurückkehrt. Kein Wunder, dass kleine Kinder so oft wegen eines schwachen Hungergefühls oder geringfügiger Beschwerden beim Zahnen aufwachen.

Wie die folgende Abbildung (Seite 37 oben) zeigt, unterscheidet sich die Mischung aus NREM- und REM-Schlaf bei Erwachsenen und Kindern sehr deutlich. Wir verbringen etwa 85 Prozent der Nacht in erholsamem NREM-Schlaf, Babys dagegen nur 50 Prozent (das sind die Schlafphasen, in denen sie sich auch durch eine johlende Zuschauermenge bei einem Fußballspiel nicht stören lassen). Babys verbringen 40 bis 50 Prozent ihres Schlafs in traum- und gedächtnisfördernden REM-Phasen (Erwachsene nur 15 Prozent).

Mit anderen Worten: Kleinkindern ist fünfmal mehr REM-Schlaf vergönnt als Erwachsenen (acht Stunden im Vergleich zu eineinhalb Stunden). Auf diese Weise haben sie genug Zeit, um

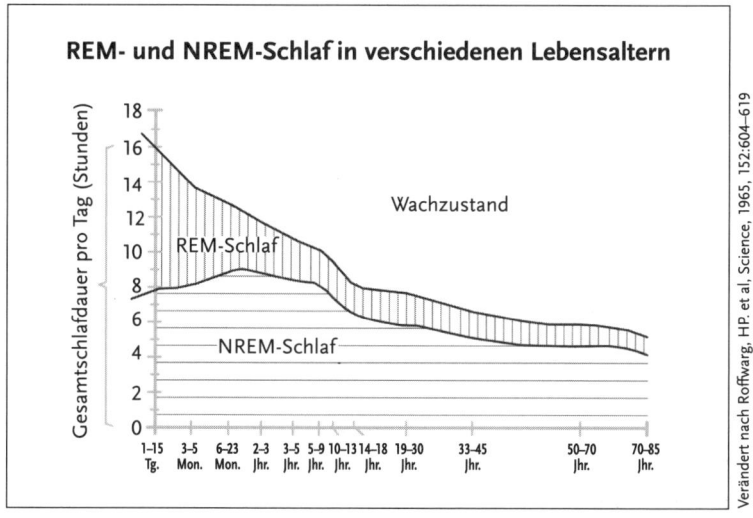

REM- und NREM-Schlaf in verschiedenen Lebensaltern

Verändert nach Roffwarg, HP. et al, Science, 1965, 152:604–619

all die chaotischen Ereignisse des Tages durchzugehen und zu entscheiden, welche neuen Erinnerungen gespeichert und welche verworfen werden sollen.

Erwachsene brauchen wohl viel weniger REM-Schlaf, weil unser Leben mehr durch Routine geprägt ist. Das meiste von dem, was wir erleben (beispielsweise das Regal mit dem Hundefutter im Supermarkt finden), ist entweder nichts Neues für uns oder zu trivial, um im Gedächtnis zu bleiben. Aber für Babys ist alles neu und faszinierend. (»Wow! Ein Hut! So was hab ich ja noch nie gesehen. Haha! Sieht aus, als ob Mamas Kopf viel größer geworden ist!«)

Das Gehirn der Kleinen füllt sich rasch mit all den tollen Dingen, die sie im Gedächtnis behalten wollen (das Glöckchen am Halsband der Katze, das erste Mal Schaukeln, der Deckenventilator und der Geruch frisch gebackener Plätzchen). Kein Wunder, das kleine Kinder alle paar Stunden schlafen müssen. Im Gegensatz zu Erwachsenen, die zuerst erholsamen Schlaf erleben, bevor sie zum REM-Schlaf übergehen, stürzen sich Kleinkinder sofort in den REM-Schlaf, um ihr Eingangsfach voller Erinnerungen zu bearbeiten.

Träumen kleine Kinder?

Kleinkinder bekommen sehr viel REM-Schlaf. Daher ist es naheliegend, anzunehmen, dass sie alle möglichen aufregenden Kinderträume haben, zum Beispiel von riesigen lächelnden Gesichtern, gigantischen Hunden, die ihnen die Zehen lecken, und Brüsten in der Größe eines Zeppelins, aus denen süße, warme Milch sprudelt. Da Babys nicht sprechen können, wissen wir natürlich nicht, wie ihre Träume aussehen und ob sie überhaupt träumen. Aber wie steht es mit etwas älteren Kindern?

Der Psychologe David Foulkes hat mit Kindern vom Kindergarten- bis zum Teenageralter gearbeitet, um das Geheimnis ihrer Träume zu lüften. Er lässt Kinder in seinem Labor einschlafen, weckt sie dreimal pro Nacht – manchmal während des REM-Schlafs und manchmal während des Nicht-REM-Schlafs – und bittet sie zu beschreiben, was ihnen durch den Kopf geht.

Folkes Ergebnisse sind überraschenderweise wenig überraschend. Im Wesentlichen haben unreife Kinder unreife Träume. Bei Kindern unter fünf Jahren sind Träume meist nur statische Visionen von Tieren oder nichtssagende Bilder von Menschen, die essen oder anderen Alltagsbeschäftigungen nachgehen. Kinder im Vorschulalter glauben interessanterweise oft, dass ihre

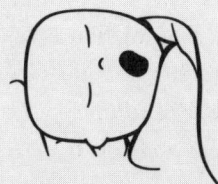

Warum gähnen wir, wenn wir Babys gähnen sehen?

Ein durchschnittliches Gähnen dauert vier bis sechs Sekunden. Wir gähnen öfter, wenn wir müde sind oder uns langweilen. Und der Versuch, es zu unterdrücken, führt meistens dazu, dass das nächste Gähnen unmittelbar folgt. Überraschenderweise haben wir keine Ahnung, warum wir gähnen. Es ist ein großes medizinisches Geheimnis.

Wir wissen auch nicht, warum Gähnen so ansteckend ist. Etwa im Alter von vier Jahren entsteht bei uns der unwiderstehliche Drang, mitzugähnen, wenn wir jemand anderen gähnen sehen. Eine Ausnahme stellen autistische Kinder dar. Je ausgeprägter der Autismus, desto geringer die Wahrscheinlichkeit, dass der Betroffene sich vom Gähnen eines anderen Menschen anstecken lässt.

Träume auf magische Weise von jemand anderem (oder von Gott) in ihrem Kopf platziert wurden.

Die meisten von uns haben Erinnerungsfetzen, die unsere Tagesaktivitäten ab dem Alter von drei oder vier Jahren betreffen, während unsere frühesten Traumerinnerungen erst beim Alter von sechs oder sieben Jahren beginnen (obwohl wir davor schon jede Menge REM-Schlaf erlebt haben). Wenn sie aus dem REM-Schlaf aufgeweckt werden, haben 25 Prozent der Kinder unter neun Jahren keine Erinnerung an Träume.

Nicht zuletzt sind Kinderträume viel positiver als Erwachsenenträume! Im Gegensatz zu Erwachsenenträumen (die oft Aggressionen und Missgeschicke zum Gegenstand haben) sind Kinderträume laut Foulkes' Studie von Glücksgefühlen geprägt.

Eine Epidemie der Schlaflosigkeit

Ich hoffe, dass dieser kurze Blick auf die Welt des Schlafs informativ für Sie war. Wenn Ihr Kind Schlafprobleme hat, ist es hilfreich, etwas über Schlafzyklen und die Biologie des Schlafs zu wissen. Leider ist die Wahrscheinlichkeit, dass bei Ihrem Kind Schlafprobleme auftreten, relativ hoch.

2004 berichteten 60 bis 80 Prozent der Eltern in einer in den USA durchgeführten Umfrage zum Thema Schlaf, dass ihr Kleinkind an mindestens einigen Tagen pro Woche Schlafprobleme hat, wobei der Schwerpunkt auf widerwilligem Zubettgehen und Einschlafproblemen liegt. In Deutschland hat ungefähr jedes vierte Kind Schlafprobleme.

Wenn Ihnen das bekannt vorkommt und Sie müde, nervös und beunruhigt sind, sind Sie dem guten Schlaf vielleicht näher, als Sie denken. Und dazu sollte weder »liebevolle Strenge« noch stundenlanges Weinen (Ihres Babys oder Ihrerseits) erforderlich sein.

In den nächsten Kapiteln befassen wir uns mit Schlafproblemen in drei verschiedenen Altersgruppen: bei Babys in den ersten drei Monaten, bei Babys im vierten bis zwölften Monat und bei Kindern im Kleinkind- und Kindergartenalter. Sie erfahren, ob bei Ihrem Kind ein Schlafproblem vorliegt. Wenn das der Fall sein sollte, hoffe ich Sie davon überzeugen zu können, dass die Lösung des Problems viel einfacher ist, als Sie dachten.

Seliger Schlummer
in den ersten
drei Monaten

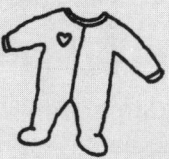

Im Kapitel »Optimale Voraussetzungen für guten Schlaf« geht es darum, wie Sie die Voraussetzungen für sicheren und ungestörten Schlaf schaffen.

Im Kapitel »So helfen Sie Ihrem Baby einzuschlafen« gebe ich Tipps zum (minutenschnellen) Beruhigen schreiender Babys.

Im Kapitel »So schlafen Sie und Ihr Baby länger« erhalten Sie Empfehlungen in Bezug auf das Füttern, die zur Verlängerung des Schlafs beitragen.

Das Kapitel »Häufige Fragen zum Schlaf in dieser Zeit« enthält Antworten auf Fragen, die vielen frischgebackenen Eltern in den ersten drei Monaten Sorge bereiten.

Optimale Voraussetzungen für guten Schlaf

*Eine Reise von tausend Meilen beginnt
mit einem einzigen (Baby-)Schritt.*
Nach Lao-Tse

Wichtige Punkte:

- Die Persönlichkeit Ihres Babys hat Auswirkungen auf sein Verhalten im Wachzustand und auf sein Schlafverhalten.

- Guter Schlaf beginnt mit *Statuskontrolle* – der Fähigkeit Ihres Babys, sich selbst zu beruhigen und auch bei Licht und Geräuschen weiterzuschlafen.

- Neugeborene haben eine erstaunliche Lernfähigkeit, die wir nutzen können, um ihnen schnell beizubringen, besser und länger zu schlafen.

- Die Widerlegung der wichtigsten Mythen im Hinblick auf den Schlaf von Babys hilft Ihnen, bei Ihren Bemühungen um besseren Schlaf Fehler zu vermeiden.

- Ihre wichtigste Aufgabe besteht darin, die Sicherheit Ihres Kleinen zu gewährleisten – das schließt Maßnahmen zur Vermeidung des plötzlichen Kindstods sowie des Erstickens ein. Deshalb sollten Sie die mit dem Schlafen des Babys im Elternbett verbundenen Risiken in den ersten Monaten vermeiden.

Was geht im Kopf Ihres Kindes vor?

Warum schläft das Baby Ihrer Freundin schnell ein, während Ihres die ganze Nacht brüllt? Machen Sie etwas falsch? Ist Ihre Freundin eine besonders gute Mutter? Sind Sie eine Versagerin?

Nein! In diesem Kapitel erfahren Sie, dass jedes Baby einzigartig ist. Ein paar Glückspilze von Eltern haben Neugeborene, die gut schlafen, egal, was um sie herum passiert. Falls Ihr Baby etwas schwieriger ist – willkommen im Club! Millionen anderer schlafloser Mütter und Väter wie Sie gehen in diesem Augenblick auf der ganzen Welt ruhelos auf und ab.

Das bedeutet aber nicht, dass Sie zu monatelanger Erschöpfung verdammt sind. In diesem Teil lernen Sie einige Methoden kennen, die Ihrem Kleinen helfen, lammfromm zu schlafen. Wenn Ihnen dieser Ansatz völlig neu ist, werden Sie wahrscheinlich überrascht sein, wie einfach es in den meisten Fällen ist, dass Ihr Baby vom Schrei- in den Schlafmodus »umschaltet«. Ich teile auch einige neue Erfahrungen mit Ihnen, um Ihr Baby von der ersten Woche an tränenfrei zum besseren Schlafen zu erziehen.

Doch zunächst einmal beginnt guter Schlaf damit, zu verstehen, was im Kopf Ihres Babys vor sich geht. Und das bedeutet, einige wichtige Faktoren zu kennen, die sich sehr stark auf das Schlafen auswirken: Temperament, Statuskontrolle und Lernen.

Das Temperament – das Meer, auf dem Ihr Kind segelt

Einen großen Teil unseres Verhaltens »erben« wir von Mutter und Vater. Wie blaue Augen und lockiges Haar ergibt sich das Temperament eines Babys daraus, wie die »Persönlichkeitswürfel« fallen, wobei ein (oft großer) Teil seines Charismas oder ängstlichen Wesens direkt von den Eltern stammt. Deshalb haben schüchterne Eltern oft schüchterne Kinder, während sich temperamentvolle Eltern häufig über kleine Energiebolzen freuen dürfen.

Manche Persönlichkeits- oder Temperamentsmerkmale sind bereits in den ersten Wochen erkennbar.

Eine ruhige See – also ein ruhiges Temperament – hilft Babys, unbehelligt durch die Kindheit zu segeln. Derart veranlagte Kleinkinder sind fröhlich, zufrieden und leicht zu beruhigen. Sie quäken eher, als dass sie schreien – als ob sie geduldig sagen würden: »Bitte, Mami, ich habe ein klein wenig Hunger.«

Doch eine aufgewühlte See – ein ängstliches oder temperamentvolles Wesen – sorgt für stürmische Zeiten (Koliken, häufiges Aufwachen, Ablehnen des Schnullers), bis das Kind reif genug ist, um seine Überempfindlichkeit und die Flutwellen seines Temperaments in den Griff zu bekommen.

Ängstliche Babys weinen, wenn man zu laut lacht, und zeigen Oma die kalte Schulter, wenn sie zu viel Parfüm aufgetragen hat. Diese mit großen Augen in die Welt blickenden Babys sind so transparent und klar wie ein Kristall. Aber wie ein Kristall sind sie auch äußerst empfindlich und zerbrechlich. Wenn diese Kinder etwas älter und reifer sind, bereitet ihre kreative und einfühlsame Art ihren Mitmenschen viel Freude. Aber als Babys tauen sie nur langsam auf; sie werden leicht von Reizen überflutet, und ihr eigenes Zusammenzucken kann heftiges Schluchzen auslösen.

Temperamentvolle Babys hingegen sind sehr emotional und leicht aus dem Gleichgewicht zu bringen. Sie neigen zu ohrenbetäubendem Gebrüll und aufwallenden Stimmungen. Und wenn die Funken der alltäglichen Frustrationen auf das Dynamit ihres Temperaments treffen, kommt es zur Explosion. Als Babys ringen diese Kinder um ihr seelisches Gleichgewicht, aber wenn sie etwas älter sind, zeichnen sie sich durch ansteckende Heiterkeit, große Neugier und grenzenlose Begeisterung aus.

Das Temperament wirkt sich nicht nur tagsüber auf das Verhalten Ihres Babys aus, sondern auch in der Nacht.

Sensible Babys wachen oft wegen äußerlicher Störungen (Licht, Lärm) oder unangenehmen inneren Empfindungen (Zahnen, Hunger) auf. Sie können sehr wählerisch in Bezug auf das weiße Rauschen sein, das Sie als Einschlafhilfe auswählen, das heißt, sie ignorieren es möglicherweise, wenn es zu sanft ist (wie beispielsweise Meeresrauschen), oder fühlen sich durch zu scharfe, zischende Geräusche (wie Ventilatoren oder Luftfilter) beeinträchtigt.

Temperamentvolle Kinder geraten völlig aus dem Gleichgewicht, wenn sie übermüdet sind. Sie können nach Milch brüllen und selbst dann weiterschreien, wenn sich die Brust oder Flasche schon in ihrem Mund befindet!

Um das Verhalten Ihres Kindes – und seine Schlafprobleme – verstehen zu können, ist es hilfreich, wenn Sie sein Temperament berücksichtigen. Und keine Angst: Sie werden bald einige konkrete Maßnahmen kennen lernen, mit denen Sie selbst dem schüchternsten oder temperamentvollsten Kind helfen können, besser zu schlafen.

Statuskontrolle – die Welt an sich heranlassen oder aussperren

Wenn Ihr Baby auf dem Meer des Temperaments segelt, können Sie an der Statuskontrolle erkennen, wie stabil (oder unruhig) sein Boot auf den Wellen liegt.

Kann Ihr Baby trotz leichtem Hunger und Lärm weiterschlafen? Endet leichtes Quengeln immer in heftigem Gebrüll, oder kann Ihr Kind sich auch aus eigener Kraft wieder beruhigen? Das sind Zeichen für Statuskontrolle.

Das Wort *Status* bezieht sich in diesem Zusammenhang auf den Wachheitsgrad eines Babys. Ihr Baby wechselt im Lauf des Tages zwischen sechs Stadien zunehmender Wachheit und Intensität: Tiefschlaf, Leichtschlaf, Schläfrigkeit, ruhige Wachheit, Quengeln und Schreien. Eine reibungslose Kontrolle dieser Zustände (statt eines unkontrollierten Hin- und Herspringens zwischen ihnen) ist eine der ersten wichtigen Aufgaben des Gehirns.

(Beachten Sie, dass genau in der Mitte ruhige Wachheit liegt. In diesem magischen Zustand sind die Augen Ihres Babys offen und wach, und sein Gesicht ist entspannt, während es aufmerksam seine Umwelt wahrnimmt.)

Gute »Selbstberuhiger« wechseln problemlos zwischen Schlaf und Wachsein und beherrschen es erstaunlich gut, aus dem Quengelzustand wieder herunterzuschalten. Und wenn die Welt um sie herum allzu chaotisch wird, besitzen sie eine verblüffende Fähigkeit, sich vor der Reizüberflutung zu schützen: Sie starren ins Leere, schauen weg (wie wir es manchmal tun, wenn wir einen Horrorfilm sehen) oder ziehen sich einfach in den Schlaf zurück.

Wie Statuskontrolle Ihrem Baby hilft, weiterzuschlafen

Das folgende kleine Experiment zeigt, dass hinter der erstaunlichen Fähigkeit Ihres Babys, »jederzeit und überall zu schlafen«, die Statuskontrolle steckt.

Schleichen Sie sich mit einer Taschenlampe in das Zimmer, in dem Ihr Baby schläft. Richten Sie den Lichtstrahl der Lampe ein oder zwei Sekunden lang direkt auf seine geschlossenen Augenlider. Es drückt wahrscheinlich die Augen zu, regt sich etwas und atmet schneller (oder schreckt sogar zusammen).

Geben Sie ihm einige Sekunden Zeit, um wieder ruhig zu schlafen, und leuchten Sie dann erneut in sein Gesicht. Wahrscheinlich wird es wie beim ersten Mal oder ein wenig schwächer reagieren.

Wenn Sie den Vorgang einige Male wiederholen, können Sie etwas Interessantes beobachten: Nach drei- oder viermaligem Leuchten lässt die Reaktion deutlich nach, und nach weiteren drei oder vier Versuchen reagiert Ihr Baby unter Umständen überhaupt nicht mehr. Das ist ein Zeichen dafür, dass seine Statuskontrolle es schützt, indem sie sein Gehirn daran hindert, dem Licht Aufmerksamkeit zu schenken!

Das Gehirn Ihres Babys ist ganz eindeutig im Schlaf nicht ausgeschaltet. Es arbeitet immer noch und tut sein Bestes, um Störungen auszublenden. Viele der Tricks, die Sie in diesem Buch finden, zielen darauf ab, die Statuskontrolle zu verbessern und Ihr Baby dabei zu unterstützen, Ablenkungen zu ignorieren und friedlich weiterzuschlafen.

Manche Babys (viele Frühgeborene und Babys von drogenab-hängigen Müttern) weisen eine instabile, unreife Statuskontrolle auf. Sie erschrecken oft und tun sich schwer damit, auch nur die üblichen Umweltreize auszublenden. Ihre Schreie sind ihre Art, um Hilfe zu rufen: »Bitte nimm mich hoch ... die Welt ist zu groß!«

Seit Jahrzehnten wissen kluge Säuglingsschwestern, dass die-se Babys gepuckt, gewiegt und durch Geräusche beruhigt werden müssen. Babys mit schwacher Statuskontrolle brauchen unsere Unterstützung dabei, ihren *Beruhigungsreflex* zu aktivieren, bis sie alt genug sind, um ihre Schreiattacken selbst in den Griff zu bekommen.

Mit der Statuskontrolle lässt sich noch ein weiteres Mysterium erklären: weshalb viele Babys zur Abendessenszeit mehr weinen. Gegen Abend, nach einem Tag voller aufregender Aktivitäten (und viel zu wenig Gehalten- und Gewiegtwerden und Saugen), haben Babys mit schwach ausgeprägter Statuskontrolle die Sache einfach nicht mehr im Griff. Ihre Fähigkeit, das Boot ruhig und stabil zu halten, kommt ihnen abhanden, und sie lösen sich buchstäblich in Tränen auf.

Sie müssen sich aber keine Sorgen machen, wenn Ihr Baby nur wenig Statuskontrolle hat: Es wird aus diesem Zustand her-auswachsen. Allerdings müssen Sie als Eltern mehr tun, um es zu beruhigen und zum Einschlafen zu bringen. Glücklicherwei-se lassen sich selbst die unruhigsten Babys mit ein paar Tricks in gute Schläfer verwandeln. (Sie finden die entsprechenden Anlei-tungen in den nächsten beiden Kapiteln.)

Lernen – die erstaunliche Erinnerungsfähigkeit Ihres Babys

Wahrscheinlich ist Ihnen schon einmal aufgefallen, dass das Kinn Ihres Babys gezittert hat oder dass Ihr Kleines plötzlich geschielt hat. Zwar besitzen nur *manche* Babys eine unreife Statuskontrolle, aber *alle* Babys weisen eine unreife Muskelkontrolle auf. Warum sind unsere Babys so »babyhaft?«

Ganz einfach: Menschen haben ein enges Becken. Das hilft uns beim Gehen und Rennen (bei diesen Bewegungen sind dicht beieinander stehende Beine günstiger als Beine mit größerem Abstand), erschwert aber das Gebären von Babys mit großem Kopf. Wir wollen alle schlaue Babys, aber wir wollen auch, dass ihr Gehirn erst groß wird, nachdem sie geboren wurden!

Stellen Sie sich vor, dass Sie eine lange Reise unternehmen, aber nur einen Koffer mitnehmen dürfen. Das ist das Dilemma Ihres Babys. Da sein Kopf durch den Geburtskanal passen muss, kann es nur die Dinge mitnehmen, die zum Überleben in der Außenwelt absolut unerlässlich sind – den Grundbedarf.

Im Lauf der Jahrtausende hat die Natur vier unverzichtbare Fähigkeiten ausgewählt, die den größten Teil des apfelsinengroßen Gehirns unserer Babys einnehmen:

- Steuerung der Grundfunktionen – Herzschlag, Blutdruck, Atmung usw.

- Statuskontrolle – Aktivieren (Interaktion mit der Umwelt) und Inaktivieren der Aufmerksamkeit (Erholung und Schlaf)

- Reflexe – integrierte »Software«, die Babys in die Lage versetzt, komplexe Abläufe wie Niesen, Saugen, Schlucken und Weinen auszuführen

- Kontrolle über Muskeln und Sinne (teilweise) – Fähigkeit zum Berühren, Schmecken, Betrachten und Interagieren mit der Umwelt

In den ersten Wochen schränken diese Fähigkeiten die Aktivitäten Ihres Babys auf Essen, Schauen, Schlafen, Wasser lassen und Stuhlgang haben ein.

Und doch – so eingeschränkt das Gehirn Ihres Babys auch ist, es hat ein wirklich erstaunliches Talent: die Fähigkeit zu lernen!

Unsere Kleinen beginnen schon im Mutterleib Stimmen und Musik zu erkennen. Nach ihrer Geburt lernen sie schnell, den Geruch der Milch ihrer Mutter vom dem der Milch anderer Frauen zu unterscheiden. Sie lernen auch zu gurren und herumzuzappeln, wenn sie Papas lächelndes Gesicht sehen – noch bevor er sie zu kitzeln beginnt.

Wie schon erwähnt, sind diese Lernvorgänge, dieses Durchkämmen und Abspeichern des enormen Erfahrungsschatzes eines Tages, der Grund dafür, dass Babys fünfmal mehr REM-Schlaf haben als Erwachsene.

Da Babys so gut im Lernen sind, sollte man doch annehmen, dass sie auch lernen können, besser zu schlafen. Und das können sie tatsächlich! Wenn Sie Ihrem Baby beibringen, auf positive Schlafreize zu reagieren, helfen Sie ihm, besser zu schlafen (genauso wichtig ist es aber auch, es nicht versehentlich an unerwünschte Reize zu gewöhnen, wie beispielsweise die ganze Nacht gewiegt zu werden). Generationen von Schlafexperten haben behauptet, dass Babys erst mit drei oder vier Monaten in der Lage seien, Schlafen zu trainieren. Aber das ist ein Mythos! Und zwar einer von vielen, die ich aus der Welt schaffen möchte.

Verbreitete Mythen zum Thema Babyschlaf

Man könnte meinen, dass wir seit den Anfängen der Menschheit lange genug mit Babys zu tun hatten, um praktisch alles über sie zu wissen. Aber Vorsicht: Je mehr Bücher Sie lesen und je öfter Sie sich mit Großmüttern unterhalten, mit desto mehr Missverständnissen und Fehlwahrnehmungen werden Sie konfrontiert.

Beispielsweise ist es ein ausgesprochener Mythos, dass frischgebackene Eltern ihr Baby ganz allein aufziehen sollten. Was für ein Unsinn! Seit jeher haben junge Eltern Unterstützung bekommen. In den meisten Kulturen der Welt haben Angehörige und Freunde »die Mutter bemuttert« – bis in jüngerer Zeit der lächerliche Irrglaube aufkam, dass man ein Waschlappen sei, wenn man ein Kindermädchen brauche, und völlig inkompetent, wenn man die Unterstützung seiner Familie in Anspruch nehme.

Fakt: Zum Aufziehen von Kindern braucht man ein ganzes Dorf! Jetzt ist der richtige Zeitpunkt, um Gefälligkeiten anzunehmen. Natürlich sollten Sie bereit sein, diese zu erwidern, wenn Freunde und Angehörige Ihre Hilfe brauchen.

Apropos Mythen: Es folgt eine Liste der zehn verbreitetsten Irrtümer in Bezug auf Babyschlaf, die Sie hören werden, wenn Sie sich mit anderen Müttern unterhalten.

Mythos 1: Babys schlafen von Natur aus gut.
Fakt: Lassen Sie sich von dem Ausdruck »schlafen wie ein Baby« nicht in die Irre führen. Babys schlafen viel – aber in kurzen Abschnitten über den ganzen Tag verteilt. Und manchmal schlagen Babys (wie wir Erwachsenen) einfach über die Stränge. Sie kön-

nen sich von den alltäglichen Umtrieben in Ihrem Haushalt derart mitreißen lassen, dass sie zu lange wach bleiben. Dann sind sie aufgedreht und schlecht gelaunt, was es ihnen noch schwerer macht, sich von der Party zu verabschieden und dem Schlafbedürfnis nachzugeben.

Mythos 2: **Ein schlafendes Baby sollte man nicht aufwecken.**
Fakt: Manchmal ist es sogar notwendig, Ihr Baby zu wecken! Wenn es zum Beispiel im Schlaf Stuhlgang hatte, müssen Sie es aufwecken, um seine Haut zu schonen. Und es um 23 Uhr für eine sogenannte *Traummahlzeit* (eine kleine Extraportion) aufzuwecken, kann eine wichtige Voraussetzung für besseren Schlaf sein.

Ihr Baby absichtlich aufzuwecken, ist außerdem ein wichtiger Schritt im Rahmen des Selbstberuhigungstrainings: Es lernt dabei, aus eigener Kraft wieder einzuschlafen, nachdem es beispielsweise durch ein klingelndes Telefon oder einen vorbeifahrenden LKW geweckt wurde.

Und keine Sorge: Noch bevor Ihr Baby in der Lage ist, sich selbst zu beruhigen, können Sie ihm beim Wiedereinschlafen helfen, sobald Sie gelernt haben, seinen *Beruhigungsreflex* auszulösen.

Mythos 3: **In der Nähe eines schlafenden Babys muss man auf Zehenspitzen gehen.**
Fakt: Auch wenn Sie selbst es vorziehen, in einer ruhigen Umgebung zu schlafen – für Ihr Baby ist das sehr befremdlich! Das liegt daran, dass es im Mutterleib rund um die Uhr Bewegungen und Geräusche wahrnahm – es spürte, wie der Bauch gehalten

und sanft berührt wurde, es hörte lautes Rauschen und wurde viel herumgeschüttelt.

Im Dunklen zu schlafen, ist für ein Baby eine Art Reizentzug – als ob wir in einen Schrank eingeschlossen würden!

Natürlich stören hervorstechende Einzelgeräusche, wie zum Beispiel klappernde Töpfe, den Schlaf Ihres Babys. Aber rhythmisches Rütteln und das richtige weiße Rauschen (eine Art tiefes, gleichmäßiges Rumoren) sind die beiden Hauptmethoden zur Verbesserung des Tag- und des Nachtschlafs.

Mythos 4: **Ein Baby jeden Abend in den Schlaf zu wiegen, erzeugt Abhängigkeit.**

Fakt: Das ist ein etwas heikleres Thema. Es ist richtig, dass das selbstständige Einschlafenlernen verzögert wird, wenn Sie Ihr Baby jeden Abend in den Schlaf wiegen und stillen. Andererseits ist das In-den-Schlaf-Wiegen und -Stillen eine so schöne Erfahrung, dass es zu einer Ihrer wertvollsten Erinnerungen an diese Zeit werden wird. (Und da Babys im Mutterleib pausenlos gehalten und gewiegt werden, ist Ihr Kleines schon vor der Geburt an diese Schlafreize gewöhnt.)

Glücklicherweise dürfen Sie Ihr Baby nach Herzenslust im Arm halten, stillen und wiegen, ohne Schlafprobleme zu verursachen. Allerdings sollten Sie der Zubettgehmischung noch andere beruhigende Reize (wie weißes Rauschen und Pucken) hinzufügen und die »Weck-Schlaf-Technik« (die ich Ihnen noch erklären werde) anwenden, um Ihr Baby zu einem Experten in Sachen Selbstberuhigung zu machen.

Mythos 5: **Kolik bedeutet Schreien aufgrund rätselhafter Bauchschmerzen.**

Fakt: Seit Tausenden von Jahren sind Koliken (plötzliche, insgesamt drei oder mehr Stunden pro Tag anhaltende Schreianfälle) ein medizinisches Rätsel. Das Schreien fängt im Alter von zwei bis drei Wochen an, erreicht mit sechs bis acht Wochen einen Höhepunkt und klingt dann allmählich bis zum Ende des dritten Monats wieder ab.

Aber die Tatsache, dass sich die meisten schreienden Babys mit den »5 S« schnell beruhigen lassen, spricht dagegen, dass Schmerzen der Auslöser für das Schreien sind.

Ärzte und Großmütter sind immer davon ausgegangen, dass Kolikbabys unter Bauchschmerzen leiden, die durch Überfüttern, Verdauungsprobleme oder Säurereflux verursacht werden. Obwohl manche Babys direkt nach einer Mahlzeit jammern (und bei fünf bis zehn Prozent die Beschwerden nach einem Wechsel der Flaschennahrung oder einer Umstellung der Ernährung der Mutter nachlassen), steht mittlerweile fest, dass dieses tägliche Schreien *nicht* durch Bauchschmerzen verursacht ist.

Wie ich mir da so sicher sein kann? Das hat mehrere Gründe:

- Bei 90 Prozent der schreienden Babys tritt nach einer Umstellung der Ernährung keine Besserung ein.

- Das Schreien lässt bei Staubsaugergeräuschen oder holprigen Autofahrten oft nach. Starke Schmerzen lassen sich normalerweise nicht durch Lärm und Fahrten auf der Landstraße lindern. (Uns selbst würde das bei Magenschmerzen jedenfalls sicher nicht helfen!)

- Die meisten Schreibabys beruhigen sich innerhalb von Minuten (oder sogar noch schneller), wenn es ihren Eltern gelingt, die Erfahrungen im Mutterleib nachzuahmen.(Im nächsten Kapitel gehe ich ausführlich darauf ein, wie man das durch Einsatz der »5 S« erreicht.)

Mythos 6: Es ist gesund, ein Baby schreien zu lassen, damit es sich »abreagiert«.

Fakt: Der Psychologe Dr. Lee Salk hat es wie folgt ausgedrückt: »Schreien ist so gut für die Lunge, wie Bluten gut für die Venen ist!«. Dem kann ich nur zustimmen. Nur weil Ihr Baby zum Schreien in der Lage ist, heißt das nicht, dass es ihm guttut, endlos zu schreien.

Die Vorstellung, dass unsere Kleinen schreien müssen, um ihre Lungen zu trainieren oder nach den chaotischen Erlebnissen des Tages »Dampf abzulassen«, ist aus biologischer und psychologischer Sicht unsinnig. Erstens ist Schreien kein Lungentraining (die Lungen ruhiger Babys sind genauso leistungsfähig wie die von Schreibabys). Zweitens ist das Schreienlassen so abwegig, als ob man die Alarmanlage eines Autos ignorieren würde, bis seine Batterie leer ist.

Babys schreien nur aus einem einzigen Grund: weil sie Hilfe brauchen! Die Lösung besteht darin herauszufinden, wie ihre Bedürfnisse gestillt werden können.

Mythos 7: Manche Babys verabscheuen das Pucken.

Fakt: Es sieht sicherlich so aus, als ob manche Babys das Pucken verabscheuen. Sie kämpfen und wehren sich dagegen, sobald sie von einer Decke umhüllt werden. Es ist aber zu bedenken, dass

Babys im Mutterleib völlig zufrieden sind – obwohl sie keinerlei Bewegungsfreiheit haben.

Wie ich im Abschnitt über das Pucken beschreiben werde, kann es sein, dass Ihr Baby sich wehrt, wenn seine Arme in der Hülle eng am Körper anliegen. Wenn Sie dann aber die anderen Reize hinzufügen, die seinen *Beruhigungsreflex* auslösen, beruhigt es sich schnell, bleibt länger ruhig und schläft besser.

Mythos 8: Wir sollten Babys beibringen, in ihrem eigenen Zimmer zu schlafen.

Fakt: Wir alle wollen unsere Kinder zu selbstständigen Menschen erziehen. Aber dieses Ziel liegt in weiter Ferne – wie Eltern von 15-Jährigen bestätigen werden!

Tatsächlich ist es unpraktisch und unter Umständen sogar gefährlich, ein Baby in den ersten Monaten in einem anderen Zimmer schlafen zu lassen. Es ist unpraktisch, weil Sie jedes Mal, wenn Ihr Baby hungrig ist, Ihr warmes Bett verlassen und einen kalten Flur entlangtappen müssen. Und es kann gefährlich werden, weil es mit einem höheren Risiko des plötzlichen Kindstods einhergeht.

Mythos 9: Ihr Baby muss sich der Familie anpassen, nicht umgekehrt.

Fakt: Das ist ein großer Irrtum! Wenn der erste Geburtstag Ihres Kleinen herannaht, wird das Setzen von Grenzen sicher zu einem wichtigen Erziehungsziel werden, aber im Augenblick besteht Ihr Hauptziel darin, sein Vertrauen in Sie aufzubauen. Sich sicher zu fühlen, hat bei Kindern viel früher Priorität als ein Gefühl von Unabhängigkeit.

Denken Sie daran, dass Sie Ihr Baby im Mutterleib ununter-brochen gewiegt und herumgetragen (und genährt) haben. Das heißt, selbst wenn Sie es in den ersten Monaten zwölf Stunden pro Tag herumtragen würden, wäre das aus seiner Sicht eine Ein-buße um 50 Prozent.

Ich bin dafür, jedem Kind gute Tischsitten nahezubringen, aber es wäre absurd, sie einem sechs Monate alten Baby beibrin-gen zu wollen. Jetzt ist die Zeit, um Ihr süßes, liebenswertes Ba-by zu herzen und zu küssen und ihm das Gefühl zu geben, sicher zu sein und geliebt zu werden. In den kommenden Monaten ist noch genug Zeit für Training und Disziplin.

Mythos 10: Es dauert Monate, bis Babys lernen, nachts gut zu schlafen.

Fakt: Viele Erziehungsratgeber erhalten diesen Irrglauben am Le-ben. Sie behaupten, dass das Gehirn eines Babys erst mit drei oder vier Monaten reif genug sei, um zu lernen, sechs Stunden am Stück zu schlafen. Dem stimme ich nicht zu. Wie Sie wissen, lernen Babys schon im Mutterleib! Und mit ein paar einfachen Tricks können Sie Ihrem Kleinen innerhalb von Wochen helfen, einige Stunden länger zu schlafen.

Da Sie jetzt die kursierenden Mythen kennen, können wir uns wieder den Fakten des Babyschlafs zuwenden.

Optimale Voraussetzungen schaffen

Mit großer Wahrscheinlichkeit ist Ihre Wohnung voller Babygeschenke – von Decken und Flaschen bis hin zu Spielsachen und Kuscheltieren. Aber eines der besten Geschenke, die Sie Ihrem Baby machen können, ist eine perfekte Schlafumgebung.

Wenn Sie die Schlafbedürfnisse Ihres Kleinen verstehen und wissen, wie man ein kuscheliges, sicheres Zubettgehszenario schaffen kann, schenken Sie ihm gute Voraussetzungen für lebenslangen guten Schlaf.

Was ist bei einem Neugeborenen normaler Schlaf?

Babys halten den Weltrekord im Schlafen. Mit einem durchschnittlichen Schlafpensum von 16 (in seltenen Fällen sogar 20) Stunden horchen sie länger an der Matratze als zu irgendeinem anderen Zeitpunkt in ihrem Leben.

Aber lassen Sie sich nicht täuschen! Man könnte meinen, dass einem die 16 Stunden Babyschlaf jede Menge Freizeit einbringen. Aber der Schlaf von Neugeborenen ist konfettiartig in kleine Schnipsel zerteilt, die sich über die Tag- und Nachtstunden verteilen. Es ist, als ob man im Lotto gewonnen habe, aber der Gewinn in Centstücken ausgezahlt werde. Wenn Ihr Kind nur zwölf oder 13 Stunden Schlaf pro Tag braucht, ist die Sache noch verrückter. Bei all dem Füttern, Baden, Wickeln und (o weh) Beruhigen kann es sich anfühlen, als ob Sie nie Pause haben.

Viele Eltern sind vom Schlafmuster ihres Neugeborenen überrascht. Am ersten Lebenstag sind die meisten Babys etwa eine Stunde wach und fallen dann für zwölf bis 18 Stunden in Tief-

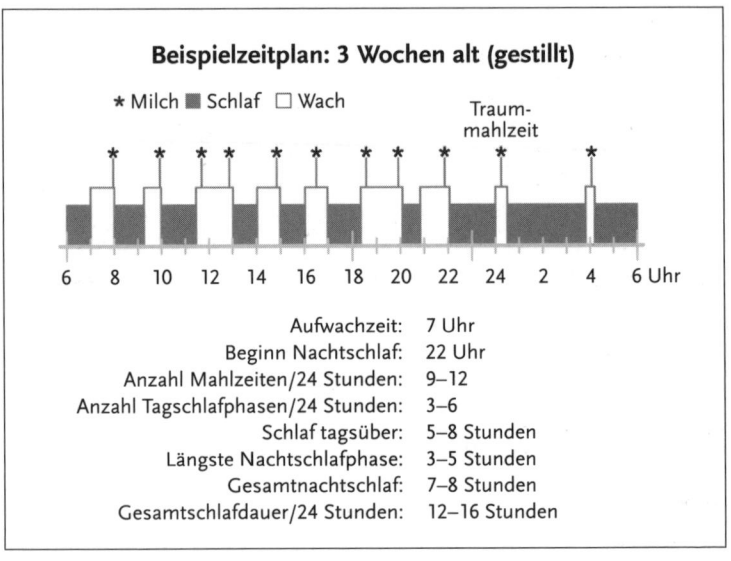

Beispielzeitplan: 3 Wochen alt (gestillt)

★ Milch ■ Schlaf □ Wach   Traum-
                                mahlzeit

6   8   10   12   14   16   18   20   22   24   2   4   6 Uhr

Aufwachzeit:	7 Uhr
Beginn Nachtschlaf:	22 Uhr
Anzahl Mahlzeiten/24 Stunden:	9–12
Anzahl Tagschlafphasen/24 Stunden:	3–6
Schlaf tagsüber:	5–8 Stunden
Längste Nachtschlafphase:	3–5 Stunden
Gesamtnachtschlaf:	7–8 Stunden
Gesamtschlafdauer/24 Stunden:	12–16 Stunden

schlaf. (Wie die meisten Eltern sind sie von der ganzen Strapaze erschöpft.)

Natürlich sollten Sie in dieser Phase mit Ihrem Baby kuscheln (Haut an Haut ist wunderbar) und es stillen – aber selbst wenn es saugt, enthalten Ihre Brüste am ersten Tag nur wenig Milch. Keine Sorge: Die Vormilch (Colostrum) ist reich an Protein, Antikörpern und Nährstoffen, die Ihrem Baby zu einem guten Start verhelfen. Außerdem kommt Ihr Baby mit einem Extravorrat an Nahrung und Wasser in seinem Körper zur Welt.

In den nächsten ein oder zwei Tagen wird Ihr Baby zunehmend wacher und hungriger, und es bildet sich das übliche Muster heraus (ein oder zwei Stunden Wachheit gefolgt von zwei bis vier Stunden Schlaf), das im ersten Monat vorherrschen wird.

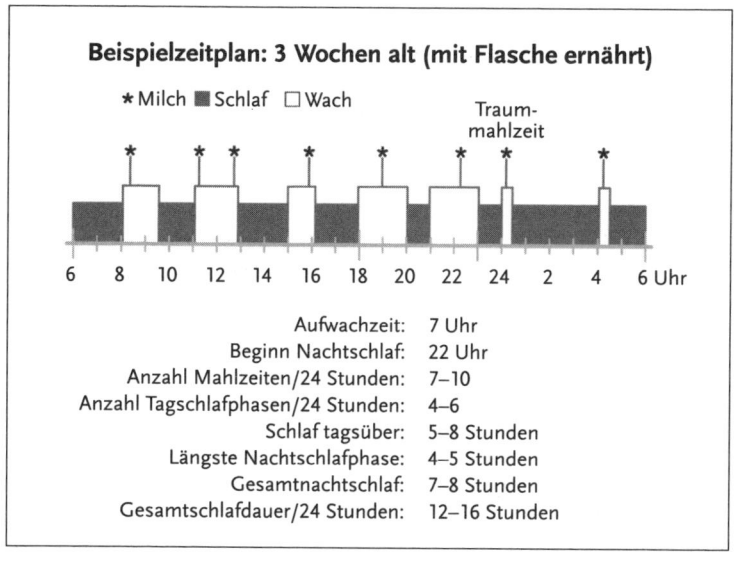

Beispielzeitplan: 3 Wochen alt (mit Flasche ernährt)

★ Milch ■ Schlaf □ Wach   Traum-
                                  mahlzeit

6   8   10   12   14   16   18   20   22   24   2   4   6 Uhr

Aufwachzeit:	7 Uhr
Beginn Nachtschlaf:	22 Uhr
Anzahl Mahlzeiten/24 Stunden:	7–10
Anzahl Tagschlafphasen/24 Stunden:	4–6
Schlaf tagsüber:	5–8 Stunden
Längste Nachtschlafphase:	4–5 Stunden
Gesamtnachtschlaf:	7–8 Stunden
Gesamtschlafdauer/24 Stunden:	12–16 Stunden

Da Ihr Baby in den ersten zwei Monaten oft aufwacht, gilt dasselbe natürlich auch für Sie. Und das ist problematisch, denn wenn Sie oft aufwachen, bekommen Sie doppelt so viel leichten Schlaf und nur halb so viel tiefen, erholsamen Schlaf. Darum fühlen Sie sich morgens beim Aufwachen oft noch erschöpft, was besonders hart ist, wenn Sie schon in den letzten Monaten der Schwangerschaft schlecht geschlafen haben oder sich von einem Kaiserschnitt erholen.

Glücklicherweise helfen Ihnen die Tipps in diesem Buch schon in den ersten Wochen, ein oder zwei Stunden mehr Schlaf zu bekommen. Wenn Sie sich wie ein Zombie fühlen, brauchen Sie nicht zu verzweifeln – Rettung naht!

Hellen Sie Ihre Stimmung auf (und bewahren Sie sich vor

dem Verrücktwerden), indem Sie gut für sich sorgen: Gehen Sie morgens an die Sonne und treiben Sie Sport, ernähren Sie sich möglichst gesund und machen Sie tagsüber ein Nickerchen von 30 bis 60 Minuten. Vielen Müttern zufolge ist es zwischen 15 Uhr und 17 Uhr am einfachsten und zwischen 17 Uhr und 19 Uhr am schwierigsten, zu schlafen.

Jedes Baby ist anders. Nachfolgend sehen Sie einige typische Schlaf-/Wach-/Trinkzyklen, die bei Ihrem drei Wochen oder zwei Monate alten Baby auftreten könnten. (Im hinteren Teil des Buches finden Sie Beispielzeitpläne für Kinder von der Geburt bis zum Alter von vier Jahren.)

Eine Standortfrage – wo sollte Ihr Baby schlafen?

Eine der ersten Fragen, die Sie nach der Geburt Ihres Babys beantworten müssen, ist die Frage, wo es schlafen wird.

In einem Stubenwagen? Einem Kinderbett? Einem Beistellbett? Ihrem Bett?

Diese Entscheidung will sorgfältig abgewogen sein, denn sie wirkt sich auf Ihren Schlaf wie auf den Schlaf und die Sicherheit Ihres Babys aus.

Zweifellos ist es am vorteilhaftesten, das Neugeborene in Ihrem Schlafzimmer schlafen zu lassen! Es ist kuscheliger und viel bequemer. Sie merken sofort, wenn Ihr Baby spuckt, Schwierigkeiten beim Atmen hat oder sich sonst auf irgendeine Weise unwohl fühlt. Und dazu kommt noch, dass durch Ihre Nähe zu ihm das Risiko des plötzlichen Kindstods sinkt. Lassen Sie deshalb Ihr gepucktes Baby während der ersten sechs Monate in einem

Kinderbett, einem Stubenwagen oder einem Beistellbett neben Ihrem Bett, aber nicht in Ihrem Bett schlafen.

Achten Sie darauf, dass das Bettmodell möglichst stabil ist. Außerdem sollte es eine feste Matratze enthalten, und die Seitenteile sollten (von der Matratze aus gemessen) mindestens 40 Zentimeter hoch sein.

Wenn Sie sich für ein Gitterbett entscheiden, achten Sie darauf, dass es sicher und ordnungsgemäß zusammengebaut ist. (Anweisungen des Herstellers beachten.)

Ein Beistellbett verbindet die Vorteile des Schlafens im selben Bett mit der Sicherheit eines Kinderbetts. Es wird direkt am Elternbett befestigt und ist zu Ihrer Seite hin offen, sodass Sie Ihr Baby leicht zum Stillen oder einem kurzen Streicheln erreichen können. (Achten Sie darauf, dass das Baby sicher eingepackt ist und dass das Beistellbett ordnungsgemäß an Ihrem Bett befestigt ist, um ein Herunterfallen zu vermeiden.)

Für welche Schlafstätte Sie sich auch entscheiden, halten Sie sich auf jeden Fall an die Sicherheitshinweise auf den Seiten 62–70.

Wenn das Baby fünf oder sechs Monate alt ist, bringen es viele Eltern in seinem eigenen Zimmer unter. Babys tolerieren den Wechsel in diesem Alter recht gut; es ist aber auch in Ordnung, länger zu warten. (Auf Seite 177ff. wird noch ausführlicher die Rede vom Wechsel ins eigene Zimmer sein.)

Gefahrenstellen – ungünstige Schlafplätze

Bestimmte Schlafplätze sind mit Risiken verbunden. Dazu gehört das Schlafen auf Wohnzimmermöbeln, in aufrechter Haltung (zum Beispiel in Autositzen) und in schlecht konstruierten Tragebeuteln.

Studien aus den verschiedensten Ländern kommen zu demselben Ergebnis: Das Schlafen auf Polstermöbeln stellt ein hohes Risiko dar! Schottische Wissenschaftler stießen bei Babys, die auf Sofas schliefen, auf ein 67-mal höheres Risiko, am plötzlichen Kindstod zu sterben. Auch das Schlafen auf Fernseh- oder anderen Sesseln, Kissen, Sitzsäcken und Luftmatratzen ist riskant.

Ein Autokindersitz ist ebenfalls kein sicherer Ort zum Schlafen für Ihr Baby, es sei denn während einer kurzen Autofahrt. Während der ersten sechs Lebensmonate kann der Kopf des Babys im Sitzen nach vorn fallen und das Atmen erschweren.

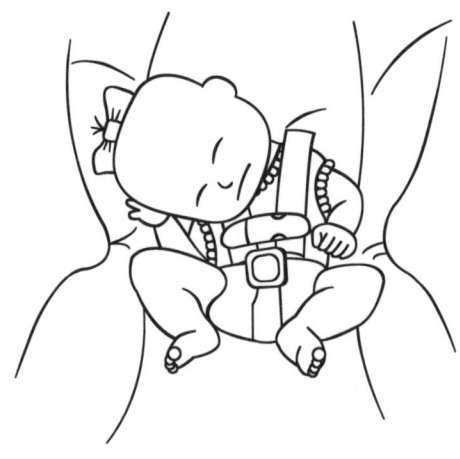

Wie sieht es bei Tragebeuteln und -tüchern aus? An und für sich sind sie etwas Wunderbares. Sie bieten dem Kind ständige Berührung, Bewegung, Geräusche und die beruhigende Sicherheit Ihres Dufts. Außerdem bleiben Ihre Hände frei für andere Aufgaben. Diese einfachen Stoffbahnen sind für junge Mütter wirklich sehr hilfreich. Vielleicht waren es die ersten Kleidungsstücke, die je erfunden wurden.

Aber wenn Babys in einem Tragetuch einschlafen, kann dies mit Gefahren verbunden sein. Achten Sie auf Folgendes:

- Das Tragetuch sollte nicht zu tief sitzen. Wenn Ihr Baby in Halbmondform nach unten rutschen kann, besteht die Gefahr des Erstickens. (Ihr Baby sollte so hoch sitzen, dass Sie sein Gesicht sehen können.)

- Ihr Baby sollte so gestützt werden, dass sein Kinn nicht nach unten rutschen und gegen seine Brust gedrückt werden kann, was ihm das Atmen und Schreien erschweren würde.

- Ihr Baby sollte so eng an Ihrem Körper liegen, dass es nicht aus dem Tuch herausfallen kann.

- Es sollten sich keine Stofffalten vor Nase und Mund des Babys befinden.

Und noch eine Regel für Tragetücher: Tragen Sie Ihr Baby nie in einem Tuch oder Beutel vor dem Körper, während Sie mit heißem Essen oder heißen Flüssigkeiten hantieren.

Babyschaukeln und Wippen sind zum Schlafen sicherer als Kindersitze, weil sie vollständig nach hinten geneigt sind, sodass der Kopf des Babys nicht nach vorn sinken kann. Aber verwenden

Sie sie nur bei Babys, die nicht ohne Bewegung einschlafen können. (Im nächsten Kapitel wird noch mehr vom Schlafen in der Babyschaukel die Rede sein.)

Wie Sie sehen, sind Babys in Bezug auf Ihren Schlafplatz nicht allzu wählerisch. Sie schlafen ebenso fest in einfachen Kinderbetten wie in einem Stubenwagen mit verspieltem Rüschenvorhang. Sie können Wolken an die Wände des Schlafzimmers pinseln, wenn es Ihnen Spaß macht, aber denken Sie daran, dass Ihre Hauptaufgabe darin besteht, die Sicherheit Ihres schlafenden Kindes zu gewährleisten.

Und damit komme ich zu einem besonders umstrittenen Thema.

Schlafen im Elternbett – vorteilhaft oder zu riskant?

Ich weiß, dass ich mich mit dem, was ich sagen werde, bei manchen von Ihnen so unbeliebt mache wie ein Windelausschlag. Aber ich hoffe, dass Sie trotzdem weiterlesen, denn die Entscheidung darüber, ob Sie Ihr Baby mit in Ihr Bett nehmen, ist sehr wichtig.

Seit jeher haben Kinder mit im Bett der Eltern geschlafen, um Schutz und Wärme zu bekommen und weil es praktisch und bequem ist. Und diese Schlafgewohnheit verbreitet sich immer mehr: Die Zahl der Familien, in denen die Kinder mit im Elternbett schliefen, hat sich in den USA zwischen 1993 und 2000 mehr als verdoppelt. (Hauptgründe dafür waren schnelleres Beruhigen, Schlafförderung und bequemeres Stillen.)

Leider sind im Zusammenhang mit dem Schlafen im Elternbett auch Todesfälle aufgetreten. Deshalb haben Wissenschaftler in den letzten 20 Jahren viel Zeit und Mühe darauf verwendet, zu erforschen, ob und wie Babys gefahrlos im Elternbett schlafen können. Einige ihrer Ergebnisse sind besorgniserregend.

Britische Wissenschaftler berichteten, dass bei den meisten im Elternbett schlafenden Babys zu irgendeinem Zeitpunkt während der Nacht Mund und Nase bedeckt waren. Ein Drittel der schlafenden Mütter legte außerdem versehentlich einen Arm oder ein Bein über das Baby.

Neuseeländische Wissenschaftler bestätigten das Risiko, dass das Gesicht des Babys bedeckt wird. Eine Studie, bei der 80 Babys (40 in Kinderbetten und 40 im Elternbett) mit Videokameras überwacht wurden, ergab, dass das Gesicht der Babys im Elternbett pro Nacht insgesamt eine Stunde bedeckt war!

Mehr als 100-mal zeigte die Kamera Babys, deren Gesicht (meist bis über die Augen) mit der Bettdecke zugedeckt war. Meist schob die Mutter oder das Baby selbst die Decke weg. Aber bei einem Viertel der 22 im Elternbett schlafenden Babys, deren Gesicht zugedeckt wurde, war dies immer noch der Fall, wenn sie morgens aufwachten. Das ist ziemlich beunruhigend.

Die neuseeländischen Forscher stellten auch fest, dass im Elternbett schlafende Babys 3,7-mal öfter während der Nacht gestillt wurden und dass ein Viertel der Väter am Ende aus dem »Familienbett« auszog. Am besorgniserregendsten ist aber, dass im Elternbett schlafende Babys 66 Prozent ihres Schlafs (5,7 Stunden pro Nacht) auf der Seite liegend (nicht in der sichereren Position, auf dem Rücken) zubrachten. Eines der überwachten Babys rollte ganz auf den Bauch.

In Deutschland, den Niederlanden und Schottland durchgeführte Studien ergaben, dass das Schlafen im Elternbett für Babys unter drei bis vier Monaten (und auch für ältere Babys, wenn die Eltern Raucher sind) mit einem erhöhten Risiko des plötzlichen Kindstods verbunden ist.

Bei im Elternbett schlafenden japanischen Babys war allerdings kein erhöhtes Risiko des plötzlichen Kindstods festzustellen (vielleicht, weil sie auf harten Futons schlafen). Und englische, kanadische und amerikanische Studien ergaben kein erhöhtes Risiko für im Elternbett schlafende Babys, wenn die Eltern nüchtern, aufmerksam und Nichtraucher sind.

Nach sorgfältiger Durchsicht der verfügbaren Studien haben die meisten Fachgesellschaften Empfehlungen gegen das Schlafen von Babys im Elternbett ausgesprochen. Und ich stimme dem zu.

Ich finde es zwar sehr schön, mit älteren Kindern das Bett zu teilen, bin aber zu besorgt, um es in den ersten vier bis sechs Monaten beziehungsweise – bei vorliegenden Risikofaktoren – im ersten Jahr zu empfehlen.

Ich halte es für das Beste, das Baby direkt neben dem Elternbett in einem Kinderbett, Stubenwagen oder Beistellbett – aber nicht *im* Elternbett – schlafen zu lassen. Auf diese Weise können Sie es bequem stillen und beruhigen – und Sie schlafen ruhiger, wenn Sie wissen, dass Sie alles Menschenmögliche getan haben, um Ihr Baby zu schützen.

Sicheres Schlafen im Elternbett

Wenn Sie sich trotz aller Bedenken dafür entscheiden, Ihr Baby im Elternbett schlafen zu lassen, wollen Sie bestimmt alles tun, um Risiken auszuschalten. Die folgenden Tipps können dazu beitragen, optimale Voraussetzungen zu schaffen und Risiken zu senken.

- **Sicheres Bett:** Schlafen Sie mit dem Baby nicht auf einem Wasserbett, einer Luftmatratze oder Polstermöbeln im Wohnzimmer. Achten Sie darauf, dass es zwischen Matratze und Wand, Bettrahmen oder Kopfteil keine Lücken gibt, in denen der Kopf des Babys stecken bleiben könnte.

- **Sichere Ausstattung des Betts:** Verwenden Sie nur ein Laken – kein Kopfkissen, kein Federbett, kein Nestchen, keine Stofftiere oder Nackenrollen. Falls Ihr Schlafzimmer kalt ist, kleiden Sie Ihr Baby entsprechend, aber vermeiden Sie eine Überhitzung. (Berühren Sie seine Nase und Ohren; sie sollten sich weder heiß noch kalt anfühlen.)

- **Sichere Schlafgefährten:** Lassen Sie Ihr Baby nicht mit einem Raucher, einem Haustier, einem Geschwisterkind oder einer übergewichtigen oder übermüdeten Person im selben Bett schlafen. Lassen Sie Ihr Baby neben einem Elternteil, aber nicht *zwischen* beiden Elternteilen schlafen. Konsumieren Sie keinen Alkohol oder Medikamente (einschließlich Antihistaminika), die Ihre Fähigkeit, Ihr Baby wahrzunehmen und auf seine Bedürfnisse einzugehen, beeinträchtigen könnten.

- **Sicheres Baby:** Legen Sie Ihr Baby immer auf den Rücken. Stillen Sie es nach Möglichkeit. Geben Sie ihm zum Schlafen einen Schnuller. Lassen Sie kein Frühgeborenes oder Baby mit niedrigem Geburtsgewicht im Elternbett schlafen.

- **Sicheres Schlafzimmer:** Halten Sie die Temperatur des Zimmers konstant zwischen 19 und 22 Grad. Sorgen Sie für eine gute Belüftung. Verwenden Sie keine Kerzen oder Räucherstäbchen und keinen Holzofen.

- **Sicheres Pucken:** Wickeln Sie Ihr Baby stramm in einer großen leichten Decke ein, um zu verhindern, dass es im Schlaf auf den Bauch rollt oder gegen die Wand rutscht.

Weisen Sie alle Familienmitglieder, Babysitter und sonstigen Betreuungspersonen darauf hin, wie wichtig es ist, das Baby auf den Rücken zu legen und alle anderen Regeln für sicheren Schlaf einzuhalten.

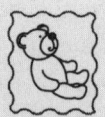

Fünf weitere Sicherheitstipps

Hier noch fünf weitere Tipps für sicheren Schlaf:

- Lassen Sie ein Baby nie allein auf dem Elternbett liegen. Selbst zwei Wochen alte Babys können schon herunterrollen.

- Installieren Sie Rauchmelder. Falls schon welche vorhanden sind, überprüfen Sie, ob sie funktionieren.

- Installieren Sie einen Kohlenmonoxidmelder im Flur vor Ihrem Schlafzimmer.

- Halten Sie auf jedem Stockwerk einen Feuerlöscher griffbereit.

- Erstellen Sie einen Fluchtplan für Notfälle (wie beispielsweise einen Brand). Falls Ihre Wohnung in einem höheren Stockwerk liegt, halten Sie eine Strickleiter und eine Brandfluchthaube bereit.

So schützen Sie Ihr Baby vor plötzlichem Kindstod

Der plötzliche Kindstod ist die häufigste Todesursache bei Babys zwischen einem und zwölf Monaten. Am häufigsten tritt er im Alter zwischen zwei und vier Monaten auf, wobei 90 Prozent aller Fälle vor dem Alter von sechs Monaten zu verzeichnen sind (wie die folgende Abbildung zeigt). Der plötzliche Kindstod ist ein Thema, über das niemand gerne nachdenkt – aber glücklicherweise gibt es viele Möglichkeiten, das Risiko zu senken.

Das Wichtigste ist, *Ihr Baby immer auf den Rücken zu legen!* (Interessanterweise empfahlen Ärzte früher, Babys auf den Bauch zu legen, weil man die Gefahr sah, dass sie an Erbrochenem ersticken könnten. Heute wissen wir, dass auf dem Rücken schlafende Babys nicht an Erbrochenem ersticken; sie drehen einfach den Kopf zur Seite.)

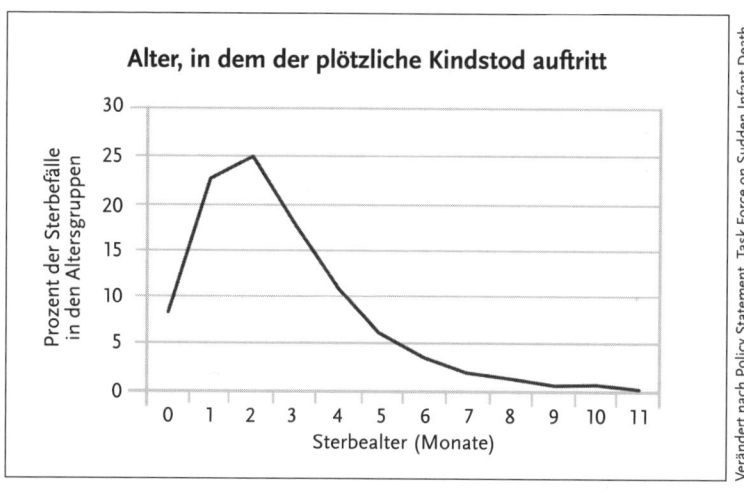

Verändert nach Policy Statement, Task Force on Sudden Infant Death Syndrome, Pediatrics 2005; 116:1245–1255

Durch das Schlafen auf dem Rücken sinkt das Risiko sofort. Darum starteten Ärzte in den 1990er-Jahren eine Kampagne zur Verhinderung des plötzlichen Kindstods, die außerordentlich erfolgreich war. Innerhalb von zehn Jahren ging die Häufigkeit des plötzlichen Kindstods weltweit um 50 bis 80 Prozent zurück!

Manche Eltern wehren sich gegen das Schlafen auf dem Rücken, weil ihre Babys auf dem Bauch besser schlafen. Glücklicherweise schlafen gepuckte Babys auf dem Rücken ebenso gut wie nicht gepuckte Babys in der riskanteren Bauchlage.

Hier einige weitere Schritte zum Schutz vor dem plötzlichen Kindstod und Ersticken:

- Stillen Sie Ihr Kind mindestens sechs Monate. (Dadurch sinkt das Risiko um die Hälfte.)

- Pucken Sie es zum Schlafen tagsüber und nachts.

- Verwenden Sie zum Einschlafen einen Schnuller. Mit der Flasche ernährte Babys können ab der Geburt einen Schnuller bekommen. Wenn Sie Ihr Baby stillen, sollten Sie mit dem Schnuller warten, bis das Stillen gut eingespielt ist (normalerweise nach ein bis vier Wochen).

- Schlafen Sie in den ersten sechs Monaten im selben Zimmer wie Ihr Baby.

- Nehmen Sie Ihr Baby während der ersten vier Monate nicht zu sich ins Bett (und halten Sie danach die Sicherheitsempfehlungen ein).

- Stärken Sie Hals und Rücken Ihres Babys durch Bauchtraining (davon wird später in diesem Kapitel noch die Rede sein).

- Vermeiden Sie eine Überhitzung (ziehen Sie Ihr Baby nicht zu warm an und bedecken Sie nicht seinen Kopf; verwenden Sie nicht zu warme Decken zum Pucken; halten Sie die Raumtemperatur zwischen 19 und 22 Grad).

- Vermeiden Sie weiche, voluminöse Bettausstattungen (wie Federbetten, Kissen, Nestchen, Plüschtiere, Nackenrollen und Lammfelle).

- Vermeiden Sie weiche Kinderbettmatratzen (einschließlich Daunen-Matratzenauflagen, Memory-Schaum und Wasserbetten).

- Legen Sie Ihr Baby zum Schlafen nicht auf eine unsichere Unterlage (wie Fernseh- und andere Sessel, Sofas oder Sitzsäcke).

- Halten Sie Ihre Wohnung rauchfrei. (Rauchen Sie selbst nicht und erlauben Sie auch Gästen nicht zu rauchen. Verwenden Sie nach Möglichkeit keine Holzöfen, Räucherstäbchen, Duftkerzen und offenen Kamine).

- Lassen Sie Ihr Baby nicht in einem Autositz oder einer Babyschaukel, in der es *aufrecht sitzt*, schlafen – besonders dann nicht, wenn es zu früh geboren wurde oder entwicklungsverzögert ist. (Fragen Sie Ihren Arzt. Verwenden Sie nur Wippen und Babyschaukeln, die eine Liegeposition ermöglichen, wie auf Seite 105 beschrieben.)

- Verwenden Sie kein Kinderbett mit fehlenden Gitterstäben, Seiten aus Netzgewebe oder einer Lücke zwischen Matratze und Seitenwand, in der der Kopf Ihres Babys eingeklemmt werden kann.

- Lassen Sie Ihr Baby nicht bei Verwandten oder Freunden schlafen, sofern Sie sich nicht vergewissert haben, dass für die Sicherheit Ihres Babys gesorgt ist.

- Achten Sie darauf, dass Ihr Baby alle Standardimpfungen erhält.

Leider gibt es auch bei sorgfältiger Einhaltung aller Regeln keine hundertprozentige Sicherheit. Aber Sie können davon ausgehen, dass bei den meisten Opfern des plötzlichen Kindstods zwei oder mehr Risikofaktoren vorlagen.

Babyturnen – nützliches Bauchtraining

Ein Baby gewohnheitsmäßig auf den Bauch zu legen, erhöht das Risiko des plötzlichen Kindstods um das Vierfache. Doch das Risiko steigt auf das Acht- bis 37-fache, wenn Babys unter vier Monaten auf dem Rücken zum Schlafen hingelegt werden, aber zufällig auf den Bauch rollen.

Natürlich wird Ihr Baby früher oder später im Schlaf auf den Bauch rollen. Was können Sie tun, um es zu schützen? Hier einige Tipps:

- Legen Sie Ihr Baby zumindest in den ersten vier Monaten gepuckt und mit einer Quelle für weißes Rauschen in der Nähe (siehe Seite 88) schlafen. Sobald Ihr Baby einen Monat alt ist, können Sie mit täglichen Übungen zur Kräftigung seines Halses und Rückens beginnen. Dadurch wird seine Fähigkeit gefördert, sein Gesicht aus einer Decke oder Matratze zu heben, wenn es versehentlich auf den Bauch rollt.

- Halten Sie Ihr Baby ein- oder zweimal pro Tag aufrecht in Ihren Armen, sodass sein Kopf an Ihrer Schulter und sein Bauch an Ihrer Brust ruhen. Lassen Sie es das Kopfheben üben, während Sie seinen Kopf und Hals sanft mit der Hand stützen.

- Legen Sie Ihr Baby mit dem Gesicht nach unten auf ein Laken, um ihm Gelegenheit zu geben, das Bewegen des Kopfes und das Freilegen von Mund und Nase zu üben. (Überwachen Sie es dabei und lassen Sie es niemals allein auf dem Bauch liegen.) Die ersten paar Male müssen Sie ihm vielleicht helfen, indem Sie seinen Kopf etwas anheben und ihm zeigen, wie es sein Gesicht zur Seite drehen kann.

- Wenn Ihr Baby zwei bis drei Monate alt ist, legen Sie während des Bauchtrainings Ihre Hand unter seine Brust und heben Sie es ein wenig an, um ihm zu helfen, den Einsatz der Arme zum Hochdrücken zu lernen.

Dank dieser Übungen lernen Babys, durch Krümmen des Rückens und Kopfheben ihr Gesicht freizubekommen, wenn sie im Schlaf auf den Bauch rollen.

Kann Pucken das Risiko des plötzlichen Kindstods senken?

Das ist eine gute Frage, die sich allerdings noch nicht mit hundertprozentiger Sicherheit beantworten lässt – aber ja, bis jetzt deutet alles darauf hin.

In zwei umfassenden Studien wurde festgestellt, dass bei gepuckten, auf dem Rücken schlafenden Babys ein um 30 Prozent geringeres Risiko des plötzlichen Kindstods besteht.

Manche Experten befürchten, dass Pucken zu einem so tiefen Schlaf führen könnte, dass die Babys zu atmen »vergessen« oder dass es zu einer Überhitzung führen könnte, die ebenfalls das Risiko des plötzlichen Kindstods erhöht. Glücklicherweise sind die Ergebnisse von Studien, die sich mit diesen Themen beschäftigt haben, beruhigend.

Zum einen schlafen gepuckte Babys zwar länger, aber nicht tiefer. Studien zeigen, dass sie sich ebenso leicht – oder sogar noch leichter – aufwecken lassen wie nicht gepuckte Babys.

Zum anderen zeigen mehrere Studien, dass korrektes Pucken Babys hilft, eine normale Körpertemperatur zu halten. Sie überhitzen sich nicht, sofern ihr Kopf nicht bedeckt ist, sie nicht zu warm bekleidet sind oder es im Raum nicht zu warm ist.

Eine Durchsicht aller Forschungsarbeiten zum Thema Pucken ergab, dass *korrektes* Pucken aller Wahrscheinlichkeit nach den plötzlichen Tod schlafender Babys verhindert.

Allerdings ist das entscheidende Wort hier »korrekt«.

Man kann das Pucken mit dem Anschnallen von Kindern im Autositz vergleichen. Autokindersitze retten Leben, können aber auch Risiken mit sich bringen, wenn sie nicht richtig eingebaut sind. Ebenso brauchen Eltern eine Anleitung zum sicheren Pucken! (Ich komme im nächsten Kapitel dazu.)

Korrektes Pucken kann plötzlichen Kindstod und Ersticken auf mehrerlei Weise verhindern:

- Es verbessert den Schlaf (sodass Eltern nicht in Versuchung geraten, ihr Kind mit ins Elternbett zu nehmen oder es zum Schlafen auf den Bauch zu legen).

- Es verringert das Risiko, dass Babys im Schlaf auf den Bauch rollen.

- Es führt zu längerem Stillen (viele Mütter geben das Stillen auf, weil sie so erschöpft sind).

- Es verringert die Wahrscheinlichkeit, dass ein erschöpfter Elternteil mit dem Baby zusammen auf dem Sofa einschläft.

Die Gefahr des Erstickens nimmt an Bedeutung zu.

Die Zahl der Todesfälle durch Ersticken bei Babys ist in den USA seit 1994 um 400 Prozent gestiegen.

Weshalb steigt diese Zahl? Ein Hauptgrund besteht darin, dass erschöpfte Eltern immer öfter mit ihren Babys im Bett oder auf einem Sofa oder Sessel einschlafen. Das ist mit zwei erheblichen Risiken verbunden:

- Ein Baby kann auf den Bauch rollen und mit dem Gesicht in einem Kissen oder einer dicken Decke ersticken.

- Ein Elternteil kann so tief schlafen, dass sein Arm über das Baby rutscht, ohne dass der Betreffende das merkt, sodass das Baby dadurch in Bedrängnis gerät.

Ein korrekt gepucktes Baby, das in einem kühlen Raum auf dem Rücken schläft, ist ein sicheres und zufriedenes Baby. Pucken lässt alle Beteiligten besser schlafen und kann Leben retten.

 Bewährte Schlaftipps für glückliche Babys

- Üben Sie mit Ihrem Baby, auf einfache Schlafreize zu reagieren, und vermeiden Sie es, es versehentlich an aufwändige Schlafreize zu gewöhnen (es beispielsweise ständig in den Schlaf zu wiegen).

- Entgegen anderslautender Expertenmeinungen können Babys bereits innerhalb der ersten Lebenswochen lernen, besser zu schlafen.

- Sie können viel tun, um das Risiko des plötzlichen Kindstods oder Erstickens erheblich zu verringern – unter anderem durch *korrektes* Pucken.

Jetzt – endlich – zu den angenehmen Dingen!

In diesem Kapitel ging es um einige beängstigende Themen. Aber wenn Sie alle genannten Vorsichtsmaßnahmen ergreifen, ist die Wahrscheinlichkeit, dass eines von diesen Dingen eintritt, sehr, sehr gering.

Und nachdem wir jetzt alles Beunruhigende abgehakt haben, können wir uns den angenehmen Dingen zuwenden! Im nächsten Kapitel erfahren Sie, wie Sie mithilfe des *Beruhigungsreflexes* und der »5 S« selbst das unruhigste Baby beruhigen und Ihr Baby dazu bringen können, jede Nacht ein oder zwei Stunden länger zu schlafen.

Klingt Schlaftraining für ein Neugeborenes zu gut, um wahr zu sein? Nun, ich werde Ihnen zeigen, wie Sie dieses Wunder Wirklichkeit werden lassen können.

So helfen Sie Ihrem Baby einzuschlafen

Wichtige Punkte:

- **Wünschen** Sie sich mehr Schlaf? Die richtigen Schlafreize für Ihr Baby sind der Schlüssel zum Erfolg.

- Ältere Kinder können sich vielleicht zu verzogenen Gören entwickeln, wenn man sie zu sehr verwöhnt, aber ein Neugeborenes kann man gar nicht verwöhnen.

- Der Weg zum guten Schlaf (für alle Beteiligten!) beginnt mit dem Wissen, dass Babys im *vierten Trimester* eine besonders kuschelige Umgebung brauchen.

- Mit den korrekt ausgeführten »5 S« (strammes Einwickeln, Seiten-/Bauchlage, Schhhhh, Schaukeln, Saugen) lässt sich der *Beruhigungsreflex* ganz leicht auslösen.

- Ist es sinnvoll, einen festen Zeitplan einzuhalten? Nur wenn Sie flexibel sind!

- Bei Mehrlingen und Frühgeburten treten spezielle Probleme auf, aber ein paar Tricks helfen auch ihnen, besser zu schlafen.

Locken Sie den Sandmann herbei!

Unter Schlafmangel leidenden frischgebackenen Eltern mag ein ungestörter Nachtschlaf wie der angebliche Goldschatz am Ende des Regenbogens vorkommen – im Bereich des Möglichen, aber doch quälend außer Reichweite.

Unsere Babys schlafen so kleckerweise, dass wir selbst kaum erholsamen, zusammenhängenden Schlaf bekommen. Sogar wenn Ihr Baby drei Stunden am Stück schläft, können Sie selbst, wenn Sie dann endlich auch eingeschlafen sind, wahrscheinlich nur noch zwei Stunden verbuchen.

Das mag einige Nächte lang zu verkraften sein, aber wenn es sich wochenlang hinzieht, kann der Schlafmangel zu tiefer Erschöpfung führen und ernste Probleme auslösen – von Beziehungsstreitigkeiten über Depressionen und Unfälle bis hin zu gravierendem Übergewicht.

Wie lässt sich das Problem lösen?

Viele Experten raten Eltern, einfach abzuwarten. Aber ich habe festgestellt, dass die meisten Babys – und sogar schon Neugeborene – lernen können, länger und zu einer für die Familie günstigeren Zeit zu schlafen. Mit den richtigen Schlafreizen ist es ziemlich einfach, die Schlafgewohnheiten Ihres Babys zu beeinflussen.

Alles steht und fällt mit Schlafreizen

Wie schon erwähnt haben wir alle Schlafgewohnheiten. Ich selbst hasse die Schaumstoffkissen, die man in den meisten Hotels vorfindet, aber mit einem schönen Federkissen und etwas weißem

Rauschen durch Regen auf dem Dach sinke ich im Nu ins Land der Träume. Wir sind alle Gewohnheitstiere.

Manche Eltern befürchten, dass beruhigendes Streicheln oder CDs mit weißem Rauschen zur *Abhängigkeit* oder »schlechten« Gewohnheiten führen könnten. Worin besteht der Unterschied zwischen *guten* Schlafreizen und *schlechten* Einschlafhilfen?

Ganz einfach: Gute Schlafreize helfen Ihrem Baby, schnell einzuschlafen und länger zu schlafen, sind aber doch einfach anzuwenden, erfordern wenig Mühe auf Ihrer Seite und sind leicht wieder abzugewöhnen.

Schlechte Schlafreize hingegen helfen Ihrem Baby möglicherweise einzuschlafen, sind aber unpraktisch in der Anwendung, stellen hohe Ansprüche an Sie und sind nur schwer wieder abzugewöhnen. Wenn Sie Ihrem Baby beispielsweise bei jedem Aufwachen 30 Minuten lang den Po tätscheln müssen oder es sich nur von Mama schlafen legen lässt (und brüllt, wenn Papa einzuspringen versucht), haben Sie es eindeutig mit schlechten Einschlafhilfen zu tun.

In den ersten Monaten sind die Schlafreize, die den beruhigenden Empfindungen im Mutterleib am nächsten kommen, die besten. Was sind das für Empfindungen? Um das herauszufinden, machen wir eine Zeitreise in die Vergangenheit ... in die Woche vor der Geburt Ihres Babys.

Ist die Schwangerschaft zu kurz? Das fehlende vierte Trimester

Ich weiß, was Sie denken: Soll das ein Witz sein? Zu kurz?! Vielen Müttern kommt der letzte Schwangerschaftsmonat endlos vor. Sodbrennen, geschwollene Knöchel, Schwangerschaftsstreifen und Wasserlassen im Abstand von zwei Stunden können diesem besonderen Zustand alles Erhabene nehmen.

Aber während Sie es kaum erwarten konnten, Ihr Baby im Arm zu halten, hätte Ihr Baby sich mit Sicherheit für ein paar weitere Monate im Mutterleib entschieden, wenn es die Wahl gehabt hätte.

Zur Erinnerung: Der Kopf Ihres Babys war so groß, dass Sie Ihr Kind nach neun Monaten »entlassen« mussten, obwohl es noch ganz schrumpelig und unreif war. Deswegen ist es auf die große, böse Welt da draußen noch nicht vorbereitet.

Nach drei Monaten kann Ihr Baby lächeln, gurren und kleine Unterhaltungen mit Ihnen führen. Aber in den ersten Monaten sollten Sie es noch als Fötus *außerhalb des Mutterleibs* betrachten.

Es ist tatsächlich so, dass Großmütter, Säuglingsschwestern und Kindermädchen, die Babys gut beruhigen können, ein Talent gemeinsam haben: Sie sind in der Lage, die Bedingungen im Mutterleib nachzuahmen.

Um als Mutterleib-Imitator auftreten zu können, müssen Sie zunächst einmal wissen, wie es sich angefühlt hat, da drinnen zu sein.

War es warm? Sicher. Dunkel? Na ja. Föten sehen sanfte rote Strahlen, wenn die Sonnenstrahlen Ihre Haut durchdringen. Ist es da drinnen still und unbewegt? Ganz bestimmt nicht!

Vor der Geburt schwelgen Föten in rhythmischen Empfindungen: dem Streicheln einer samtweichen Umhüllung, vielen rüttelnden Bewegungen und lautem Rauschen vom Blut, das durch die Gebärmutterarterien fließt (Ihren Herzschlag können sie übrigens nicht hören).

SO MACHEN SIE IHR BABY GLÜCKLICH
Mythos Schreien lassen

In einigen Monaten wird Ihr Baby anfangen, Sie mithilfe seines Weinens zu manipulieren. Aber im Augenblick soll es ja lernen, dass Sie jedes Mal zu ihm kommen, wenn es weint.

Ihr verlässlicher Beistand in diesen ersten Monaten nährt das Grundvertrauen Ihres Babys. Und dieses Grundvertrauen wird die solide Basis aller Liebesbeziehungen in seinem Leben werden.

Es ist nicht schlimm, wenn Sie gerade telefonieren, wenn Ihr Baby zu schreien anfängt. Eine Minute Schreien verursacht kein seelisches Trauma. Aber Studien haben gezeigt, dass regelmäßig ignoriertes Schreien echten Stress bedeutet, der das Grundvertrauen eines Babys erschüttern kann. Dieses Vertrauen – das Experten auch Bindungsfähigkeit nennen – ist der Klebstoff, der Familien zusammenhält.

Stellen Sie es sich so vor: Wenn Freunde nicht auf Ihre Anrufe reagieren, versuchen Sie es vielleicht noch ein paar Mal, aber wenn Sie immer wieder abgewiesen werden, stellen Sie Ihre Kontaktversuche irgendwann ein. Auf ähnliche Weise wird sich ein Baby, das keine Reaktion auf sein Lächeln und Gurren bekommt, anfangs noch stärker bemühen, Aufmerksamkeit zu erregen, aber wenn weiterhin keine Reaktion kommt, wird es seine Versuche einstellen und sich abgelehnt und allein fühlen.

Doch wenn Sie – Dutzende Male am Tag – die Bedürfnisse Ihres Babys mit liebevollem Kuscheln und warmer, süßer

Milch erfüllen, hat es das Gefühl, dass es sich an einem wunderbaren Ort befindet, dass es wie durch Zauberei immer das bekommt, was es braucht, und dass es den Menschen um sich herum vertrauen kann.

Nach neun bis zwölf Monaten sollten Sie anfangen, Ihrem Kind Grenzen aufzuzeigen und ihm beizubringen, gewisse Regeln einzuhalten. Doch im Augenblick braucht Ihr Baby keine Disziplin, sondern einen unerschütterlichen Glauben daran, dass es wertvoll ist und beschützt und respektiert wird. Dieses Gefühl ist für seinen sich entwickelnden Geist so wichtig wie Milch für seinen wachsenden Körper.

Seien Sie geduldig! In den kommenden Wochen und Monaten werden Sie Ihrem Kind durch zärtliche Fürsorge zeigen, dass es geliebt wird. Sie können sofort damit anfangen, indem Sie Schlafreize verwenden, die ihm helfen, einzuschlafen, und ihm die Sicherheit geben, dass es behütet schlafen und nach kurzem Aufwachen erneut einschlafen kann. Sie tun das in kleinen Schritten, sodass sein Vertrauen in Sie immer mehr wächst.

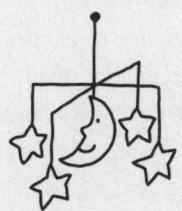

Kluge Mütter wissen seit Jahrhunderten, dass Wiegen und Schaukeln Babys beruhigt. Aber erst vor Kurzem haben wir erkannt, weshalb das Nachahmen des Mutterleibs so gut funktioniert – es löst den *Beruhigungsreflex* aus.

Der *Beruhigungsreflex*

Kluge Eltern haben zahlreiche Methoden entwickelt, um die Bedingungen im Mutterleib nachzuahmen – vom Staubsaugen bis hin zum Autofahren um 3 Uhr morgens auf verlassenen Straßen (ohne den Schlaglöchern auszuweichen). Wir wissen jedoch erst seit Kurzem, auf welche Weise das Nachahmen des Mutterleibs Babys beruhigt: Es löst eine starke neurologische Reaktion aus, den *Beruhigungsreflex*.

Ein Wort zu Reflexen. Dabei handelt es sich um automatische Verhaltensweisen, die nicht erlernt werden müssen, weil sie von Anfang an im Gehirn vorhanden sind. Beispielsweise reagiert ein Neugeborenes ebenso wie ein 90-jähriger Greis mit dem Hochschwingen des Fußes, wenn der Arzt mit einem Hämmerchen auf sein Knie schlägt. Und das funktioniert erstaunlicherweise auch tausendmal hintereinander, wenn das Schlagen mit dem Hämmerchen korrekt ausgeführt wird!

Es mag wie Zauberei aussehen, ist aber nur grundlegende Physiologie.

Wenn Ihr Arzt Ihr Knie einen Zentimeter zu tief trifft oder zu sanft zuschlägt, passiert überhaupt nichts! Das liegt daran, dass Reflexe nur dann ausgelöst werden, wenn genau der richtige Reiz einwirkt.

Die »5 S« – fünf Möglichkeiten, den Beruhigungsreflex auszulösen

Wie der Kniesehnenreflex wird auch der *Beruhigungsreflex* nur aktiviert, wenn die Empfindungen im Mutterleib korrekt nachgeahmt werden. Wie die Leser meines Buches *Das glücklichste Baby der Welt* bereits wissen, heißen die fünf Schritte zur Aktivierung des *Beruhigungsreflexes* – die fünf Schritte zur perfekten Mutterleibimitation – »die 5 S«.

Hier »die 5 S« im Überblick. Nachdem Sie etwas über die korrekte Ausführung erfahren haben, beschreibe ich ausführlich, wie Sie sie zu einem perfekten Zubettgehritual kombinieren können.

Die »5 S«

1. **Strammes Einwickeln** – Einpacken mit am Körper anliegenden Armen (»Pucken«).

2. **Seiten-/Bauchlage** – Ablegen des Babys auf der Seite oder auf dem Bauch (Achtung: Lassen Sie Ihr Baby nie in dieser Stellung allein; sie ist nur sicher, wenn Sie es im Arm halten!)

3. **Schhhh-Geräusch** – lautes weißes Rauschen.

4. **Schaukeln** – rhythmische Bewegung, vom langsamen Wiegen bis hin zum schnellen Rütteln

5. **Saugen** – an allem (von der Brustwarze über den sauberen Finger bis hin zur Flasche oder zum Schnuller)

Die »5 S« sind das Geburtstagsgeschenk, das sich Ihr Baby wirklich von Ihnen wünscht. Babys genießen die »5 S« nicht nur, sie werden von ihnen buchstäblich in einen Zustand der unwiderstehlichen Ruhe und Heiterkeit versetzt. Setzen Sie die »5 S« immer dann ein, wenn Ihr Kleines unruhig ist und Sie wollen, dass es schläft.

Aber um mit den »5 S« Erfolg zu haben, müssen Sie sie korrekt anwenden. Wenn Sie Ihr Baby zu locker einwickeln, kämpft es umso stärker dagegen an. Wenn Ihr Schhhh-Geräusch zu leise ist, schreit Ihr Baby weiter, als ob Sie gar keinen Laut von sich geben würden. Und sobald sich Ihr Baby beruhigt, müssen Sie eine reduzierte Version der »S« – Pucken plus ein etwas leiseres Schhhh-Geräusch und langsameres Schaukeln – anwenden, um den Reflex aktiviert zu halten.

Erstaunlicherweise beruhigen die »5 S« sogar Erwachsene (denken Sie an Meeresrauschen, Schaukeln in einer Hängematte oder ein entspannendes warmes Bad). Aber Mutterleibrhythmen sind kein Allheilmittel. Wenn Ihr Kind Hunger oder Ohrenschmerzen hat, können die »S« es vielleicht vorübergehend beruhigen, doch es wird bald wieder zu weinen anfangen.

Der Schlüssel zum *Beruhigungsreflex* besteht darin, die Lieblings-»S«-Kombination Ihres Babys herauszufinden. Gehen wir sie nacheinander durch.

Das erste »S«: strammes Einwickeln – ein Gefühl reiner Puckseligkeit

Für Ihr Baby ist Pucken das Normalste der Welt!

Im Mutterleib war Ihr Kleines monatelang wie ein Ball zusammengerollt. Aber nach der Geburt, ohne die schützende Hülle der Gebärmutter, können seine kleinen Arme wie Windmühlenflügel herumwedeln, es ins Gesicht schlagen ... und den ganzen Haushalt aufwecken.

Das stramme Einwickeln oder Pucken ist der Eckpfeiler des Beruhigens und Schlafens, weil es verhindert, dass Babys bei jedem Zucken und Aufschrecken aufwachen. Bei vielen Babys führt das Pucken zwar nicht sofort zur Beruhigung, doch es hindert sie am Herumfuchteln. Und sobald Sie das Pucken durch zwei oder drei weitere »S« ergänzen, wird der *Beruhigungsreflex* ausgelöst und hilft Ihrem Kind, in den Schlaf zu sinken. (Und durch das Pucken schlafen Babys auch länger und sicherer.)

Tatsächlich wehren sich viele Babys anfangs dagegen. Sie kämpfen und schreien und scheinen das Pucken nicht zu mögen. (Natürlich würden wir selbst nicht gepuckt werden wollen.) Aber mal ehrlich – würden wir es nicht auch hassen, neun Monate auf allerengstem Raum zuzubringen oder zum Frühstück, Mittag- und Abendessen nur Milch zu bekommen? Trotzdem ist Ihr Baby sehr glücklich damit. Und ich würde auch wetten, dass es mit dem Pucken zufrieden ist, wenn Sie bei der Sache bleiben ... und es mit einigen weiteren gut ausgeführten »S« kombinieren.

Es sind heute vorgefertigte Pucksäcke im Handel erhältlich, aber die beste Puckmethode bei Verwendung einer Decke ist das DUDU-Paket (vom englischen Down–Up–Down–Up).

Hier eine Kurzanleitung:

- Legen Sie die Decke wie eine Raute, mit einer Ecke nach oben, auf das Bett.

- Falten Sie die obere Ecke etwas nach unten.

- Legen Sie das Baby so auf die Decke, dass sein Nacken auf der Oberkante der Decke liegt.

Jetzt kommt das DUDU-Paket:

- DOWN (nach unten): Legen Sie den rechten Arm Ihres Babys dicht an seinen Körper und falten Sie die Decke von seiner rechten Schulter aus nach unten. Ziehen Sie sie sehr straff über seinen Körper. (Es sollte wie ein halber V-Ausschnitt eines Pullovers aussehen.) Greifen Sie die obere Kante der Decke bei seiner freiliegenden linken Schulter und ziehen Sie sie straff, sodass der Stoff eng um seinen rechten Arm liegt.

- UP (nach oben): Legen Sie den linken Arm Ihres Babys dicht an seinen Körper und falten Sie die untere Ecke der Decke nach oben, sodass sie den Arm bedeckt (die Spitze der unteren Ecke sollte direkt bei der linken Schulter liegen). Ihr Baby sollte seine Beine noch beugen und öffnen können, aber die Arme sollten gerade sein und eng am Körper anliegen.

- DOWN (nach unten): Greifen Sie die Decke etwa 7 cm von der linken Schulter entfernt, ziehen Sie sie straff und falten Sie sie ein wenig nach unten. Halten Sie sie vor der Brust des Babys.

- UP (nach oben): Während Sie mit der linken Hand die Falte an der Brust des Babys halten, greifen Sie die letzte freie Ecke der Decke (an der linken Seite des Babys) und ziehen sie leicht nach oben und über seine Brust hinweg. Wickeln Sie sie wie einen engen Gürtel um seinen Körper, sodass seine Unterarme fest an den Seiten anliegen.

Hier noch einige weitere Tipps zum Pucken:

- Verwenden Sie eine große quadratische Decke (mit einem Meter Seitenlänge) oder einen vorgefertigten Pucksack.

- Ihr gepucktes Baby sollte nur auf dem Rücken schlafen.

- Achten Sie darauf, dass Ihrem Baby nicht zu heiß ist. Seine Ohren sollten warm, aber nicht heiß und rot sein, und sein Hals sollte nicht schweißnass sein. (Setzen Sie Ihrem Baby zum Schlafen keine Kopfbedeckung auf, es sei denn, Ihr Arzt hat Ihnen dazu geraten.)

- Pucken Sie Ihr Baby nur zum Schlafen und wenn es sehr unruhig ist, nicht rund um die Uhr.

Wenn Ihr Baby sich weiterhin gegen das Pucken wehrt oder sich freistrampelt, prüfen Sie, ob die verwendete Decke eng genug anliegt und groß genug ist.

Ich empfehle, Babys zumindest während der ersten vier Monate tagsüber und nachts zum Schlafen zu pucken. Einige Babys brauchen es allerdings noch einige Monate länger. (Auf Seite 227ff. erfahren Sie, wann und wie Sie Ihr Baby dem Pucken entwöhnen.)

Klartext: Schluss mit einigen Mythen zum Thema Pucken

Pucken ist die Grundlage eines sicheren, ruhigen Babyschlafs. Trotzdem kursieren einige Fehlinformationen über diese traditionelle Beruhigungstechnik für Kinder. Lassen Sie mich die Dinge richtigstellen und einige der häufigsten Fragen beantworten, die im Zusammenhang mit dem Pucken gestellt werden.

»Ist das Pucken schädlich für die Hüften des Babys?«

Veraltete Einwickeltechniken (bei denen die Knie und Hüften starr gerade gehalten oder die Beine mit Tüchern oder Schnüren

Zittern und Zucken

Das Gehirn eines Neugeborenen ist so unreif, dass das Baby Schwierigkeiten hat, seinen Körper zu steuern. Manchmal wollen Babys am Daumen lutschen, doch der Daumen landet im Auge statt im Mund. Und manchmal zittert ihr Kinn, obwohl sie weder frieren noch aufgeregt sind.

Warum? Weil es ein paar Monate dauert, bis im Gehirn eines Babys zur Isolierung der Nerven Fettschichten um die einzelnen Gehirnzellen gebildet werden. Und bis dahin neigen die Nerven zu Kurzschlüssen.

Deshalb funktioniert Pucken mit freiliegenden Armen nicht besonders gut. Denn dabei wird das plötzliche Zittern und Zucken, das Babys aufweckt und zum Schreien bringt, nicht unterdrückt.

zusammengebunden werden) können die Hüften schädigen und im schlimmsten Fall zur kongenitalen Hüftdysplasie führen. Aber keine Studie hat gezeigt, dass dieses Risiko auch bei modernen Pucktechniken besteht. Wichtig ist, darauf zu achten, dass die Hüften volle Bewegungsfreiheit haben. Das Pucken ist unschädlich, solange die Knie gebeugt und die Hüften gebeugt und geöffnet werden können.

»Sollte ich mit dem Pucken aufhören, sobald mein Baby sich umdrehen kann?«

Nach einem oder zwei Monaten wird Ihr Baby möglicherweise anfangen, sich auf den Bauch zu drehen. Durch das Pucken wird das Herumrollen normalerweise erschwert. Aber was ist, wenn es sich im gepuckten Zustand umdrehen kann?

Manche Ärzte empfehlen, zu diesem Zeitpunkt aus Sicherheitsgründen mit dem Pucken aufzuhören. Aber viele agile Babys brauchen das Pucken immer noch als Einschlafhilfe. Außerdem können nicht gepuckte Babys sogar noch leichter in die Bauchlage rollen!

Glücklicherweise können Sie zwei Dinge tun, um zu verhindern, dass Ihr Baby sich umdreht:

- Verwenden Sie die ganze Nacht weißes Rauschen. Dadurch wird Ihr Baby ruhiger – und die Wahrscheinlichkeit, dass es herumrollt, nimmt ab.

- Legen Sie Ihr Kind gepuckt in eine Babyschaukel mit Liegeposition und sichern Sie es mit den Gurten um den Bauch und zwischen den Beinen. (Lassen Sie Ihr Baby nicht zu aufrecht sitzen. Sein schwerer Kopf kann nach vorne sinken und seine Atmung behindern.) Fragen Sie vorher Ihren Kinderarzt, ob Ihr Baby schon in der Schaukel schlafen darf.

»Wird durch das Pucken verhindert, dass mein Baby lernt, sich durch Saugen an den Fingern selbst zu beruhigen?«
Im Mutterleib lutschen Babys am Daumen, weil die enge Umhüllung dafür sorgt, dass ihre Hände sich immer in der Nähe des Mundes befinden. Aber nach der Geburt können die Hände überall herumfliegen, wenn das Baby versucht, daran zu saugen – sie können im Mund, aber auch in der Nase oder im Auge landen!

Ihr Kleines hat jeden Tag Gelegenheit, das Lutschen an den Fingern zu üben, wenn es nicht gepuckt ist. Aber zur Schlafenszeit gilt es zu verhindern, dass es sich selbst ins Gesicht schlägt. Ich empfehle, den Saugdrang während des Tag- und des Nachtschlafs mit einem Schnuller zu befriedigen und seine Hände mindestens in den ersten vier Monaten gepuckt zu lassen.

»Kann sich das Pucken nachteilig auf das Stillen auswirken?«

Die Erschöpfung der Mutter und ständiges Schreien des Babys wirken sich sehr nachteilig auf das Stillen aus. Sie können zum Versiegen des Milchflusses, Blockieren des Milcheinschusses, Verlust des mütterlichen Selbstvertrauens und ausbleibender Unterstützung durch die Familie führen, Wochenbettdepressionen fördern, das Risiko einer Brustentzündung erhöhen und Ärzte dazu veranlassen, Ausschlussdiäten oder völliges Abstillen zu empfehlen.

Das bedeutet, dass es dem Stillen sogar förderlich sein kann, wenn Sie lernen, Ihr Baby zu beruhigen und seinen Schlaf zu verbessern. Deshalb unterstützen viele Stillambulanzen stillende Mütter, indem sie sie das stramme Einwickeln und die anderen »S« lehren.

Allerdings schlafen manche gepuckten Babys in den ersten ein oder zwei Wochen so gut, dass sie tagsüber alle zwei Stunden und nachts alle vier bis fünf Stunden geweckt werden müssen, damit sie genügend Nahrung bekommen.

Sie können leicht feststellen, ob Ihr Baby genug trinkt: Die Innenseite seines Mundes ist dann glatt und feucht, es lässt viele Male am Tag Wasser und sein Urin ist ganz klar, nicht dunkelgelb.

»Brauchen alle Babys das Pucken?«

Manche Mütter fragen mich, ob sie auf das Pucken verzichten können, wenn ihr Baby auch ohne Pucken gut schläft. Wenn das bei Ihrem Baby der Fall ist, *müssen* Sie natürlich nicht pucken. Aber es gibt zwei Gründe, warum ich es Ihnen trotzdem empfehlen würde:

- Babys schlafen gepuckt besser auf dem Rücken (auch wenn sie ungepuckt schon ganz gut schlafen).

- Pucken beugt dem plötzlichen Kindstod oder Ersticken vor, indem es verhindert, dass Ihr Baby auf den Bauch rollt.

Das zweite »S«: Seiten- oder Bauchlage – aber niemals zum Schlafen!

Die Rückenlage ist zwar die einzige sichere Schlafposition, aber sie ist auch die schlechteste Haltung zum Beruhigen eines Babys. Sie bewirkt, dass sich das Baby unsicher fühlt – als ob es fallen würde. Bei weinenden Babys funktioniert die Bauchlage (oder Seitenlage, in Richtung Bauchlage gedreht) am besten. (Eine weitere gute Haltung ist über der Schulter eines Erwachsenen.)

Sie sollten Ihr Baby allerdings niemals in der Bauchlage schlafen lassen, weil sich dadurch das Risiko des plötzlichen Kindstods oder Erstickens erhöht. Halten Sie Ihr schreiendes Kind im Arm, bis es sich beruhigt hat, und befolgen Sie dann die »Rückenschlafregel«.

Das dritte »S«: Schhhh – das Geräusch der Stille

Für ein Baby ist ein kräftiges *Schhhh* der Klang heiterer Gelassenheit.

Intuitiv würden wir nicht vermuten, dass unsere zarten Babys ein so derbes, lautes Geräusch mögen. Uns selbst würde es jedenfalls sicher nicht gefallen. Aber das Geräusch, das sie im Mutterleib gehört haben, war lauter als ein Staubsauger!

Darum irritieren stille Räume – die wir selbst angenehm finden – Babys. Nach stundenlanger Stille fangen sie oft zu schreien an. Es ist, als ob sie darum betteln würden, dass jemand ein wenig Lärm macht. Wie Sie noch sehen werden, ist es ganz einfach, ihnen genau das zu geben, was sie sich wünschen.

SO MACHEN SIE IHR BABY GLÜCKLICH
Das Geheimnis des erfolgreichen »Schhhh«-Lauts

Zwar pucken heutzutage die meisten Eltern ihre Babys, aber es wundert mich immer wieder, wie selten weißes Rauschen eingesetzt wird. Weißes Rauschen wirkt bei unruhigen Babys Wunder und ist ein erstaunlich wirkungsvoller Schlafreiz. Dieses besondere Geräusch ist ebenso wichtig wie das Pucken. Es ist ein wichtiges Werkzeug ... und sehr einfach auszuführen!

Das zum Auslösen des *Beruhigungsreflexes* eines schreienden Babys erforderliche Geräusch ist ein raues, rauschendes Geräusch, das *so laut wie das Schreien* des Babys sein muss. Sie können dieses Geräusch erzeugen, indem Sie Ihren Mund an das Ohr des Babys legen und ein kräftiges »Schhhhhhhh« produzieren.

Sobald sich Ihr Baby beruhigt hat, reduzieren Sie die Lautstärke auf das Geräusch einer Dusche (etwa 65 bis 70 Dezibel), um den *Beruhigungsreflex* aktiviert zu halten.

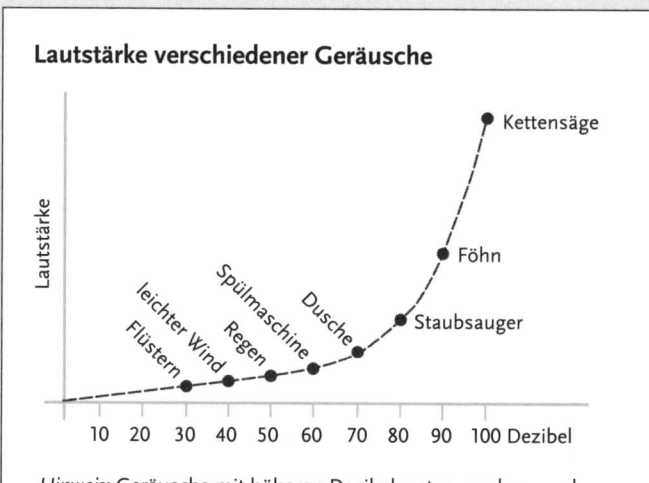

Lautstärke verschiedener Geräusche

Hinweis: Geräusche mit höheren Dezibelwerten werden zunehmend viel lauter wahrgenommen.

Angepasst nach American Speech-Language-Hearing Association

Um Ihrem Baby das Einschlafen zu erleichtern und ihm einen tiefen Schlaf zu ermöglichen, ist weißes Rauschen ein Muss. Das beste weiße Rauschen zum Einschlafen ahmt das Geräusch nach, das Babys im Mutterleib hören.

Wie das Pucken sollte aber auch das weiße Rauschen

nicht rund um die Uhr eingesetzt werden. Sie können es abspielen, um das Baby zu beruhigen, wenn es schreit, sowie zur Schlafenszeit tagsüber und nachts (beginnen Sie beim Zubettgehen mit einem leisen Geräusch im Hintergrund, um Ihren Liebling auf das Hinübergleiten ins Traumland vorzubereiten).

Nach drei bis vier Monaten verschwindet der *Beruhigungsreflex* allmählich. Aber bis dahin kennt Ihr Baby den Zusammenhang zwischen weißem Rauschen und den Freuden des Schlafs. Viele Eltern setzen das weiße Rauschen noch jahrelang ein, aber das Entwöhnen ist ganz einfach (mehr dazu später).

CDs, Handy-Apps und MP3-Aufnahmen vom bevorzugten weißen Rauschen Ihres Babys sind dem Geräusch von Sound-Maschinen vorzuziehen. Eine CD kann im Auto abgespielt werden und hilft Ihrem Kind, gut zu schlafen – und störende Gerüche und Lichter zu ignorieren –, wenn Sie im Urlaub oder zu Besuch bei den Großeltern sind. CDs und digitale Aufnahmen bieten außerdem die Möglichkeit, das gewünschte Geräusch präzise in der gewünschten Lautstärke einzustellen.

Zwei Warnhinweise in Bezug auf Smartphones: Da von ihnen eine ganz geringe Strahlung ausgeht, sollten Sie Ihres nur im Flugzeugmodus in die Nähe Ihres Babys legen. Zudem sind Telefon- und Computerlautsprecher nicht die besten Geräuschquellen für Babys. Sie produzieren ein zischendes, blechernes Geräusch – nicht das tiefe, grollende, das den Mutterleib am besten nachahmt.

Es gibt verschiedene Arten weißen Rauschens

Der Erfolg der »5 S« hängt davon ab, ob eine möglichst präzise Imitation der Erfahrungen im Mutterleib stattfindet. In Bezug auf akustische Signale bedeutet das, dass Geräusche ausgewählt werden müssen, die dem, was ungeborene Babys hören, am nächsten kommen. Und hier wird die Sache interessant.

Offenbar ist weißes Rauschen nicht gleich weißes Rauschen. Aufnahmen von Geräuschen aus dem Mutterleib sind hart und zischend, aber so hören Sie sich für Ihr Baby nicht an. Fruchtwasser, dicke Trommelfelle und Mittelohrflüssigkeit dämpfen die zischenden, blechernen Töne, sodass Babys im Mutterleib ein tiefes, grollendes Geräusch hören.

Die meisten Geräte und Downloads für weißes Rauschen (vom Meeresrauschen bis hin zum Föngeräusch) produzieren jedoch eher einen hohen Ton. Das ist für manche Babys (und Eltern) problematisch, weil unser Gehirn bei hohen Tönen automatisch wach und aufmerksam wird (man denke nur an die Sirenen von Krankenwagen oder an Rauchmelder). Tiefere Geräusche (zum Beispiel das Dröhnen von Flugzeugen) hingegen lullen uns ein.

Darum ist das weiße Rauschen auf der von uns produzierten CD so eingestellt, dass die hohen Töne herausgefiltert werden und tiefes Grollen verstärkt wird.

Ihrem Baby wird ein tiefes Geräusch gefallen, aber wenn Sie selbst ein Problem damit haben, führen Sie die folgenden Schritte aus, um sich an das Geräusch zu gewöhnen:

- Spielen Sie es leise im Hintergrund ab, bevor Sie es die ganze Nacht in Ihrem Schlafzimmer einsetzen. Auf diese Weise gewöhnt sich Ihr Gehirn daran.

- Legen Sie ein Handtuch über die Lautsprecher, um noch mehr von den hohen Tönen herauszufiltern.

- Wenn das alles nicht hilft, verwenden Sie Ohrstöpsel (solange sichergestellt ist, dass jemand das Baby schreien hört).

Wie hört sich das Grummeln im Mutterleib an?

Um nachempfinden zu können, was Ihr Baby im Bauch gehört hat, machen Sie folgendes Experiment:

Drehen Sie den Wasserhahn an der Badewanne voll auf. Hören Sie, wie laut und hoch das Geräusch ist? Wenn die Badewanne fast voll ist, steigen Sie in die Wanne und halten den Kopf unter Wasser. Ist Ihnen aufgefallen, dass das Geräusch viel grollender und tiefer geworden ist?

Dieses tiefere Geräusch kommt dem, was Babys im Bauch der Mutter hören, viel näher. Deshalb sind Geräusche, bei denen das hochfrequente Zischen herausgefiltert wurde, am besten für sie geeignet. Dieses Grollen sollten Sie nachahmen, um Ihr Baby zu beruhigen (und selbst besser zu schlafen).

Klartext: Schluss mit einigen Mythen zum »Schhhh«-Geräusch

Manche Eltern lassen sich die Vorteile des Schhhh-Geräuschs entgehen, weil sie sich von diesbezüglichen falschen Vorstellungen in die Irre führen lassen. Die folgenden Fragen höre ich in diesem Zusammenhang am häufigsten:

»Werden Babys von weißem Rauschen betäubt?«
Überhaupt nicht. Weißes Rauschen ist kein Narkotikum. Es löst lediglich, ebenso wie Streicheln und Wiegen, den *Beruhigungsreflex* aus.

»Braucht mein Baby die Mutterleibgeräusche auch dann, wenn es gepuckt schon gut schläft?«
Auf jeden Fall! Wenn die richtige Art von weißem Rauschen tagsüber und nachts zum Schlafen eingesetzt wird, hilft das Ihrem Baby, noch besser zu schlafen, und verhindert das Auftreten von Schlafproblemen.

Und zwar aus folgendem Grund:

- Weißes Rauschen trägt dazu bei, den *Beruhigungsreflex* die ganze Nacht aktiviert zu halten, verhindert häufiges Aufwachen und das Herumzappeln, das zum Auf-den-Bauch-Rollen führen kann.

- Nachdem Sie Ihr Baby (mit vier bis fünf Monaten) dem Pucken entwöhnt haben, fördert das weiße Rauschen weiterhin guten Schlaf, indem es wie eine Art vertrautes »Teddybär«-Geräusch wirkt. Ihr Baby fühlt sich sicher und schläft gut, auch wenn es nicht mehr in die schützende Puckdecke gehüllt ist.

- Weißes Rauschen verhindert, dass der Schlaf Ihres Kleinen durch äußere Ablenkungen (Züge, ein kaltes Zimmer, vorbeihuschende Scheinwerfer) und innere Ablenkungen (rumorendes Zahnfleisch, Blähungen, leichten Hunger) gestört wird. Auf diese Weise verhindert es nächtliches Aufwachen im gesamten ersten Jahr ... und darüber hinaus.

»Kann weißes Rauschen das Gehör eines Babys schädigen?«

Es deutet nichts darauf hin, dass weißes Rauschen in der Intensität eines Duschstrahls irgendwelche schädlichen Auswirkungen auf das Gehör von Babys hat. Zur Erinnerung: Im Bauch war Ihr Baby monatelang rund um die Uhr einem viel lauteren Rauschen ausgesetzt.

Die einzigen Forschungsarbeiten in Bezug auf die Langzeitanwendung von weißem Rauschen wurden mit Rattenbabys durchgeführt. Dabei zeigten sich einige Veränderungen bei der Hörfähigkeit (akustischen Unterscheidungsfähigkeit) der kleinen Nager, aber diese Arbeiten sind für meine Empfehlungen kaum relevant, denn bei den Experimenten mit Ratten kamen folgende Faktoren ins Spiel:

- Ständige Beschallung (bei Tag und Nacht).

- Beschallung über einen sehr langen Zeitraum (die Entsprechung zu den ersten drei Lebensjahren eines Menschenbabys).

- Das Gehör von Rattenbabys ist auf sehr hohe Quiektöne im Ultraschallbereich ausgerichtet und reagiert deshalb vielleicht besonders empfindlich auf Dauerbeschallung.

Es ist jedoch zu bedenken, dass weißes Rauschen bei Babys nur zum Schlafen und zur Beruhigung eingesetzt werden soll. Während seiner Wachzeit sollte das weiße Rauschen nicht eingeschaltet sein, damit sich das Gehör des Babys auf die normale Geräuschkulisse Ihres Zuhauses und Ihrer Familie einstellen kann.

»Werden Babys süchtig nach weißem Rauschen?«

Wenn Sie mit »süchtig« meinen, dass Babys es lieben und damit rechnen, die ganze Nacht weißes Rauschen zu hören, dann sind sie schon vor ihrer Geburt süchtig danach!

Aber das ist nur vorteilhaft für Sie, denn Sie können dieses wunderbare Hilfsmittel einsetzen, um den Schlaf Ihres Babys zu verbessern. Und das Beste daran ist, dass Sie das Ganze völlig unter Kontrolle haben, das heißt, Sie können damit aufhören, wann immer Sie wollen (Empfehlungen zum Abgewöhnen von weißem Rauschen finden Sie auf Seite 228).

Das vierte »S«: Schaukeln – Wieg mich in den Schlaf!

Jeden Abend steigen ganze Bataillone zombieähnlicher Eltern in ihre Autos und fahren durch die Stadt. Sie lassen keine Bodenschwelle aus – in der Hoffnung, ihr Baby in den Schlaf zu rütteln. *Bewegung ist das Einzige, was diese Babys ruhig hält.*

Auf einem unbeweglichen Bett zu liegen, mag Ihnen reizvoll erscheinen, aber für Ihr Baby ist es befremdlich und unnatürlich. Und für die zehn bis 20 Prozent aller Babys, die Bewegung besonders lieben, ist es nahezu unerträglich.

Ungefähr einen Monat lang reichen Pucken und tiefe, grollende Geräusche aus, um sie ruhig zu halten, aber dann wachen sie alle zwei bis drei Stunden auf und werden zusehends unruhiger, wenn sie nicht durch energisches Schaukeln, Wippen, Hopsen oder Herumtanzen bei Laune gehalten werden. Kleine, rüttelnde Bewegungen sind der Schlüssel zur Aktivierung ihres *Beruhigungsreflexes.*

Sie wissen es sicher schon, wenn Sie einen »Hopser« zur Welt gebracht haben. Ihr sechs Wochen altes Baby liebt es, wenn Sie mit ihm auf der Bettkante wippen oder durchs Zimmer hüpfen, wenn es unruhig wird. Schaukelstühle, Tragetücher, Gymnastikbälle und Babyschaukeln stellen die Grundausstattung zur Beruhigung dieser kleinen Bewegungsfreaks dar.

Schaukeln haben den Vorteil, dass sie den Eltern etwas Freiraum und den Babys die einlullende Bewegung verschaffen, die sie für den Tag- und Nachtschlaf brauchen. Aber der Trick besteht darin, die Bewegung richtig einzusetzen.

Sicheres In-den-Schlaf-Schaukeln

Wenn Ihr Baby zu den Bewegungsfans gehört, schläft es tagsüber und nachts mit Bewegung besser.

Wie bereits erwähnt, ist das Schlafen in einer Babyschaukel sicherer als das Schlafen in einem Autokindersitz, weil die Schaukel (oder Wippe) eine vollständige Liegeposition ermöglicht.

Ihr Baby sollte nicht zu aufrecht sitzen, weil sein schwerer Kopf nach vorn sinken und ihm das Atmen erschweren könnte. Es hat bei Babys, die allein im Autositz zurückgelassen wurden, einige tragische Todesfälle gegeben, während es keinerlei Hinweise darauf gibt, dass das Schlafen in einer vollständig in die Liegeposition gebrachten Schaukel oder Wippe mit Gefahren verbunden ist.

Schaukeln sind auch sicherer als Autositze, weil ihre rhythmische Bewegung die Atmung des Babys stimuliert.

Doch wenn Sie Ihr Baby in einer Schaukel schlafen lassen, müssen Sie bestimmte Sicherheitsrichtlinien einhalten! Es folgt eine Liste von Dingen, die Sie tun oder unterlassen sollten, um die Sicherheit Ihres zufrieden schaukelnden Babys zu gewährleisten:

- Verwenden Sie nur eine Schaukel, die sich in eine vollständige Liegeposition bringen lässt. Kleine Babys sind noch nicht kräftig genug, um aufrecht zu sitzen. Ihr Kopf kann nach unten sinken und ihre Atmung behindern. Der Sitz sollte sich fast ganz nach hinten neigen lassen (45 Grad reichen nicht aus).

- Fragen Sie den Kinderarzt, ehe Sie eine Schaukel verwenden. Das ist besonders wichtig bei Babys mit schwacher Halsmuskulatur (Babys unter einem Monat, Frühgeborenen oder Babys mit neurologischen Problemen, die zu fehlender Muskelspannung [Hypotonie] führen).

- Achten Sie darauf, dass Ihr Baby gepuckt und ordnungsgemäß angeschnallt ist.

- Spielen Sie tiefe, grollende Geräusche ab, während Ihr Baby in der Schaukel liegt. Diese Geräuschkulisse fördert den Schlaf *und* stimuliert die Atmung.

- Stellen Sie eine höhere Schaukelgeschwindigkeit ein. Auch wenn es Ihnen zu schnell vorkommt – es ist völlig sicher. Die niedrige Geschwindigkeit ist zu langweilig, um den *Beruhigungsreflex* eines bewegungsliebenden Babys zu aktivieren. (Ergreifen Sie den Sitz, nachdem Sie Ihr unruhiges, gepucktes

Baby in die Schaukel gelegt haben, und rütteln Sie ihn etwa zehn bis 20 Sekunden schnell hin und her, um den *Beruhigungsreflex* zu aktivieren und das Schreien zu beenden.

- Schützen Sie Ihr Baby vor Haustieren oder Kleinkindern, die die Schaukel umkippen könnten. Lassen Sie Ihr Baby in deren Nähe nie unbeaufsichtigt. (Wenn Sie einen Hund haben, zeigen Sie ihm die eingeschaltete Schaukel, während eine Puppe darin sitzt. Dadurch verliert das Neue allmählich seinen Reiz, und Sie können ihm beibringen, sich von der Schaukel fernzuhalten.)

Klartext: Schluss mit einigen Mythen zum Thema »Schaukeln«

Ebenso wie bezüglich des Puckens und des Schhhh-Geräusches gibt es auch in Bezug auf das Schaukeln einige falsche Vorstellungen, die einem guten Schlaf Ihres Babys im Weg stehen können.

»Sind Schaukeln schlecht für Hüften oder Rücken eines Babys?«

Im Mutterleib liegen Babys wie Brezeln verschlungen. Neugeborene sind so dehnbar wie Yoga-Lehrer! Daher besteht wegen der Babyschaukel kein Grund zur Sorge in Bezug auf Hüften und Rücken.

»Verleiten Schaukeln Eltern dazu, ihre Babys zu vernachlässigen?«

Ihr Baby sollte so oft wie möglich im Arm gehalten werden. Aber wenn Sie nicht ein Dutzend hilfsbereite Angehörige haben, sind vielleicht nicht immer genügend Arme verfügbar. Wenn Sie also gerade einmal keine Unterstützung haben, ist eine Schaukel ein nützliches Hilfsmittel (und ein Gottesgeschenk für die Eltern von Mehrlingen!).

Schaukeln, nicht schütteln – von Babys, Frustration und Kindesmisshandlung

Ein schreiendes Baby zu beruhigen, fühlt sich großartig an. Aber wenn alles, was wir tun, fehlschlägt, kann die Frustration selbst liebevolle Eltern an den Rand der Kindesmisshandlung bringen.

Bedenken Sie, dass das Schreien eines Babys so laut wie ein Rasenmäher sein kann – und das zehn Zentimeter von Ihrem Ohr entfernt! Das kann Ihr Herz zum Rasen bringen und Ihnen das Gefühl geben, aus der Haut fahren zu wollen.

Diese schrillen Schreie können das Selbstvertrauen von Eltern untergraben und Menschen, die durch Erschöpfung, finanzielle Probleme, familiäre Streitigkeiten oder selbst erlebte Misshandlungen bereits belastet sind, die Beherrschung verlieren lassen.

Das Schütteltrauma ist eine tragischerweise häufig vorkommende Folge von Misshandlungen, denen jedes Jahr Tausende von Babys ausgesetzt sind. Es tritt auf, wenn der Kopf eines Babys vor- und zurückgeschleudert oder gegen eine harte Fläche geschlagen wird. Das Durchschnittsalter der Opfer beträgt dreieinhalb Monate. Etwa 25 Prozent der heftig geschüttelten Babys sterben, und bis zu 80 Prozent der Überlebenden erleiden einen Hirnschaden. Der Hauptauslöser ist Babygeschrei.

Die bloße Vorstellung eines Schütteltraumas lässt manche Eltern davor zurückschrecken, ihre Babys auch nur energisch zu wiegen. Bitte glauben Sie mir, dass es einen großen Unterschied zwischen Schütteln und Schaukeln gibt.

Schütteln ist derb und gewalttätig. Der Kopf des Babys wird dabei nach hinten und nach vorn geschleudert, sodass das Gehirn gegen die harte Schädelwand schlägt und empfindliche Gewebe verletzt werden.

Schaukeln ist etwas völlig anderes. Die rüttelnde Bewegung, die ich empfehle, ist eine schnelle, kleine Bewegung, die das nachahmt, was Ihr Baby jeden Tag im Bauch erlebt hat, während Sie umhergingen, Treppen stiegen oder Sport trieben. Der Bewegungsumfang sollte nicht mehr als 2,5 cm betragen. Dabei zittert der Kopf, aber das Gehirn bleibt davon fast unberührt.

Derartiges Schaukeln ist nicht nur absolut ungefährlich, sondern ein so gutes Beruhigungsmittel für Babys, dass es verhindern kann, dass frustrierte Eltern den Punkt erreichen, an dem sie zu Verzweiflungstaten fähig sind.

Trotzdem sollten Sie Ihr Baby niemals schütteln (oder auch nur rütteln), wenn Sie wütend sind!

Wenn Sie am Ende Ihrer Kräfte sind, legen Sie Ihr Baby ab und gönnen sich eine Pause. Reagieren Sie Ihren Stress ab, indem Sie in ein Kissen brüllen oder das Sofa boxen. Und bitten Sie Ihren Partner, andere Angehörige oder einen Freund um Hilfe.

Das fünfte »S«: Saugen – der Zuckerguss auf dem Kuchen

Saugen ist das fünfte »S«, aber das bedeutet nicht, dass Sie es zuletzt einsetzen müssen. Ihr Baby hochzunehmen und ihm Milch anzubieten, wird wahrscheinlich oft Ihr erstes Mittel der Wahl sein.

Saugen und süße, warme Milch füllen Ihrem Baby nicht nur den Bauch, sondern fördern auch die Ausschüttung von Endorphinen (Glückshormonen) in seinem Gehirn, was wiederum die Freisetzung von schlafförderndem Tryptophan bewirkt und den *Beruhigungsreflex* auslöst. Ahh ... welch Wonne!

Wenn Sie stillen, geben Sie Ihrem Neugeborenen schon viel Gelegenheit, an der Brust zu saugen. Vermeiden Sie Gummisauger (insbesondere Flaschen!), bis Ihr Baby gut trinkt – das ist normalerweise nach ein bis vier Wochen der Fall.

Durch jeden Schluck Milch werden die Anstrengungen Ihres Babys belohnt und seine Fähigkeiten erweitert, sodass es saugt, statt zuzubeißen. Wenn Sie Probleme mit dem Stillen haben, sollten Sie mit Ihrem Arzt, einer Stillberaterin oder jemandem von der La Leche Liga sprechen, um herauszufinden, wie Sie das Stillen in den Griff bekommen können.

Was ist mit Schnullern?

Wie schon erwähnt, wird empfohlen, Babys nachts mit einem Schnuller einschlafen zu lassen, weil aus Studien hervorgeht, dass dadurch das Risiko des plötzlichen Kindstods gesenkt werden kann.

Niemand weiß, warum nächtliches Saugen vor dem plötzlichen Kindstod schützt (der normalerweise nach einigen Stunden Schlaf eintritt), aber es deutet einiges darauf hin, dass es so ist.

(Übrigens müssen Sie Ihrem Baby einen herausgefallenen Schnuller nicht wieder in den Mund stecken.)

Wenn Sie Ihrem Baby einen Schnuller anbieten, beachten Sie folgende Sicherheitshinweise:

- Kaufen Sie transparente Silikonsauger, keine gelben Gummisauger. Das Gummi wird klebrig und seine Qualität lässt im Lauf der Zeit nach, sodass es winzige Mengen an ungesunden Chemikalien abgeben kann.

- Tauchen Sie einen Schnuller nie in Sirup oder Honig. Dies kann Botulismus, eine durch Bakterien hervorgerufene, potenziell tödliche Erkrankung verursachen.

- Waschen Sie den Schnuller täglich mit Wasser und Seife. In einer Studie zeigte sich, dass 80 Prozent der untersuchten Schnuller mit einem dünnen Film aus Hefepilzen und Bakterien überzogen waren. Stecken Sie sich den Schnuller nicht zum Reinigen selbst in den Mund. Sie könnten dabei Erkältungs- oder Herpesviren übertragen.

- Hängen Sie Ihrem Baby den Schnuller nicht um den Hals. Schnüre können sich um die Finger oder um den Hals wickeln (und die Durchblutung beeinträchtigen).

Umkehr-Psychologie: ein Trick, mit dem Sie Ihr Baby dazu »überreden«, einen Schnuller zu nehmen

Wenn Ihr Baby sich gegen den Schnuller wehrt, versuchen Sie ihn ihm am Ende einer Mahlzeit anzubieten, wenn es entspannt ist. Wenn das nicht gelingt, probieren Sie es mit Umkehr-Psychologie.

Ich fragte Denise, ob ihr Sohn Adrian Schnuller möge. Daraufhin schüttete sie den Inhalt eines Beutels auf den Küchentisch. Sechs verschiedene Schnuller purzelten über den Tisch. »Er hat sie alle zurückgewiesen«, meinte sie in resigniertem Ton.

Ich empfahl Denise einen anderen Ansatz. Statt ihm den Schnuller jedes Mal, wenn Adrian ihn ausspuckte, wieder in den Mund zu schieben, sollte sie jedes Mal, wenn er ein wenig daran saugte, sanft am Schnuller ziehen!

Am Ende einer Mahlzeit, als Adrians Saugen langsamer wurde, probierte Denise den Trick aus. Sie entzog ihm ihre Brust und schob ihm den Schnuller in den Mund (das klassische Lockvogelangebot). Als der Schnuller fest in seinem Mund steckte, wartete sie, bis er daran zu saugen begann, und zog ihn dann ein wenig heraus. Adrian reagierte durch verstärktes Saugen.

Während der nächsten zehn Minuten spielte Denise auf diese Weise mit Adrian, um ihm beizubringen, wie er den Schnuller im Mund behalten konnte. Sie wiederholte das Ganze mehrmals täglich, und nach drei Tagen nahm Adrian den Schnuller problemlos an.

Manche Babys sind kleine Saugmaschinen! (Das ist eine genetisch festgelegte Eigenschaft, die innerhalb einer Familie weitervererbt wird.)

Aber auch wenn Ihr Baby nur halbherzig am Schnuller saugt oder ihn herausschiebt, statt daran zu saugen, können Sie es wahrscheinlich dazu bewegen, ihn zu mögen, wenn Sie den kleinen Trick anwenden, den ich Denise empfohlen hatte. (Das funktioniert am besten bei Babys unter sechs Wochen.)

Diese Art der Umkehr-Psychologie basiert auf dem Gefühl, dass das, was in unserem Mund steckt, uns gehört. Irgendwann wird der Versuch, den Schnuller herauszuziehen, zu einer Art Kräftemessen (als ob man versuchen würde, einem Zweijährigen ein Spielzeug wegzunehmen): Je fester Sie ziehen, desto mehr Widerstand leistet das Baby.

Klartext: eine verbreitete Sorge in Bezug auf das Saugen

Stillende Mütter fragen sich oft, ob das Saugen am Schnuller das Stillen beeinträchtigen kann.

Viele Babys saugen erfolgreich an allem, was man ihnen in den Mund steckt. Aber manche Babys verwirrt es, wenn sie Flaschen oder Schnuller bekommen, bevor sie beim Stillen den Bogen raus haben. Denn um beim Stillen an die Milch zu gelangen, sind sie gezwungen, den Mund zu entspannen und weit zu öffnen, während sie beim Saugen an der Flasche zubeißen müssen, um an den Inhalt zu kommen oder den Fluss zu verlangsamen. Sie können sich vorstellen, wie sich diese Kieferklemme an Ihrer Brustwarze anfühlt!

Wenn Sie stillen, sollten Sie daher Flaschen vermeiden, bis Ihr Baby gut an der Brust trinkt, was normalerweise nach zwei bis drei Wochen der Fall ist. (Es ist natürlich etwas anderes, wenn das Baby krank ist und die Flasche bekommen muss.)

Auch auf Schnuller sollten Sie verzichten, bis das Stillen gut klappt, obwohl Untersuchungen gezeigt haben, dass die meisten Babys am Schnuller saugen können, ohne hinsichtlich der Brustwarze in Verwirrung zu geraten.

Ein Einschlafritual für Ihr Baby

Mit den »5 S« sind Sie jetzt bestens gerüstet, um jederzeit und überall den *Beruhigungsreflex* Ihres Babys auslösen und es somit beruhigen und seinen Schlaf verbessern zu können. Nun ist der richtige Zeitpunkt, all diese Informationen zusammenzuführen, um Ihrem Baby in den einzelnen Phasen während der ersten Monate zu helfen.

So beruhigen Sie Ihr Kleines in den ersten Tagen

Während der ersten ein oder zwei Wochen fühlen sich die meisten Babys mit Pucken und Saugen sehr wohl. Doch ich empfehle Ihnen, auch das weiße Rauschen möglichst bald einzusetzen. Denken Sie daran, dass Stille für Babys, die im Bauch rund um die Uhr lautes Rauschen gehört haben, befremdlich und beunruhigend ist.

In den nächsten drei Monaten weitere »S« hinzufügen

Im Lauf der nächsten Wochen können Sie zum Pucken, weißen Rauschen und Saugen (hier kann der Schnuller ins Spiel kommen) das Schaukeln hinzufügen, um Ihr Baby zu beruhigen oder ihm beim Einschlafen zu helfen. Fragen Sie Ihren Kinderarzt, ob es in Ordnung ist, wenn Sie Ihr Kind in eine Schaukel mit vollständiger Liegeposition legen. (Richten Sie sich immer nach den Empfehlungen auf Seite 194ff.)

Machen Sie sich beim Hinzufügen von Schlafreizen keine Gedanken darüber, wie Sie sie Ihrem Baby wieder abgewöhnen können, wenn es alt genug ist, um sich ohne ihre Hilfe zu beruhigen. Das ist ganz einfach – in den folgenden Kapiteln finden Sie alles Wissenswerte dazu.

Experimentieren Sie ein wenig und finden Sie heraus, welche »S«-Kombination für Sie und Ihr Kleines am besten funktioniert. (Glauben Sie mir, Ihr Baby wird es Ihnen zeigen!) In der folgenden Tabelle sehen Sie das Ganze noch einmal im Überblick.

Wann Sie welches »S« einsetzen	
In der Klinik	Saugen und Pucken
In den ersten ein oder zwei Wochen	Saugen, Pucken und weißes Rauschen
In den nächsten Monaten	Saugen, Pucken, weißes Rauschen, Schaukeln (in Liegeposition) und Schnuller
In allen drei Phasen	Beruhigen Sie Ihr Baby, indem Sie es auf den Bauch legen, wenn Sie es auf dem Arm halten ... aber legen Sie es zum Schlafen immer auf den Rücken!

So beruhigen Sie sehr unruhige Babys

Flüstern und sanftes Schaukeln sind für ruhige Babys perfekt. Doch sehr unruhige Babys brauchen ein etwas energischeres Vorgehen, um sich zu beruhigen und einschlafen zu können.

Stellen Sie sich das Auslösen des *Beruhigungsreflexes* so vor, als

Wo Sie Hilfe finden, wenn die fünf »S« nicht funktionieren

Natürlich ist jedes Baby einzigartig – kein Hilfsmittel funktioniert ausnahmslos. Aber meiner Erfahrung nach helfen die »5 S«, wenn sie korrekt ausgeführt werden, in 90 Prozent der Fälle, schreiende Babys zu beruhigen und den Schlaf zu verbessern.

Wenn Sie die »5 S« anwenden und Ihr Baby immer noch schreit, vergewissern Sie sich zuerst, ob Sie alle Schritte richtig ausgeführt haben. Wenn Sie sicher sind, alles richtig gemacht zu haben, sollten Sie Ihr Baby vom Arzt untersuchen lassen, um abzuklären, ob ein medizinisches Problem vorliegt (beispielsweise eine Nahrungsmittelunverträglichkeit oder eine Mittelohrentzündung).

ob Sie jemandes Aufmerksamkeit erringen würden. Wenn ein Mensch in eine hitzige Debatte vertieft ist, müssen Sie ihn möglicherweise mehrmals – sehr energisch – antippen, bis er auf Sie reagiert.

Intensität ist der Grund, weshalb Staubsaugergeräusche und Autofahrten auf holprigen Straßen Babys beruhigen. Und weshalb winzige, schnelle Rüttelbewegungen an der Schaukel für die Aktivierung des *Beruhigungsreflexes* bei einem schreienden, bewegungsliebenden Baby unerlässlich sind.

(Natürlich dürfen Sie Ihr Baby niemals schütteln! Stützen Sie beim Rütteln Kopf und Hals Ihres Babys und achten Sie darauf, dass der Bewegungsumfang nicht mehr als 2,5 cm beträgt.)

Stellen Sie sich das Beruhigen eines Babys wie einen Tanz vor, bei dem Ihr kleiner Liebling Sie führt. Wenn er schreit, erhöhen Sie die Intensität Ihrer Schhhh-Geräusche und Rüttelbewegungen. Wenn er sich beruhigt, lassen Sie allmählich in Ihren Bemühungen nach und führen ihn zu einer »sanften Landung«, bei der nur noch das Pucken sowie das weiße Rauschen (in Duschlautstärke) und eventuell ein wenig Saugen oder sanftes Wiegen zum Einsatz kommen.

Väter: die Meister der Beruhigung

Väter und Mütter bringen unterschiedliche Fähigkeiten in die Säuglingspflege ein. Männer sind bekanntlich nicht für das Stillen zu gebrauchen, aber Meister im Pucken und Beruhigen von Babys. Das Einwickeln von Babys stellt für Männer eine Art technische Herausforderung dar.

Intensität ist ein weiterer Grund dafür, dass Väter so gut im Beruhigen von Babys sind. Wenn Mütter aus »Kuschelland« stammen, dann kommen Väter aus »Rüttelland«. Mütter bevorzugen leises Singen und sanftes Wiegen, während Väter mit genügend Elan an das Schhhh und das Rütteln herangehen, um die für das Auslösen des *Beruhigungsreflexes* erforderliche »Startgesschwindigkeit« zu erreichen.

Und wenn wir Männer es zur wahren Meisterschaft im Beruhigen unserer Babys gebracht haben, sind wir sehr stolz auf unsere Fähigkeiten ... und nutzen jede Chance, um die Bedürfnisse unseres Babys zu erfüllen!

SO MACHEN SIE IHR BABY GLÜCKLICH
Ein verrückter Tipp: die Weck-Schlaf-Technik

An dieser Stelle möchte ich eine der wichtigsten Empfehlungen überhaupt mit Ihnen teilen. Wahrscheinlich werden Sie denken, dass ich jetzt völlig durchgeknallt sei. Lachen Sie ruhig über mich – aber diese Methode ist zur Verbesserung des Schlafs aller Familienmitglieder extrem wichtig. Sie heißt *Weck-Schlaf-Technik*.

Viele Schlafexperten warnen, dass Mütter, die ihre Babys in den Schlaf wiegen oder stillen, sich große Probleme einhandeln. Sie behaupten, dass so behandelte Babys nicht lernen, sich selbst zu beruhigen, und bei jedem Aufwachen nach Mamas Hilfe brüllen.

Ihr Rat mag vernünftig klingen, bringt Eltern aber in eine schreckliche Zwickmühle.

Ja, ein Baby jeden Abend in den Schlaf zu wiegen oder zu stillen, erzeugt einen Schlafreiz, den es bei jedem Aufwachen erwarten (und einfordern) wird. Aber andererseits ist es praktisch unmöglich, ein kuschelig im Arm liegendes, sattes Baby am Einschlafen zu hindern.

Außerdem ist es schlichtweg falsch, Eltern und Betreuungspersonen davon abzuraten, Babys in den Schlaf zu kuscheln. Schließlich gibt es nichts Schöneres, als den schlafenden Kleinen im Arm zu wiegen! Sie verwöhnen Ihr Baby dabei nicht, sondern zeigen ihm, dass Sie es lieben und dass es sich auf Sie verlassen kann. Also liebkosen und tragen Sie Ihr Baby stundenlang, wenn Ihnen der Sinn danach steht, denn Sie werden diese innige Vertrautheit schmerzlich vermissen, wenn diese Monate vorbei sind.

Dennoch ist das Problem, dass Ihr Baby durch häufiges In-den-Schlaf-Wiegen und -Stillen daran gehindert wird, Selbstberuhigung zu lernen, nicht von der Hand zu weisen.

Verwirrend, nicht wahr? Wie sollen sich Eltern verhalten? Glücklicherweise gibt es eine einfache Lösung für dieses Problem!

Wenn Sie bereit sind, Ihr Baby zu Bett zu bringen, gehen Sie folgendermaßen vor:

- Spielen Sie weißes Rauschen (in Duschintensität) ab.

- Füttern Sie Ihr Baby mit viel Kuscheln und Wiegen.

- Pucken und wiegen Sie Ihr Kleines nach der Mahlzeit, so lange Sie wollen.

ABER...

Wenn Sie Ihr Baby – gepuckt und mit dem weißen Rauschen im Hintergrund – in sein Bettchen legen, rütteln Sie es ein bisschen, um es kurz aufzuwecken.

Nach einer guten Mahlzeit ist Ihr Baby von der Milch wie betrunken. Wenn Sie es aufwecken, öffnet es wahrscheinlich für einige Sekunden die Augen und gleitet dann einfach wieder zurück ins Schlummerland.

Aber wenn es zu weinen anfängt, nachdem Sie es aufgeweckt haben, klopfen Sie ihm auf den Rücken oder rütteln Sie die Wiege 30 Sekunden lang mit kurzen, schnellen Bewegungen, um den *Beruhigungsreflex* zu reaktivieren. Wenn Ihr Baby weiterhin weint, nehmen Sie es hoch, um es zu beruhigen – aber wecken Sie es wieder kurz auf, nachdem Sie es wieder hingelegt haben.

Wahrscheinlich fragen Sie sich, ob ich noch ganz bei Trost bin. Sie sollen Ihr schlafendes Baby aufwecken?! Glauben Sie mir, das ist einer der wichtigsten Tipps, die ich Ihnen geben kann!

Diese wenigen Sekunden des schläfrigen Aufwachens sind wichtig, damit Ihr Baby lernt, sich selbst zu beruhigen. Wenn Sie das jetzt üben, kann ich Ihnen versprechen, dass Sie innerhalb weniger Wochen dafür belohnt werden: Ihr Baby wird lernen, aus eigener Kraft wieder einzuschlafen (solange es nicht hungrig ist oder sich unbehaglich fühlt).

Alles nach Zeitplan?

Wenn Ihr Baby einen Monat alt ist, kann das Aufstellen eines *flexiblen* Zeitplans hilfreich sein, um etwas Ordnung in den Tagesablauf zu bringen – besonders, wenn Ihr Leben ohnehin schon ziemlich kompliziert ist (wenn Sie beispielsweise Mehrlinge oder ältere Kinder haben, chronisch krank sind, Ihre Eltern versorgen müssen, einer Berufstätigkeit außer Haus nachgehen, alleinerziehend sind etc.).

Manche Ärzte empfehlen, für die Aktivitäten eines Babys einen Zeitplan festzulegen, der die Abfolge von Essen, Spielen und Schlafen regelt. Dahinter steht der Gedanke, Babys davon abzubringen, vor dem Einschlafen immer Nahrung zu sich nehmen zu müssen – das heißt, man hofft, dass das Entkoppeln der beiden Aktivitäten Babys hilft, ohne Nahrungsaufnahme wieder einzuschlafen, wenn sie nachts aufwachen.

Das klingt logisch, läuft aber den biologischen Bedürfnissen von Babys zuwider. Babys schlafen nach einer Mahlzeit oft ein, wie sehr man sie auch stimuliert und mit ihnen zu spielen versucht. Und vor dem abendlichen Einschlafen will man dafür sorgen, dass ihr Bauch voll ist, um ihren Schlaf zu verlängern.

Meiner Meinung nach ist ein *flexibler* Zeitplan sinnvoller. Hier zwei Vorschläge dazu:

- Nachdem es eineinhalb bis zwei Stunden wach war, füttern Sie Ihr Baby und legen es dann schlafen. (Es geht darum, mit dem Einschlafritual zu beginnen, bevor Ihr Kind Anzeichen von Müdigkeit, wie Gähnen, zeigt.)

- Wenn sein Schlaf länger als zwei Stunden dauert, wecken Sie Ihr Baby auf. (Längeres Schlafen tagsüber bedeutet weniger Nahrungsaufnahme, was wiederum zu mehr Hunger während der Nacht führt.)

Das Wichtigste an diesem Zeitplan ist Flexibilität. Wenn Sie einen Mittagsschlaf gegen 13 Uhr vorgesehen hatten, aber Ihr Kleines schon um 12.30 Uhr müde ist, dürfen Sie gegen die »Regeln« verstoßen. Füttern Sie es und legen Sie es (gepuckt und mit weißem Rauschen) früher ins Bett. Und wenn es in Ihren Armen eingeschlafen ist, legen Sie es in die Wiege, rütteln es sanft, bis es die Augen öffnet und lassen es dann wieder einschlafen (die *Weck-Schlaf-Technik*).

Falls Sie sich wegen der Schlafzeiten Ihres Babys Sorgen machen, werfen Sie einen Blick auf den Beispiel-Schlafplan im Anhang.

Der richtige Augenblick: Legen Sie Ihr Baby schlafen, bevor es völlig erschöpft ist

Die meisten Leute glauben, dass ein Baby schlafbereit ist, wenn seine Augenlider schwer werden und sein Kopf gegen unsere Schulter sinkt. Tatsächlich ist es an diesem Punkt schon *übermüdet*.

Viele Babys können jederzeit und überall schlafen. Aber für Babys mit einem ungestümen Temperament oder schlechter Sta-

Kein Cappuccino vor dem Einschlafen!

Selbst eine Italienerin würde ihrem Baby keinen Cappuccino verabreichen. Aber genau das tun Sie, wenn Sie als stillende Mutter Kaffee trinken! Koffein reichert sich zwölf Stunden lang in der Muttermilch an und versetzt Ihr Baby für den Rest des Tages in Aufruhr (das Koffein bleibt zwölf bis 24 Stunden in seinem Blut erhalten).

Neben Kaffee gibt es noch weitere »Schuldige«, die Koffein (und ähnliche Stimulanzien) enthalten, zum Beispiel Tee, Cola, Diätpillen, Abführmittel, bestimmte chinesische Kräuter und – leider – auch Schokolade (besonders dunkle).

tuskontrolle ist das Leben ein Drahtseilakt. Wachsende Erschöpfung kann sie plötzlich aus dem Gleichgewicht bringen und von einer Sekunde zur nächsten aus zufriedener Wachheit in erschöpfte Verzweiflung stürzen.

Wenn Ihnen also Ihre wohlmeinende Nachbarin rät, Ihr Baby tagsüber wach zu halten, damit es nachts besser schläft – hören Sie nicht auf sie! Diese Strategie mag bei Erwachsenen funktionieren, aber bei Babys geht der Schuss meist nach hinten los: Sie wehren sich mehr gegen das Einschlafen und schlafen schlechter.

Erfahrene Eltern legen ihre Kinder schlafen, *bevor* sie übermüdet sind. Wie Sie im Beispiel-Zeitplan für zwei Monate alte Babys (auf Seite 421) sehen, empfiehlt es sich in den ersten Monaten, Ihr Baby nach eineinhalb bis zwei Stunden Wachsein ins Bett zu legen, optimalerweise wenn – oder unmittelbar bevor – es die folgenden ersten Anzeichen von Ermüdung zeigt:

- Weniger Aktivität, Lächeln und Brabbeln (oder sogar vermehrtes Stirnrunzeln!)

- Gähnen

- Vor-sich-hin-Starren, Blinzeln und Augenreiben

- Verstärkte Unruhe

Mehrlinge

In Deutschland stieg zwischen 1980 und 2004 der Anteil der Zwillingsgeburten um etwa 50 Prozent. Auch der Anteil der Drei- und Mehrlinge stieg an. Mehrlingseltern sind ein ganz besonderer Club. Sie haben Erfahrungen geteilt, die nur wenige andere Menschen verstehen. Mehrlinge machen viel Freude – besonders, wenn sie schon ein bisschen älter sind und miteinander spielen können. Aber die ersten Monate sind gleichbedeutend mit harter Arbeit.

Diese Arbeit kann besonders belastend sein, wenn Sie einen Kaiserschnitt hatten oder eines der Kinder untergewichtig ist (mehr als 50 Prozent der Mehrlinge werden zu früh geboren und haben ein niedriges Geburtsgewicht).

Wie man sich vorstellen kann, ist es im ersten Lebensjahr von Mehrlingen schwierig, genügend Zeit zum Ausruhen (oder auch nur zum Toilettengang!) zu finden. Ruhezeiten sind besonders wichtig, um Depressionen zu vermeiden, die bei Mehrlingsmüttern häufiger auftreten. (Mehr dazu auf Seite 143.)

In Studien hat man herausgefunden, dass Mütter von Zwillingen in den ersten beiden Monaten nur 6,2 Stunden pro Nacht (6,9 Stunden innerhalb eines ganzen Tages) schliefen. Und ihre armen Ehemänner hatten sogar nur 5,4 Stunden pro Nacht (5,8 Stunden innerhalb eines Tages) zu verbuchen!

Hier einige Tipps zur Schlafförderung bei Ihren Babys und Ihnen selbst:

- Fragen Sie Ihren Kinderarzt, ob es in Ordnung ist, eine Babyschaukel mit vollständiger Liegeposition zur Beruhigung eines Babys einzusetzen, während Sie sich um das andere kümmern (verwenden Sie Schaukeln für beide Babys, während Sie zu Abend essen).

- Setzen Sie Pucken und weißes Rauschen tagsüber und nachts zum Schlafen und Beruhigen ein.

• Wenden Sie einen flexiblen Zeitplan an. Im ersten Monat (korrigiertes Alter) sollten die Schlafphasen tagsüber nicht länger als zwei Stunden und nachts nicht länger als vier Stunden dauern. Im zweiten Monat (korrigiertes Alter) können Sie den Nachtschlaf auf fünf oder sechs (und danach mehr) Stunden ausdehnen.

• Wenn Ihre zwei Monate alten Babys (korrigiertes Alter) immer noch nicht in der Lage sind, nachts vier Stunden am Stück zu schlafen, fragen Sie Ihren Kinderarzt, ob es in Ordnung ist, sie die ganze Nacht in Babyschaukeln mit vollständiger Liegeposition schlafen zu lassen.

• Füttern Sie Ihre Babys, bevor Sie sie schlafen legen. Wenn sie auf Ihrem Arm einschlafen, wenden Sie die *Weck-Schlaf-Technik* von Seite 117ff. an.

• Wenn Sie ein Baby füttern, wecken Sie das andere auch für seine Mahlzeit auf. (Wenn ein Baby aufwacht, wickeln Sie das andere aus, damit es anfängt, wach zu werden.) Das trägt zur Strukturierung des Tagesablaufs bei und erhöht Ihre Chancen, etwas Schlaf zu bekommen.

• Halten Sie, wenn möglich, Mittagsschlaf.

• Holen Sie sich, wenn möglich, Unterstützung! Angehörige, Freunde und Kindermädchen (oder die nette Nachbarin) können Ihnen kleine Atempausen verschaffen ... damit Sie nicht zusammenbrechen.

• Beachten Sie die Empfehlungen auf Seite 138f., um Erkrankungen von Ihren Kindern fernzuhalten.

- Da bei Zwillingen ein erhöhtes Risiko des plötzlichen Kindstods besteht, sollten Sie auf jeden Fall die Ratschläge auf Seite 71ff. befolgen.

Und schließlich fragen sich viele Mütter, ob ihre Zwillinge zusammen in einem Bett schlafen sollten.

In einer von der englischen Durham University durchgeführten Studie wurden 60 bis zu fünf Monate alte Zwillingspaare im Schlaf videoüberwacht. Mit einem Monat schliefen noch 60 Prozent zusammen, mit drei Monaten nur noch 30 Prozent. Beunruhigenderweise stellten die Wissenschaftler fest, dass bei nebeneinander schlafenden Zwillingen gelegentlich ein Kind einen Arm über das Gesicht des anderen legte, was zu Atemproblemen führte und zur Folge hatte, dass das betroffene Baby aufwachte und seinen Kopf bewegte oder den Arm wegschob. (Offensichtlich waren sie nicht gepuckt.)

Zwillingsschlaf: Fuß an Fuß

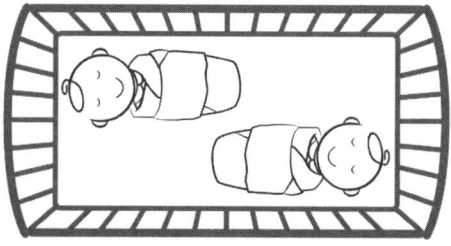

Befragen Sie Ihren Arzt hierzu. Falls Sie planen, Ihre Zwillinge am Anfang im selben Bett schlafen zu lassen, pucken Sie sie (am besten mit einem vorgefertigten Pucksack, der nicht aufgehen kann) und legen Sie sie so ins Bett, dass sie in entgegengesetzte Richtungen schauen (siehe Zeichnung). Setzen Sie weißes Rauschen ein, um sie zu beruhigen und das Herumzappeln zu verringern.

Wenn sie zwei oder drei Monate alt sind, ist es Zeit, Zwillinge in getrennte Betten zu legen, damit nicht ein Kind auf das andere rollen kann.

Frühchen: So helfen Sie Frühgeborenen, ein festes Schlafmuster zu finden

Wenn Sie Eltern eines Frühchens sind, sind Sie wahrscheinlich ziemlich erschrocken. Diese Babys sehen meist sehr winzig und verletzlich aus, und die Neugeborenen-Intensivstation wirkt womöglich sehr einschüchternd.

Das Leben mit Frühgeborenen ist auch dann noch anstrengend, wenn Sie sie mit nach Hause nehmen dürfen. In den ersten Wochen zu Hause wachen Frühchen meistens alle drei Stunden auf – auch nachts. Es klingt vielleicht merkwürdig, aber die Dunkelheit und Stille unserer nächtlichen Wohnung ist für Babys, die an das Licht und die Geräusche der Intensivstation gewöhnt sind, verstörend. Ein weiteres Problem, das aus heiterem Himmel auftritt, ist eine deutliche Verstärkung der Unruhe. Bei Frühgeborenen nimmt das Schreien meistens ein bis zwei Wochen nach der Heimkehr aus dem Krankenhaus zu. Das liegt nicht nur daran, dass die Säuglingsschwestern in der Klinik so viel geschickter darin wären, Babys zu beruhigen, sondern daran, dass Frühchen erst bei Erreichen des errechneten Geburtstermins in die normale Unruhephase eintreten.

Glücklicherweise erhält Ihr Baby durch die »5 S« etwas von dem versäumten Kuschelgefühl des dritten Trimesters plus ein ganzes viertes Trimester voll beruhigender Stimulation.

Hier noch einige weitere Ratschläge, die Ihnen helfen können, die erste Zeit mit Ihrem Frühgeborenen besser durchzustehen:

- Bieten Sie Ihrem Baby tagsüber viel Zeit an der Brust, Hautkontakt, Halten und Wiegen, um den *Beruhigungsreflex* aktiviert zu halten und Überstimulation durch die Geräusche und Umtriebe in Ihrem Haushalt zu vermeiden.

- Wenden Sie Pucken und weißes Rauschen für den Tag- und Nachtschlaf und zur Beruhigung an.

- Falls Ihr Baby immer noch alle zwei Stunden aufwacht, fragen Sie Ihren Kinderarzt, ob es in Ordnung ist, Ihr Baby in einer Schaukel mit vollständiger Liegeposition schlafen zu lassen.

- Halten Sie, wenn möglich, Mittagsschlaf.

- Holen Sie sich, wenn möglich, Unterstützung!

- Beachten Sie die Empfehlungen auf Seite 138f., um Keime und Krankheiten von Ihrem Zuhause fernzuhalten.

Bewährte Schlaftipps für Babys

- Für Babys ist tiefes weißes Rauschen am besten geeignet. Es kommt der Geräuschkulisse im Mutterleib am nächsten. Das richtige weiße Rauschen ist vom ersten Tag an bis zum ersten Geburtstag (und darüberhinaus) wichtig für einen guten Tag- und Nachtschlaf.

- Sicheres Pucken ist eine Grundvoraussetzung für das Beruhigen Ihres Babys und guten Schlaf. Es gibt Möglichkeiten, weiter zu pucken, nachdem Ihr Baby gelernt hat, sich umzudrehen.

- Bei bewegungsliebenden Kindern ist das Schlafen in einer auf hohe Geschwindigkeit eingestellten Schaukel der Schlüssel zu ruhigen Nächten.

- Schnuller sind hervorragend zum Beruhigen Ihres Babys geeignet, sobald das Stillen problemlos klappt.

- Sie können ein Baby dazu »überreden«, einen Schnuller zu verwenden, indem Sie *Umkehr-Psychologie* anwenden.

- Bei besonders unruhigen Babys ist eine gewisse Intensität bei der Anwendung der Beruhigungstechniken erforderlich.

- Ihr Baby wieder aufzuwecken, nachdem es Ihnen gelungen ist, es ins Bett zu legen, mag zwar verrückt klingen, aber die *Weck-Schlaf-Technik* bringt Ihnen viele Stunden zusätzlichen Schlaf, indem sie Schlafprobleme gar nicht erst entstehen lässt.

Eine kurze, schöne und innige Zeit

Das ist wahrscheinlich die schwierigste Zeit Ihres Lebens. Aber während Sie und Ihr Baby Ihr gemeinsames Leben meistern, sollten Sie sich zwei Dinge vor Augen führen:

- Diese Zeit dauert nicht sehr lang! Die nächsten Monate werden wie im Flug vergehen, und Sie werden im Nu wieder durchschlafen.

- Diese Zeit dauert nicht sehr lang! Wenn sie erst einmal vorbei ist, werden Sie diese köstlichen Augenblicke vermissen, in denen Sie Ihr süßes Baby im Arm halten und in der Stille der Nacht Ihr Gesicht an seinen weichen Kopf schmiegen.

Also halten Sie durch ... wenden Sie die »5 S« an ... und genießen Sie jeden Augenblick.

So schlafen Sie und Ihr Baby länger

Babys sind immer schwieriger – und
wunderbarer – als erwartet.

Charles Osgood

Wichtige Punkte:

- Mit vollem Bauch schläft sich's gut! In diesem Kapitel lernen Sie Strategien kennen, mit denen Sie den Schlaf Ihres Kindes durch Füttern verlängern können.

- Gesunde Babys schlafen besser. Wenn trotz aller Bemühungen eine Erkältung zuschlägt, gibt es Möglichkeiten, den Nachtschlaf so angenehm wie möglich zu gestalten.

- Verbessern Sie Ihren eigenen Schlaf, indem Sie Telefonanrufe und Besuche abwimmeln.

- Wochenbettdepressionen sind eine reale Gefahr, aber sie sind auch therapier- und manchmal sogar vermeidbar.

Ihr nächstes großes Ziel: länger schlafen!

Mithilfe der »5 S« können Sie Ihr Baby schnell zur Ruhe bringen, wenn es Schlafenszeit ist. Es ist ein wunderbarer Augenblick, wenn Ihr Kleines entspannt einschlummert, aber wie alle frischgebackenen Eltern wissen, ist damit nur die erste Hürde überwunden.

Das nächste Ziel besteht darin, Ihrem Baby zu helfen, länger zu schlafen. In diesem Kapitel erfahren Sie, wie ein paar einfache Tricks bei der Mahlzeit den Schlaf um Stunden verlängern können. Das ist eine weitere tränenfreie Methode, schon mit ganz kleinen Babys das Schlafen zu trainieren.

Und wie viel Schlaf bekommen Sie selbst in diesen hektischen ersten Monaten? Wie wir schon festgestellt haben, sind Sie nicht in der Lage, Ihr Bestes zu geben, wenn Sie sich vor Müdigkeit kaum auf den Beinen halten können. Darum wird in diesem Kapitel auch davon die Rede sein, wie Sie und Ihr Partner die Ruhezeiten und die liebevolle Unterstützung bekommen können, die Sie brauchen, und mit welchen Strategien eine Wochenbettdepression – ein Zustand, der Ihnen nicht nur den Schlaf, sondern auch die Lebensfreude raubt – vermieden werden kann.

Aber zunächst wollen wir uns mit dem Zusammenhang zwischen einem vollen Bauch und gutem Schlaf sowie der Frage, wie Sie ihn zu Ihrem Vorteil nutzen können, beschäftigen.

Ein voller Bauch steht am Anfang einer guten Nacht

Es ist zwei Uhr morgens. Sie sinken gerade in den Schlaf, als Sie ein Quäken aus dem Kinderbett hören. Sie denken: »Oh, bitte, bitte, nur noch ein paar Minuten, Schatz!«, aber Sie sind schon wach und warten auf den nächsten Schrei – und Schlummerland entschwindet rasch im Rückspiegel.

Wie bereits erwähnt, dauert der Schlafzyklus Ihres Babys (der volle Zyklus vom leichten zum tiefen und wieder zurück zum leichten NREM-Schlaf ... plus ein wenig REM) nur 60 Minuten. Das bedeutet, dass sich Ihr Baby ungefähr einmal pro Stunde im leichten Schlaf befindet oder sogar kurz aufwacht und ein kurzes Stöhnen oder Quäken von sich gibt.

Geben Sie Ihrem Baby etwas Zeit, sich selbst zu beruhigen und wieder einzuschlafen (solange es noch nicht schreit). Wenn es gepuckt ist und im Zimmer ein tiefes weißes Rauschen abgespielt wird, sollte Ihr Kind sich innerhalb von 30 Sekunden beruhigen.

Aber wenn Ihre kleine Majestät darauf besteht, dass Sie Ihr um ein Uhr (und um drei Uhr und um vier Uhr) Ihre Aufwartung machen, ist vielleicht irgendetwas nicht in Ordnung. Geräusche – vom schnarchenden Elternteil bis hin zum vorbeifahrenden Lkw – können Ihr Baby aufwecken, wenn es in der Leichtschlafphase ist (besonders, wenn es sich um ein sensibles Baby handelt). Doch in den meisten Fällen wird der Schlaf Ihres Babys mitten in der Nacht durch Hunger gestört.

Die Lösung: häufiges Füttern tagsüber

In den ersten Monaten ist Ihr Hauptthema wahrscheinlich Schlaf, aber das Ihres Babys ist zweifellos *Nahrung*!

In Ihrem Bauch wurde es buchstäblich rund um die Uhr genährt. Darum ist es nicht verwunderlich, wenn es zur Unterstützung seines schnellen Wachstums häufige Mahlzeiten braucht. In manchen Kulturen stillen Mütter ihre Babys fünfzig- bis hundertmal am Tag! Dazu will ich Ihnen zwar nicht raten, aber Neugeborene, die gestillt werden, brauchen mindestens zehn bis zwölf Mahlzeiten pro Tag (Flaschenbabys sechs bis acht).

Muttermilch oder Flaschennahrung?

Mütter haben unterschiedliche Bedürfnisse. Für manche kommt Stillen aus medizinischen oder persönlichen Gründen nicht in Frage.

Wenn Sie nicht stillen, sind verschiedene hochwertige Flaschennahrungen im Handel erhältlich. Auch Flaschennahrung lässt sich problemlos mit dem Schlafzeitplan vereinbaren. (Stellen Sie vor dem Zubettgehen eine Thermosflasche mit warmem Wasser und eine Babyflasche mit abgemessenem Pulver neben Ihr Bett. Wenn Ihr Baby dann hungrig ist, mischen Sie beides und schon kann's losgehen, ohne dass Sie in die Küche wanken und bei null anfangen müssen.) Wenn Sie Flaschennahrung verwenden, kann auch Ihr Partner eine Mahlzeit übernehmen, sodass Sie etwas mehr Schlaf bekommen.

Doch wenn Sie stillen können, ist das definitiv das Beste. Muttermilch enthält Hunderte von Bestandteilen, die die Entwicklung von Körper und Gehirn fördern, und jede Menge Inhaltsstoffe zur Stärkung der Abwehrkräfte (unter anderem weiße Blutkörperchen), und sie senkt das Risiko des plötzlichen Kindstods. Außerdem ist Muttermilch immer sauber, warm und verfügbar (wodurch Sie viel Zeit und Geld sparen). Stillen hilft Ihnen zudem beim Abnehmen (Ihr Baby saugt so viele Kalorien aus Ihnen heraus, wie Sie bei einem Fünf- bis Acht-Kilometer-Lauf verbrauchen würden!) Erstaunlicherweise kann Stillen sogar dazu beitragen, das Brust- und Eierstockkrebsrisiko zu senken!

Lässt sich das mit zusammenhängenden Schlafphasen von mehr als zwei Stunden in Einklang bringen? Ja! Die Grundvoraussetzung: Füttern Sie Ihr Baby in den ersten Monaten tagsüber alle ein bis eineinhalb Stunden, wenn es wach ist. (Wenn es schläft, lassen Sie ihm zwei Stunden.) Auf diese Weise sollten sich nachts ein paar längere zusammenhängende Schlafphasen (zu je drei bis vier Stunden) herausholen lassen.

Das ist absolut machbar! Und mithilfe von Pucken, weißem Rauschen und einer *Traummahlzeit* sollte sich der Nachtschlaf bis zum Ende des dritten Monats sogar auf fünf, sechs oder sieben Stunden ausdehnen lassen.

Nachfolgend erkläre ich Ihnen, wie Sie den Fütterungszeitplan Ihres Babys anpassen können.

»Schlaftraining« für den Bauch Ihres Babys

Wenn Sie stillen, kommt es Ihnen vielleicht so vor, als ob Sie die ganze Nacht wachliegen würden, aber eine kürzlich durchgeführte Studie ergab, dass stillende Mütter in den ersten Monaten genauso viel schlafen wie Mütter, die ihr Baby mit der Flasche füttern. Eine andere Studie führte sogar zu dem Ergebnis, dass stillende Mütter pro Nacht 45 Minuten mehr Schlaf bekommen.

Aber selbst wenn stillende Mütter insgesamt etwas mehr Nachtschlaf bekommen, wachen sie doch öfter auf. Und im Lauf der Monate wachen ihre Babys immer noch ein paar Mal pro Nacht hungrig auf, besonders wenn sie im Elternbett schlafen (im Gegensatz zu Flaschenbabys, die zunehmend länger schlafen). Es ist aber nicht so, dass Ihr gestilltes Baby nicht länger schlafen könnte. Das kann es durchaus, wenn Sie es mit ihm trainieren.

Das war das Ergebnis einer faszinierenden Studie. Die Wissenschaftler baten 13 frischgebackene Mütter, ihre Babys zwischen 22 Uhr und Mitternacht zu wecken und ihnen eine Mahlzeit (eine sogenannte *Traummahlzeit*) anzubieten. Außerdem wurden die Mütter aufgefordert, auf das nächtliche Schreien ihres Babys mit einer kurzen Unterbrechung – einer Minute liebevoller Zuwendung (erneutem Pucken oder Wickeln, kurzem Umhergehen und Rückenklopfen) – zu reagieren, bevor sie ihm die Brust anboten.

Das Ergebnis war verblüffend.

Die Babys tranken zwar nachts weniger, aber tagsüber mehr (besonders bei der ersten Mahlzeit am Morgen!). Sie nahmen ausreichend zu. Und sie begannen bald länger zu schlafen – mit acht Wochen schliefen alle von Mitternacht bis fünf Uhr morgens (im Vergleich zu 23 Prozent der Babys, deren Mütter wie gewohnt stillten). Darum empfehle ich Ihnen Folgendes, falls Sie stillen.

Im ersten Monat:

- Setzen Sie tiefes weißes Rauschen und Pucken ein.

- Wenden Sie jedes Mal, wenn Sie Ihr Baby schlafen legen, die *Weck-Schlaf-Technik* (siehe Seite 117ff.) an.

- Lassen Sie Ihr Baby direkt neben Ihrem Bett schlafen.

- Stillen Sie es tagsüber alle ein bis eineinhalb Stunden. (Lassen Sie es nicht länger als zwei Stunden schlafen.)

- Lassen Sie es nur fünf Minuten an einer Brust und dann den Rest der Zeit an der anderen Brust trinken. Dadurch werden beide Brüste stimuliert, und Ihr Baby bekommt viel von Ihrer reichhaltigen Nachmilch.

- Wecken Sie es gegen 23 Uhr für eine *Traummahlzeit*, um seinen Bauch zu füllen.

- Wenn Ihr Baby nachts fünf Stunden am Stück schläft, wecken Sie es zu einer weiteren Mahlzeit auf. (Manche Babys schlafen so tief, dass sie aufzuwachen »vergessen« und nicht genug Nahrung bekommen.)

Halten Sie sich **während der nächsten zwei Monate** an dieselbe Vorgehensweise, beachten aber Folgendes:

- Lassen Sie Ihr Baby nachts länger schlafen. (Es schafft wahrscheinlich sechs bis sieben Stunden, vielleicht auch etwas mehr.)

- Pumpen Sie Milch ab, wenn Ihre Brüste nachts zu voll werden, aber nicht mehr als 30 bis 60 Milliliter, da sonst die Milchproduktion noch mehr angeregt werden könnte!

Erstaunlicherweise passen sich Ihre Milchdrüsen an den Fütterungszeitplan Ihres Babys an und produzieren tagsüber mehr als nachts.

Dass Ihr Baby genug Nahrung bekommt, erkennen Sie an folgenden Zeichen:

- Es macht am Anfang einer Stillmahlzeit deutliche Schluckgeräusche.

- Ihre Brüste fühlen sich zu Beginn des Stillens voll an (vielleicht tropft sogar etwas Milch heraus) und am Ende viel weicher.

- Ihr Baby ist nach einer Mahlzeit zufrieden und ein oder zwei Stunden lang nicht mehr hungrig.

- Seine Mundhöhle ist glatt und feucht.

- Seine Windeln sind fünf- bis achtmal pro Tag nass und schwer, und der Urin ist klar oder hellgelb.

- Sein Stuhl ist flüssig und goldgelb. (Mit sechs bis zwölf Wochen kann er dicker und goldbraun werden und nur ein- oder zweimal pro Tag ausgeschieden werden oder sogar tagelang ganz ausbleiben.)

- Das Baby nimmt wie vorgesehen zu. (In den ersten Tagen nimmt Ihr Baby fünf bis zehn Prozent seines Geburtsgewichts ab, aber danach sollte es stetig zunehmen.)

Schlaftraining für den Bauch Ihres Babys ist eine großartige Möglichkeit, Ihnen und ihm mehr Nachtschlaf zu verschaffen.

Schnupfen, Staub und andere Schlafräuber

Schwere Erkältungen und andere Erkrankungen wirken sich verheerend auf den Schlaf von Babys aus. Das hat folgende Gründe:

- Die Nasenlöcher von Babys sind so winzig, dass sie leicht verstopfen, wovon das Kind aufwacht.

- Husten kann zu Erbrechen führen, wovon das Baby aufwacht.

- Durchfall kann einen schmerzhaften Windelausschlag verursachen, wovon das Baby aufwacht.

Die gute Nachricht ist, dass Sie Ihr Baby während der Schwangerschaft mit vielen nützlichen Abwehrstoffen ausgerüstet haben. Und wenn Sie stillen, bekommt es bei jeder Mahlzeit noch mehr davon.

Die schlechte Nachricht ist, dass Neugeborene jede Hilfe brauchen, die sie bekommen können, weil ihre Fähigkeit, mit Krankheiten umzugehen, noch kaum ausgeprägt ist. Daher ist bei Babys Vorbeugung fast wichtiger als Behandlung.

Krankheiten vorbeugen

Die meisten Eltern sind überrascht, wenn sie erfahren, dass die Mehrzahl der Krankheiten nicht durch Tröpfchen in der Luft, sondern durch Berührung verbreitet werden. Sie berühren eine Aufzugtür und reiben sich dann unbewusst die Augen oder die Nase. Diese Gelegenheit nutzen Keime, um sich einzuschleichen und ihr heimtückisches Werk zu verrichten.

Es ist okay, mit dem Baby nach draußen oder in ein Restaurant zu gehen, solange Sie Orte mit größeren Menschenansammlungen meiden. Die Keime springen Ihr Baby nicht an; Anlass zur Sorge besteht nur bei direktem Kontakt.

Hier einige Tipps, wie Sie die Keime in Schach halten können:

- Waschen Sie sich möglichst oft die Hände. Das ist insbesondere dann wichtig, wenn Sie von einem öffentlichen Ort nach Hause kommen. Normale Seife reicht aus (verwenden Sie keine antibakteriellen Reinigungsmittel, sie enthalten starke Chemikalien).

- Schränken Sie Besuche ein. Empfangen Sie nur Besuch von

engen Angehörigen, Freunden und Menschen, die Ihnen im Haushalt behilflich sind.

- Halten Sie Kleinkinder, soweit möglich, von Ihrer Wohnung fern (sie bringen noch mehr Erkältungskeime ins Haus).

- Stillen Sie, wenn möglich.

- Lassen Sie Ihr Baby (und sich selbst) impfen.

Wenn Ihr Schatz trotz aller Vorsichtsmaßnahmen krank wird, können Sie einige Schritte unternehmen, um ihm zu helfen, die Sache im Schlaf hinter sich zu bringen.

Einfache Behandlungsmethoden

Wenn Ihr Baby sich erkältet, versuchen Sie ihm mit folgenden natürlichen Hilfsmitteln Erleichterung zu verschaffen:

- **Nasenspülung.** Geben Sie einen Tropfen frische Muttermilch in jedes Nasenloch Ihres Babys. (Nehmen Sie am Ende einer Mahlzeit mit einer Pipette ein wenig Milch von Ihrer Brustwarze auf.) Die Immunzellen und Antikörper in der Milch sind das Einzige, was eine Erkältung bekämpfen kann! Wenn Sie nicht stillen, können Sie einen Tropfen steriler Kochsalzlösung (in der Apotheke erhältlich) verwenden.

- **Nasensauger.** Babys sind Nasenatmer, sodass Schleim ein echtes Problem darstellen kann. Kaufen Sie einen Nasensauger für Babys. (Lassen Sie sich, falls nötig, vom Apotheker zeigen, wie er anzuwenden ist.) Pucken Sie Ihr Baby (um zu verhindern, dass es mit den Armen herumfuchtelt), geben Sie einen

Impfungen – ein Segen für uns alle

Hurra! Das ist das einzige Wort, das die Freude und Erleichterung zum Ausdruck bringt, die Milliarden von Eltern im Lauf der Jahrzehnte nach der Entdeckung der Impfung empfunden haben. Es ist ein unglaublicher Segen, dass unsere Babys nicht mehr mit Keuchhusten kämpfen, an Masern und Meningitis sterben oder von Kinderlähmung verkrüppelt werden.

Um Ihrem Baby vollständigen Schutz zu bieten, sollten Sie mit den Impfungen anfangen, wenn es zwei Monate alt ist. Weshalb so früh? Weil manche Krankheiten in den ersten Lebensmonaten besonders gefährlich sind.

Keuchhusten ist bei weitem die schlimmste Bedrohung, weil die Erkrankung extrem ansteckend ist. In Deutschland liegen nur für die neuen Bundesländer genaue Zahlen vor: Dort gab es 2011 knapp 4200 Erkrankungen.

Der Keuchhusten ging in den 1990er-Jahren dank aktiver Impfprogramme deutlich zurück, aber in den letzten Jahren haben viele Eltern die Impfungen aufgeschoben oder ausgelassen.

Keine gute Idee! Die Zahl der Babys, die unnötigerweise unter dieser vermeidbaren Krankheit leiden oder gar daran sterben, ist wieder angestiegen.

Die Grippe ist ein weiteres ernstes Problem, mit dem Sie konfrontiert werden können. In Deutschland treten laut Schätzungen des Robert-Koch-Instituts jährlich 5000 bis 15 000 Todesfälle auf. Säuglinge sind besonders gefährdet.

Und auch wenn die Erkrankung milde verläuft, kann der Husten wochen- oder monatelang den Schlaf beeinträchtigen.

Denken Sie auch daran, sich selbst impfen zu lassen! Da Neugeborene Keuchhusten- und Grippe-Impfungen nicht erhalten können, ist es wichtig, alle anderen Familienmitglieder immunisieren zu lassen. (Achten Sie darüber hinaus darauf, dass Ihr Babysitter oder Kindermädchen auf Tuberkulose und Hepatitis B getestet wurde.)

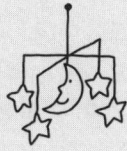

Tropfen Milch oder Kochsalzlösung in den Sauger und saugen Sie dann den Schleim aus der Nase.

- **Nasenschützer.** Sehr vorteilhaft für die Nase ist ein Kaltluftbefeuchter. Er verhindert, dass sich Schleim in der Nase Ihres Babys verhärtet. Verwenden Sie destilliertes Wasser und spülen Sie Ihren Luftbefeuchter täglich, um Bakterienwachstum zu verhindern.

Fragen Sie Ihren Kinderarzt, ob etwas dagegen spricht, Ihrem Baby durch Erhöhung des Kopfendes seiner Matratze um fünf bis sieben Zentimeter die Atmung zu erleichtern. Das können Sie am einfachsten erreichen, indem Sie ein gefaltetes Handtuch unter die Matratze legen.

Schlafen Sie so viel wie möglich!

Erschöpfung ist das Hauptproblem von Eltern nach der Geburt eines Kindes. Natürlich hat einen jeder vorgewarnt, dass man in den ersten Monaten ziemlich wenig Schlaf bekommen würde, aber es überrascht einen dann doch, wie todmüde man sein kann. Ganz besonders, wenn man sich von einem Kaiserschnitt erholt. Bei manchen Frauen lässt die Erschöpfung nach dem ersten Monat etwas nach, aber bei anderen geht es einfach Monat für Monat so weiter.

Hinzu kommt, dass Erschöpfung weitere gravierende Probleme nach sich ziehen kann, wie beispielsweise Konflikte zwischen den Partnern, Infektionen (von Erkältungen bis hin zur Brustentzündung), Fressattacken, Unfälle und Wochenbettdepression. (Am Ende dieses Kapitels werde ich mich mit einigen wichtigen neuen Erkenntnissen zum Thema Wochenbettdepression beschäftigen.)

Also: Bleiben Sie gesund und sorgen Sie dafür, dass Sie hin und wieder eine kleine Auszeit bekommen:

- **Schlafen Sie tagsüber.** Dadurch können Sie schlechten Nachtschlaf ausgleichen. (Viele Mütter finden es einfacher, tagsüber mithilfe einer Augenmaske zu schlafen.)

- **Stellen Sie das Telefon auf lautlos.** Sprechen Sie eine nette Botschaft auf den Anrufbeantworter, in der Sie potenziellen Anrufern berichten, wie es dem Baby geht, und ihnen mitteilen, dass Sie in den nächsten vier Wochen nicht zurückrufen werden. (Das gibt Ihnen die Möglichkeit, die Anrufe abzuhören und nur die wichtigsten zu erwidern.)

- **Schränken Sie Besuche ein.** Es ist in Ordnung, einige wenige Gratulanten zu empfangen, die aktuell nicht krank sind und Ihnen zur Hand gehen können.

- **Ernähren Sie sich gesund.** Nehmen Sie weniger Salz, Zucker und Fette zu sich. Bitten Sie Freunde, Essen mitzubringen, das leicht einzufrieren und aufzuwärmen ist (Aufläufe, Gemüse-Lasagne, Eintöpfe etc.). Zeitersparnis beim Einkaufen, Kochen und Spülen bedeutet mehr Zeit zum Schlafen.

Wochenbettdepressionen

Studien zufolge entwickeln 15 bis 40 Prozent aller Mütter Wochenbettdepressionen. Bei den meisten handelt es sich lediglich um einen milden »Babyblues«, aber manche Frauen sind außerordentlich depressiv, und bei einigen tritt eine regelrechte Psychose auf.

Einige Aspekte der Wochenbettdepression sind sehr überraschend:

- Es deutet nichts darauf hin, dass Wochenbettdepressionen durch hormonelle Umstellungen ausgelöst werden.

- Wochenbettdepressionen können direkt nach der Geburt oder erst Monate später auftreten.

- Auch Väter können unter Wochenbettdepressionen leiden. Bei bis zu 50 Prozent der Männer, deren Partnerinnen davon betroffen sind, treten ebenfalls Symptome einer solchen Depression auf.

Etwas Rücksichtnahme bitte!

Wenn wir gestresst und erschöpft sind, neigen wir dazu, es an den Menschen in unserer Umgebung auszulassen. Hier einige Tipps für diese verrückte Phase in Ihrem Leben:

Für den Papa

Geben Sie sich jede nur erdenkliche Mühe, nett zu sein! Ihre Partnerin ist die Mutter Ihres Kindes. Sie hat all die Strapazen der Schwangerschaft und der Entbindung auf sich genommen. Sie hat enorme und schwierige körperliche Veränderungen durchgemacht und muss einiges dafür tun, um wieder in Form zu kommen. Immer noch sind es überwiegend die Mütter, die nachts aufstehen, wenn das Baby schreit. Seien Sie also nachsichtig mit Ihrer Partnerin! Lassen Sie sie ihr Herz ausschütten. Respektieren Sie ihre Gefühle, ehe Sie ihr Ratschläge geben. Helfen Sie ihr im Haushalt – auch wenn Sie selbst müde und gestresst sind.

Möglicherweise sind Sie beide eher an Schlaf als an Sex interessiert. Denken Sie auch daran, dass bei Frauen die Unterleibsregion nach der Geburt eines Kindes etwas »mitgenommen« ist und dass die Brüste eventuell unangenehm empfindlich sind. Außerdem kann es sein, dass es Ihrer Partnerin peinlich ist, wenn beim Sex Milch aus ihren Brüsten austritt oder wenn das Baby im selben Zimmer schläft. Sie müssen jedoch nicht für immer und ewig auf Berührungen und Zärtlichkeiten verzichten. Irgendwann haben Sie beide ganz sicher wieder Sex.

Für die Mama

Der Schlaf der Mütter wird zwar nachts öfter unterbrochen, aber dafür haben sie tagsüber Gelegenheit zu schlafen. Am Ende des ersten Monats hat Ihr Partner möglicherweise weniger Schlaf bekommen als Sie!

Zeigen Sie Ihrem Partner, wie sehr Sie seine Bemühungen wertschätzen. Männer helfen gern, sind aber in Bezug auf Fehlschläge besonders empfindlich. Also eilen Sie nicht sofort herbei, wenn das Baby weint. Lassen Sie Ihrem Partner einen Augenblick Zeit und zeigen Sie ihm, dass Sie ihm vertrauen. Wenn sich die Lage nicht bessert, können Sie immer noch Ihre Hilfe anbieten.

Ihre schlanker gewordene Figur und Ihre üppigen Brüste sind für Ihren Partner sehr anregend. Wenn sein Sexualtrieb sehr ausgeprägt ist, während Ihrer noch auf Sparflamme köchelt, nehmen Sie sich besonders viel Zeit für Berührungen und Zärtlichkeiten. Oder gönnen Sie ihm als spezielle Zuwendung eine erotische Massage ...

Viele Betroffene erleben ihre Depression weniger als eine Art traurige Verstimmung als vielmehr wie einen täglichen Ansturm von Panik und Sorge, der ihnen Zuversicht und Selbstvertrauen raubt und sie mit Schuld- und Unzulänglichkeitsgefühlen überschwemmt.

Und schlimmer noch: Die Kombination aus Erschöpfung und Babygeschrei kann eine Flut schmerzlicher Erinnerungen auslösen (wie beispielsweise daran, angebrüllt oder lächerlich gemacht worden zu sein). Natürlich besteht zwischen dem Weinen Ihres Babys und den Stimmen aus Ihrer Vergangenheit keinerlei Zusammenhang. Aber eine Wochenbettdepression kann vergessene Gefühle der Scham und Wut wieder an die Oberfläche bringen.

Jahrzehntelang gingen Experten davon aus, dass die enormen hormonellen Umstellungen der Geburt Wochenbettdepressionen auslösen. Aber Hormonausschüttung erklärt nicht, weshalb Depressionen noch Monate später oder auch bei Vätern auftreten können.

Wissenschaftliche Studien deuten daraufhin, dass frischgebackene Mütter durch eine Kombination verschiedener Stressarten in die Depression getrieben werden. Dieser Stress kann durch verschiedene Dinge ausgelöst werden – von der Tatsache, dass eine Frau alleinerziehend ist, bis hin zu familiären Problemen –, doch drei der häufigsten vermeidbaren Stressauslöser sind Erschöpfung, anhaltendes Schreien des Babys und mangelnde Unterstützung durch den Partner.

Die Kernfamilie: ein gefährliches Experiment

Man weiß, dass frischgebackene Mütter es nicht leicht haben. Deshalb werden sie in vielen Gesellschaften von ihrer Familie 100 Tage lang gehegt und gepflegt: Sie werden mit Essen versorgt, gebadet und selbst fast wie ein Baby behandelt. Doch in unserer westlichen Industriegesellschaft haben viele Eltern dieses familiäre Sicherheitsnetz verloren. Schlimmer noch: Viele junge Eltern wollen es nicht einmal – oder glauben, dass sie es nicht brauchen. Sie halten es für normal, dass frischgebackene Eltern die Sache allein durchstehen. Doch nichts könnte der Wahrheit ferner liegen! Die Kernfamilie – zwei Elternteile und mehrere Kinder – ist in Wirklichkeit ein großes Sozialexperiment, das erst ein Jahrhundert alt ist. Und es ist eines der unklügsten und riskantesten Experimente in der Geschichte der Menschheit.

Der bekannte Kinderarzt T. Berry Brazelton berichtet von einem Besuch in einem japanischen Fischerdorf, in dem junge Mütter einer alten Tradition gemäß 30 Tage lang rundum versorgt werden. Brazelton berichtete, dass Wochenbettdepressionen in dieser Gemeinschaft nicht existierten.

Die wenigsten von uns dürften in einem ähnlich strukturierten Dorf leben – und hilfsbereite Angehörige lassen sich auch nicht aus dem Hut zaubern. Aber Sie *können* sich von einer Nachbarin, einem Kindermädchen oder einer Doula helfen lassen. Sich Hilfe zu holen, ist weder extravagant noch ein Zeichen von Versagen. Es ist das Mindeste, was Sie brauchen ... und verdienen!

Lassen Sie sich nicht einreden, dass Sie alles allein bewältigen müssen, denn das ist seit Anbeginn der Zeiten kaum einem Elternpaar gelungen.

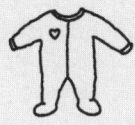

Der Zusammenhang zwischen Wochenbettdepressionen und Schlaf

Zwischen unruhigen, wenig schlafenden Babys und Wochenbett-depressionen besteht ein enger Zusammenhang. Wissenschaft-ler berichteten, dass 45 Prozent aller Mütter mit sehr unruhigen Babys unter mäßigen bis schweren Depressionen litten. Dieser Wert liegt um das Zehnfache über dem Normalwert.

Auch geben die meisten depressiven Mütter an, dass ihre Babys nicht viel schlafen. Interessanterweise können diese Mütter nicht weniger Schlafstunden aufweisen, fühlen sich aber auf jeden Fall erschöpfter. Sie brauchen täglich ein oder zwei Stunden zusätzlichen Schlaf.

Und es ist nicht nur so, dass Erschöpfung Depressionen fördert, sondern Depressionen verstärken auch die Erschöpfung. Unter Wochenbettdepressionen leidende Mütter berichten oft, dass sie schlecht schlafen, weil Sorgen und Ängste in ihrem Kopf kreisen. Selbst wenn das Baby schläft, hält die Sorge sie wach, und beunruhigende Gedanken reißen sie aus leichtem Schlaf.

Müde Mütter können nachvollziehen, weshalb die alten Griechen glaubten, dass die Brüder des Schlafgottes Hypnos – Schuld und Verderben (Momus und Morus) – bei all jenen an die Tür klopften, denen Hypnos keinen Besuch abstattete.

Mit den »5 S« gegen Wochenbettdepressionen

Ärzte können zwar nicht viel dazu beitragen, finanzielle Probleme zu lösen, Familienstreitigkeiten beizulegen oder Arbeitslosigkeit zu überwinden, doch wir können viel tun, um junge Mütter vor den drei Hauptauslösern der Wochenbettdepression zu schützen: schreiende Babys, Schlaflosigkeit und fehlende Unterstützung durch den Partner.

Wenngleich die »5 S« kein Wunderheilmittel gegen Wochenbettdepressionen sind, können sie doch eine echte Hilfe sein. Eltern, die ihre Babys schnell beruhigen können, fühlen sich kompetenter und selbstsicherer.

Beispielsweise erklärten unter Depressionen leidende Mütter, die gelernt hatten, die »5 S« anzuwenden, dass sie weniger unter Ängsten und Beziehungsstress litten und seltener Impulse verspürten, ihr Baby zu verletzen. Daneben aktiviert weißes Rauschen nicht nur den *Beruhigungsreflex* des Babys, sondern überdeckt auch die unaufhörlich um sich selbst kreisenden Gedanken besorgter Mütter, durch die sie nachts wach gehalten werden.

Ein Vater schrieb: »Geräusche waren das Zaubermittel, mit dem wir unserer kleinen Selene halfen, einzuschlafen. Und das Beste war, dass das Prasseln des Regens auf der CD nicht nur unserem Baby half, sondern auch meine leicht depressive, schlaflose Frau einlullte. Sie wachte nicht mehr bei jedem vorbeifahrenden Zug auf und konnte bald innerhalb von fünf Minuten einschlafen.«

Die »5 S« können auch aus einem nicht hilfsbereiten Partner einen Verbündeten machen. Immer wieder berichten Familien, dass Väter, die lernen, Babys zu beruhigen, sich toll fühlen, das Gefühl haben, dass die Babys sie mögen, und eher geneigt sind, weitere Unterstützung anzubieten. Dadurch kann die Last auf den Schultern der Mütter deutlich verringert werden.

Neben den »5 S« gibt es noch viel mehr, was Sie zur Vermeidung oder Linderung von Wochenbettdepressionen tun können.

Der erste Schritt besteht darin, mit Ihrem Arzt zu sprechen, der Sie auf behandelbare gesundheitliche Störungen, die eine Wochenbettdepression auslösen können (wie beispielsweise eine Schilddrüsenunterfunktion), untersuchen und eine entsprechende Behandlung einleiten kann.

Probieren Sie zudem Folgendes aus:

- **Treiben Sie täglich Sport.** Das hellt Ihre Stimmung auf, verbrennt Kalorien und fördert den Schlaf. Auch Sonnenlicht ist eine große Hilfe. Wenn gerade Winter ist, können Sie Ihren Arzt bitten, Ihnen eine spezielle SAD-Beleuchtung zu verordnen (SAD steht für Seasonal Affective Disorder – Winterdepression), die Sie jeden Morgen für ein oder zwei Stunden anwenden.

- **Versuchen Sie, sich gesund zu ernähren,** aber denken Sie drei Monate lang nicht über Ihr Gewicht nach. Sie werden automatisch abnehmen, sobald Sie mehr Schlaf bekommen. Es gibt auch zwei Nahrungsergänzungsmittel mit antidepressiver Wirkung: Vitamin D (4000 IUD pro Tag) und Omega-3-Fettsäuren (drei Gramm pro Tag). Wenn Sie stillen, fragen Sie Ihren Kinderarzt, ob Sie auf die Vitamin-D-Tropfen für Ihr Baby verzichten können, wenn Sie selbst Vitamin D einnehmen.

- **Holen Sie sich Unterstützung.** Sprechen Sie mit einer Freundin oder in einer Selbsthilfegruppe über Ihre Gefühle. Und bitten Sie Freunde, die zu Besuch kommen, Ihnen zur Hand zu gehen, damit Sie eine Pause einlegen können.

- **Schlafen Sie, wann immer sich eine Gelegenheit bietet.** Schlaf ist wie ein Grundnahrungsmittel. Schlafen Sie tagsüber, wenn

Ihr Baby schläft... dösen Sie, wenn die Oma zu Besuch kommt... schlafen Sie so viel wie möglich.

- **Probieren Sie es mit Massage.** Massiert zu werden, hilft gegen Depressionen – und jemand anderen zu massieren auch! Studien zeigen, dass Wochenbettdepressionen durch Massieren des Babys gelindert werden. Massieren Sie Ihr Baby täglich mit etwas Sesam- oder Mandelöl.

Jetzt um Hilfe bitten – später weitergeben

Glücklicherweise leiden die meisten Eltern nicht unter Depressionen. Aber alle frischgebackenen Eltern – auch die glücklichsten, energiegeladensten – haben eines gemeinsam: Sie brauchen Hilfe!

Zögern Sie deshalb nicht, darum zu bitten. Lassen Sie sich von Freunden und Angehörigen helfen. Nehmen Sie die Dienste eines Kindermädchens oder einer Doula in Anspruch. Fragen Sie, ob eine Nachbarin Ihre Sachen aus der Reinigung abholen oder für Sie einkaufen kann.

Sie brauchen deswegen kein schlechtes Gewissen zu haben – Sie haben einen Anspruch auf Unterstützung. Das ist gut für Sie und das Baby.

Wenn Ihr Kind eines Tages in den Kindergarten geht und Sie freie Zeit haben, können Sie frischgebackenen Eltern beistehen, die Hilfe brauchen. Das ist eines der Geschenke, die man immer wieder weitergeben kann.

Bewährte Schlaftipps für glückliche Babys

- Sie können den (gut gefüllten) Bauch Ihres Babys in das Schlaftraining einbeziehen und seinen Schlaf in kürzester Zeit verlängern. Füttern Sie Ihr Baby tagsüber in kurzen Abständen, bieten Sie ihm beim Stillen jedes Mal beide Seiten an und geben Sie ihm *Traummahlzeiten*.

- Verhindern Sie nächtliches Aufwachen, indem Sie die Gesundheit Ihres Babys schützen. Einfache Schritte – vom regelmäßigen Händewaschen bis hin zu Muttermilchtropfen in der Nase – helfen Ihrem Kleinen, gesund zu bleiben und länger zu schlafen.

- Wochenbettdepressionen werden oft durch das Schreien des Babys und die Erschöpfung der Mutter ausgelöst. Sie können eine Depression möglicherweise vermeiden oder abmildern, indem Sie Ihr Baby mithilfe der »5 S« beruhigen und seinen Nachtschlaf verbessern.

Häufige Fragen zum Schlaf in dieser Zeit

1. Soll ich mein Baby, wenn es nach dem Füttern einschläft, aufwecken, um es ein Bäuerchen machen zu lassen, und dabei riskieren, dass es aufwacht?

Ja! Sie wollen ja nicht, dass es die ganze Mahlzeit wieder ausspuckt und erneut gefüttert werden muss. Nach dem Trinken werden Babys so entspannt und zufrieden, dass sie meistens schnell wieder einschlafen, besonders mithilfe von weißem Rauschen und Pucken. Es ist in Ordnung, es aufzuwecken, um es aufstoßen zu lassen oder die Windel zu wechseln.

Übrigens ist es auch ratsam, den Po Ihres Babys für die Nacht einzucremen, um seine Haut ausreichend vor Urin oder Stuhl zu schützen.

2. Schläft mein Baby besser, wenn es an beiden Brüsten trinkt, oder wenn es nur an einer trinkt, damit es die nährstoff- und fettreiche Nachmilch bekommt?

Die Zusammensetzung der Muttermilch verändert sich im Laufe einer Stillmahlzeit deutlich. Die erste Milch, die herausprudelt (die Vormilch), enthält viel Protein und Antikörper und ist wässriger, um den Durst Ihres Babys zu stillen. Aber nach zehn bis fünfzehn Minuten, wenn die Brust sich allmählich leert, verlangsamt sich der Milchfluss und wird reichhaltiger – die cremige, sü-ße Nachmilch wird abgegeben.

Manche Experten befürchten, dass ein Baby mehr von der wässrigen Vormilch bekommt, wenn es fünf bis zehn Minuten an jeder Brust trinkt, und deswegen dann nachts öfter aufwacht. Sie glauben, dass das Baby die nährstoffreiche Nachmilch erhalten muss, um schläfrig zu werden (wie wir Erwachsene von einer schweren Mahlzeit müde werden).

Andere sind der Meinung, dass Babys mehr trinken, wenn sie bei jeder Mahlzeit an beiden Seiten angelegt werden. (In den ersten Minuten fließt die Milch schneller, dann verlangsamt sie sich allmählich zu einem Tröpfeln.)

Meine persönliche Empfehlung lautet: Probieren Sie beides aus, um herauszufinden, was für Ihr Baby am besten ist.

Wenn es nachts stundenlang durchschläft, nachdem es nur von einer Brust getrunken hat, besteht kein Grund zum Wechseln. Aber wenn es zu oft hungrig zu sein scheint oder zu langsam zunimmt, lassen Sie es fünf Minuten auf einer Seite und dann zehn bis fünfzehn Minuten (oder länger) auf der anderen Seite trinken. Auf diese Weise bekommt Ihr Baby die Vormilch aus beiden Brüsten und zusätzlich noch die gesamte Nachmilch aus der zweiten. (Nachmilch, die am Ende einer Mahlzeit in der Brust zurückbleibt, reichert die nächste Mahlzeit mit Kalorien an.)

Interessanterweise schlafen mit der Flasche ernährte Babys gut, obwohl es keinerlei Unterschied zwischen dem ersten und dem letzten Schluck Milch gibt. Vielleicht ist das Thema Vormilch/Nachmilch doch nicht so wichtig.

3. Warum wacht mein Baby bei Tagesanbruch auf?

Auch im Schlaf fühlen, hören und sehen Babys. Das frühe Morgenlicht dringt durch ihre geschlossenen Augenlider, ihre Fontanelle und ihre dünnen Schädelknochen, inaktiviert das Melatonin und löst den in ihren Tag-Nacht-Rhythmus integrierten Wecker aus.

Möglicherweise können Sie Ihr Baby dazu anregen, etwas länger zu schlafen, indem Sie die ersten Sonnenstrahlen mithilfe von Vorhängen aussperren. Außerdem hilft weißes Rauschen, Morgengeräusche wie Vogelgezwitscher, Hundegebell, zuschlagende Autotüren und die Stimmen der Nachbarn auszublenden. Manchmal hilft das weiße Rauschen Babys auch, die ersten Sonnenstrahlen zu ignorieren.

4. Ist es in Ordnung, mein Baby auf meiner Brust schlafen zu lassen?

Ich würde davon abraten. Ich erhielt einmal mitten in der Nacht einen Anruf von einem Ehepaar, dessen vier Wochen altes Baby von der Brust des Vaters gerutscht und gegen die Wand gefallen war. (Der Vater hatte nicht vorgehabt einzuschlafen, aber er war so erschöpft gewesen, dass es dennoch passiert war.)

Glücklicherweise wurde das Baby nicht verletzt, aber bei einem solchen Sturz hätte auch Schlimmeres passieren können.

5. Könnte das Weinen und häufige Aufwachen meines zwei Monate alten Babys durch Säurereflux verursacht sein?

Viele Babys leiden unter leichtem Aufstoßen oder Spucken. Sie brauchen deswegen keine Behandlung; das Symptom gibt sich im Laufe der ersten vier bis acht Monate von allein.

In den letzten zehn Jahren hat sich allerdings die Zahl der Babys erhöht, bei denen Säurereflux diagnostiziert wurde. Wissenschaftliche Studien zeigen, dass diese Diagnose viel zu oft gestellt wird. Babys sollten nur dann wegen Säurereflux behandelt werden, wenn sie nicht zunehmen oder fünfmal pro Tag größere Mengen erbrechen.

Bei Babys, die viel weinen, aber ansonsten gesund sind, sind Medikamente gegen Säurereflux nicht hilfreicher als destilliertes Wasser. Wahrscheinlich ist das »Unwohlsein«, an dem diese Babys zu leiden scheinen, nur eine Überreaktion auf den gastrokolischen Reflex (die normalen peristaltischen Wellen, die das Verdauungssystem durchlaufen).

In einer Studie zu den »5 S« konnte bei mehreren unruhigen Babys, die bereits Medikamente gegen Säurereflux erhalten hatten, auf deren Gabe verzichtet werden, nachdem die Eltern gelernt hatten, die Babys mithilfe der »5 S« zu beruhigen.

6. Mein Baby wacht verschwitzt auf. Bedeutet das, dass es überhitzt ist?

Überhitzung ist eine Ursache von Schwitzen. Prüfen Sie 30 Minuten nach dem Einschlafen Ihres Babys, ob seine Ohren rot und heiß sind und sein Hals sich verschwitzt anfühlt.

Wenn es überhitzt ist, pucken Sie es mit einer dünnen Decke aus Nesselstoff und ziehen Sie ihm lediglich eine Windel an. Sorgen Sie mithilfe eines Ventilators oder einer Klimaanlage für eine kühle Raumtemperatur.

Wenn Ihr Baby sich nicht heiß anfühlt, ist sein Schwitzen in der Nacht wahrscheinlich nur ein Zeichen dafür, dass es sich im Tiefschlaf (NREM-Stadium 3) befindet. In dieser Schlafphase ist die Atmung verlangsamt und das Gesicht völlig entspannt, aber merkwürdigerweise schwitzen manche Menschen (sowohl Babys als auch Erwachsene) so stark, dass die Haare am Kopf kleben.

7. Mein vier Wochen altes Baby macht die Nacht zum Tag. Wie kann ich seinen Schlaf-Wach-Rhythmus wieder umkehren?

Durch folgende drei Maßnahmen lässt sich dieses Problem normalerweise innerhalb einer Woche lösen:

- Gehen Sie tagsüber viel spazieren, um Ihr Baby möglichst lange dem Sonnenlicht auszusetzen (im Sommer ist indirektes Licht am besten, um Sonnenbrand zu vermeiden). Falls es zu kalt ist, um ins Freie zu gehen, sorgen Sie – besonders morgens – für viel Lichteinfall in der Wohnung, um den Tag-Nacht-Rhythmus Ihres Babys zu regulieren.

- Tragen Sie Ihr Baby tagsüber längere Zeit im Tragetuch (oder verwenden Sie eine Babyschaukel), um ihm deutlich zu machen, dass die aktive Phase des Tages bei Tageslicht stattfindet.

- Setzen Sie Pucken und lautes, grollendes weißes Rauschen tagsüber und nachts zum Schlafen ein.

Keine Schlafprobleme im vierten bis zwölften Monat

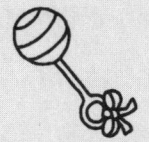

Im Kapitel »Ihr Baby nimmt Kontakt zu seiner Umwelt auf« beschäftigen wir uns mit den großen Entwicklungsschritten im vierten bis zwölften Lebensmonat und den daraus resultierenden Ursachen für nächtliche Schlafstörungen.

Im Kapitel »So helfen Sie Ihrem Baby einzuschlafen« werden Schlafreize vorgestellt, die keine ständige Rufbereitschaft von Mama oder Papa erfordern.

Im Kapitel »So helfen Sie Ihrem Baby, länger zu schlafen« erfahren Sie, wann Sie Ihr Baby dem Pucken, dem weißen Rauschen, dem Schaukeln und dem Schnuller entwöhnen können.

Im Kapitel »Häufige Fragen zum Schlaf im vierten bis zwölften Monat« werden die von Eltern drei bis zwölf Monate alter Babys am häufigsten gestellten Fragen beantwortet.

Ihr Baby nimmt Kontakt zu seiner Umwelt auf

Das Aufziehen von Kindern ist ein Abschnitt der Lebensreise, bei dem man alle paar Meter ein Etappenziel erreicht.

Robert Brault

Wichtige Punkte:

- Im Leben Ihres Babys gibt es jetzt viele neue Interessen und Herausforderungen. Das macht Spaß, kann aber auch weniger Schlaf für Sie beide bedeuten.

- Jetzt werden aus Schlafreizen Schlafgewohnheiten, die eine hervorragende Möglichkeit darstellen, den Schlaf herbeizulocken.

- Es ist an der Zeit, mit fünf verbreiteten Babyschlafmythen aufzuräumen, zu denen auch jener in Bezug auf die Wirkung von Getreidebrei gehört.

- Was ist bei einem Baby in diesem Alter normaler Schlaf? Rechnen Sie tagsüber mit kürzeren und nachts mit längeren Schlafphasen.

- Es ist jetzt weniger riskant, Ihr Baby im Elternbett schlafen zu lassen, aber es wird auch einfacher, es in sein eigenes Zimmer auszuquartieren ... treffen Sie Ihre Wahl!

Wie viel doch ein Trimester ausmacht!

Wenn ich werdende Mütter und Väter frage, worin der Unterschied zwischen einem Neugeborenen und einem drei Monate alten Baby besteht, antworten sie meistens: »Keine Ahnung, ... eines ist größer?« Den meisten ist nicht klar, was für einen enormen Sprung ihr Baby machen wird, während es sich von einem fötusartigen Neugeborenen (das nicht einmal lächeln kann) zu einem drei Monate alten neugierigen kleinen Kommunikationsweltmeister entwickelt.

Aber Sie wissen das inzwischen. Es sind erst drei Monate vergangen, aber ich wette, dass Ihre schwangeren Freundinnen Sie schon ausfragen, als ob Sie eine Art Babypedia seien. Sie sind jetzt eine regelrechte Babyexpertin!

Aber ruhen Sie sich nicht auf Ihren Lorbeeren aus. Je nachdem, welcher Studie man Glauben schenkt, leiden 15 bis 46 Prozent aller Babys im ersten Lebensjahr unter Schlafproblemen. Das kann sich monatelang hinziehen, was zu Streitigkeiten, Erschöpfung, Gewichtszunahme, Frustration und Haarverlust (durch Ausraufen) führen kann. Also prahlen Sie besser nicht damit, wenn Ihr Baby derzeit gut schläft. Es stehen große Veränderungen (wie der Verzicht auf das Pucken, Wachstumsschübe, Veränderungen beim Stuhlgang) bevor, die den Schlaf Ihres Babys (und Ihren eigenen!) völlig aus dem Gleichgewicht bringen und dazu führen können, dass Ihr Kleines (wie ein Neugeborenes) wieder alle drei Stunden aufwacht. Und selbst wenn Ihr Baby die nächsten Monate problemlos schläft, kann sein Schlaf zwischen dem sechsten und zwölften Monate durch völlig neue Herausforderungen (Schmerzen beim Zahnen, erste Erkältungen,

Umstellung der Ernährung, Verstopfung, die Fähigkeit, sich zum Stehen hochzuziehen) gestört werden.

Diese verbreiteten Störfaktoren führen im Alter zwischen drei und zwölf Monaten zu so vielen Schlafproblemen, dass manche Experten einfach aufgeben und Eltern raten, ihre Kinder sich in den Schlaf weinen zu lassen. Aber ist das wirklich das Beste, was wir tun können? Eltern aus anderen Kulturkreisen halten uns für verrückt, wenn wir ein weinendes Baby bis zur Erschöpfung schreien lassen. Ich behaupte nicht, dass Schreien lassen nicht funktioniert, denn das tut es. Aber es widerspricht einem Ihrer Haupterziehungsziele: das Selbstvertrauen Ihres Kindes und sein Vertrauen in Sie aufzubauen.

Glücklicherweise können die meisten Babys lernen, gut zu schlafen und unabhängiger zu werden, ohne dass wir sie deswegen weinen lassen müssen. Mithilfe der Informationen auf den folgenden Seiten können Sie zu einem Experten in Bezug auf sanftes Schlaftraining werden. Aber zunächst wollen wir uns mit den spannenden Entwicklungen beschäftigen, die Ihr Kleines gerade durchläuft.

Was geht im Kopf Ihres Kindes vor sich?

Herzlichen Glückwunsch! Ihr Baby hat die Drei-Monats-Marke erreicht und ist jetzt dazu bereit »geboren zu werden«. Im Ernst: Schauen Sie sich an, wie groß sein Kopf und sein Körper jetzt sind. Dann wissen Sie wirklich zu schätzen, dass Mutter Natur gnädigerweise dafür gesorgt hat, dass Babys das *vierte Trimester* außerhalb des Mutterleibs verbringen.

Im Lauf der nächsten neun Monate werden Sie viel Spaß daran haben zu beobachten, wie sich Ihr Baby zu einem temperamentvollen, neugierigen, kontaktfreudigen Familienmitglied mit einem gewissen Maß an Selbstbeherrschung entwickelt. Und obwohl es ein neues Mitglied Ihres Haushalts ist, werden Sie sich ein Leben ohne sein lächelndes Gesicht bald kaum noch vorstellen können. Das heißt allerdings nicht, dass es immer lächeln wird. Und damit kommen wir zu einem Thema zurück, von dem vorher schon einmal die Rede war.

Das Temperament Ihres Kindes

Die Persönlichkeit Ihres Babys zu kennen, ist sehr wichtig, denn es ist nicht Ihre Aufgabe, irgendein Kind aufzuziehen, sondern *Ihr* Kind aufzuziehen.

Obwohl seit seiner Geburt erst wenige Monate vergangen sind, sind Sie bereits der weltweit führende Experte in Bezug auf ihr eigenes Kind. Sie sind Experte in Bezug auf seinen süßen Duft, sein sonniges Lächeln, seine Stimmungen, seinen Mut, seine Ausdauer und seine Ausgelassenheit. Sein Temperament zu kennen, hilft Ihnen vorauszusehen, ob es auf Ihrer Urlaubsreise gut schlafen oder Schwierigkeiten mit den fremden Schatten und Gerüchen haben wird.

Die Chancen stehen nicht schlecht, dass Ihr Baby zu den 40 Prozent der »pflegeleichten« Kinder gehört. Diese Kinder sind flexibel, zufrieden und nicht zu temperamentvoll. Sie lieben Überraschungen und neue Situationen. Sie wachen fröhlich auf und sind bereit für den Tag.

Etwa 25 Prozent der Babys haben allerdings ein schwieriges

Temperament – das heißt, sie sind entweder sehr sensibel und tauen gegenüber fremden Menschen nur sehr langsam auf, oder aber sie haben »Hummeln im Hintern«. Diese Babys brauchen in dieser Lebensphase eine gewisse Sonderbehandlung.

Vorsichtige Babys

Mit fünf Monaten, einem Alter, in dem die meisten Babys ihr Lächeln wie Gratisproben verteilen, blicken vorsichtige Babys Fremde misstrauisch an und schauen hilfesuchend zu ihrer Mutter. Diese sensiblen kleinen Geschöpfe protestieren, wenn sie einen neuen Schnuller bekommen, zu viel Licht aus dem Flur hereinfällt oder Sie ein neues Parfüm ausprobieren.

Vorsichtige Babys brauchen feste Schlafzeiten und -rituale. Wenn Sie eines dieser zarten Wesen Ihr eigen nennen, rate ich Ihnen, es sich zur Aufgabe zu machen, alle Empfehlungen bezüglich Schlafritualen und Schlafreizen strikt einzuhalten.

Temperamentvolle Babys

Diese kleinen Racker fordern viel Aufmerksamkeit und stundenlange Bewegung. Sie sind gerade mal bereit, etwa 60 Sekunden auf ihre Milch zu warten, bevor sie ihrer Empörung Luft machen. Temperamentvolle Babys lassen sich von der Welt ständig in Aufregung versetzen. Das sind die Kinder, die »Ich auch!« rufen. Da sie ungern auch nur einen Augenblick Spaß verpassen, kämpfen sie gegen den Schlaf an, bis sie so müde sind, dass sie entweder mitten im Kichern wegdämmern oder sich plötzlich in jammernde Nervenbündel verwandeln. Aus diesem Grund sollten wir nicht zulassen, dass temperamentvolle Kinder vor der Schlafenszeit übermüdet oder überreizt werden.

Babys sind hervorragende Schüler

Als erfahrene Eltern wissen Sie jetzt, was für riesige Fortschritte Ihr Kind bereits gemacht hat. Noch vor einem Monat hatte es alle Mühe, konzentriert geradeaus zu schauen. Jetzt können seine Augen Ihre Bewegungen genau verfolgen – auch wenn Sie sich in der anderen Zimmerhälfte aufhalten.

Im Lauf der Monate wird sich Ihr Baby zu einer wahren Sportskanone mit fortschreitender Koordination entwickeln. Zuerst wird es die Kontrolle über Augen und Gesicht erlangen und in der Lage sein, willentlich zu gurren. Dann wird sein Hals kräftiger werden. Es wird an seinen Fingern lutschen können, ohne sich ins Auge zu stechen. (Vorsicht, es wird auch anfangen, Ihnen die Brille vom Gesicht zu schlagen und nach einer Tasse heißem Tee zu greifen ...)

Anschließend sind Sitzen, Krabbeln und Stehen an der Reihe. (Bei Ihrem etwa neun Monate alten Kind kann die Fähigkeit, sich zum Stehen hochzuziehen, zu Einschlafproblemen führen – wenn es nämlich in dieser Stellung ausharren muss, weil es noch nicht gelernt hat, wieder in die Sitzposition zurückzukehren!)

All diese Bewegungen bringen viel Spaß, können aber auch zur Folge haben, dass Ihr Nachwuchs anfängt, sich dagegen zu wehren, dass er zur Schlafenszeit die Party verlassen und stattdessen allein in einem langweiligen Kinderbett schlafen soll.

Im Gehirn Ihres Babys entstehen Unmengen neuer Verbindungen *(Synapsen)*. Während die Neuronen Millionen neuer Anschlüsse herstellen, fangen die verschiedenen Gehirnzentren an, schnell, präzise und koordiniert zusammenzuarbeiten.

Neben der bereits erwähnten besseren Muskelsteuerung wer-

den Sie große Fortschritte in Bezug auf die Fähigkeit des Gefühls-
ausdrucks (von Traurigkeit über Angst bis hin zu Freude) und eine deutliche Verbesserung der *Statuskontrolle* (der Fähigkeit, länger wach und aufmerksam zu bleiben, besser zu schlafen und
sich von aufregenden Erlebnissen schneller zu erholen) feststellen. (Die Schreianfälle werden rasch zu einer fernen Erinnerung
werden.)

Die verbesserten Schaltungen führen auch zu einem besseren
Gedächtnis. Erstaunlicherweise weiß Ihr Baby mit vier bis sechs
Monaten schon, wer zur Familie gehört und wer ein Fremder ist.
(Und je nach Temperament Ihres Babys können Fremde als will-
kommene Unterhaltung oder aber als Bedrohung wahrgenom-
men werden.)

Der verbesserten Gedächtnisleistung ist es auch zuzuschrei-
ben, weshalb Ihr sechs Monate altes Baby nachts um zwei Uhr
aufwacht und zum Spielen bereit ist. (»Ich war heute mit Mama
spazieren. Das hat Spaß gemacht! Hey, Mama, wach auf und lass
uns wieder spazieren gehen!«) Und es erklärt, weshalb Ihr neun
Monate altes Baby protestiert, wenn Sie es eines Abends ohne
sein Kuscheltier (oder ohne das *richtige* Kuscheltier) zu Bett bringen.

Der verbesserten Gedächtnisleistung ist es darüber hinaus zu
verdanken, warum kleine Alltagsrituale im Leben Ihres Babys
nun so wichtig werden. Babys lieben Rituale, weil durch sie in einer hektischen und unsicheren Welt kleine Oasen der Vorhersehbarkeit entstehen. Ein festes Zubettgehritual gibt Ihrem Kind ein
Gefühl der Sicherheit.

Schlafreize – der Übergang vom Reflex zur Gewohnheit

Jeden Tag stellt Ihr Baby fest, dass bestimmte Anblicke und Geräusche immer zusammen auftreten. Es bemerkt: »Wenn ich lächle, tut Papa es auch.« In einigen Monaten wird es erkennen, dass Mama, wenn sie mit ihrem zweiten Finger auf etwas zeigt und schaut, es dazu auffordern will, auch dorthin zu schauen. Und dass Papa bald auftaucht, nachdem es gehört hat, dass die Haustür geöffnet wurde.

Zwischen drei und fünf Monaten verschwindet der *Beruhigungsreflex* allmählich, und die »5 S« führen nicht mehr automatisch zur Beruhigung. (Wenn Sie in der Nähe eines wütenden zehn Monate alten Babys ein »Schhhh« produzieren, bekommen Sie das »Schhhh« wahrscheinlich direkt zurück!) Aber an diesem Punkt sind Lernprozesse eine große Hilfe.

Dank seiner neuen Fähigkeit, Zusammenhänge herzustellen, erkennt Ihr schlaues Baby, dass sein Zubettgehritual bedeutet, dass die Spielzeit vorbei und es Zeit zum Schlafen ist. (»Oh, das weiße Rauschen. Ich werde bald schlafen. Ich bin ja jetzt schon müde!«)

Weißes Rauschen und Wiegen sind immer noch beruhigend (selbst Neunzigjährige lassen sich noch von Meeresrauschen und Schaukelstühlen einlullen), aber es funktioniert nur noch, wenn Ihr Baby dazu bereit ist, sich beruhigen zu lassen. Jetzt lösen die »5 S« keinen Reflex mehr aus, sondern werden zu verlässlichen Schlafreizen – einer Art Teddybär aus Geräuschen und Bewegung.

Im nächsten Kapitel werde ich erläutern, wie Sie dieses Wissen nutzen können, um wirkungsvolle Schlafreize zur Verlängerung des Schlafs Ihres Babys auf sechs, sieben, acht (oder mehr) Stunden einzusetzen.

Verbreitete Mythen zum Schlaf im vierten bis zwölften Monat

Neben Mythen in Bezug auf den Schlaf Neugeborener gibt es auch zahlreiche falsche Vorstellungen in Bezug auf den Schlaf älterer Babys. Hier die fünf verbreitetsten Irrtümer:

Mythos 1: **Babys schlafen länger, wenn sie wach gehalten werden.**
Fakt: Erwachsene schlafen zwar in erschöpftem Zustand besser, aber Babys können dadurch erst recht unruhig und aufgewühlt werden. Ich hatte schon erwähnt, dass bei Neugeborenen Schlaf mehr Schlaf nach sich zieht. Dasselbe gilt auch für ältere Babys. Nickerchen auszulassen und den Nachtschlaf hinauszuzögern, verbessert den Schlaf nicht, sondern ist der schnellste Weg zu nächtlichem Gebrüll und schlechtem Schlaf. Das trifft besonders auf sehr neugierige Babys zu. Sie blinzeln, reiben sich die Ohren und kämpfen darum, wach zu bleiben, um dabei zuzusehen, wie Sie sich unterhalten oder der ältere Bruder herumalbert.

Ihr Baby ist zufriedener, schläft schneller ein und schlummert länger, wenn Sie seinen Mittagsschlaf und das Zubettgehritual am Abend angehen, *bevor* es gähnt und glasige Augen bekommt.

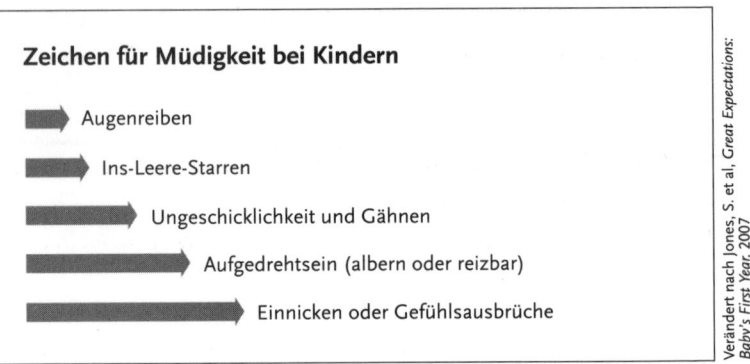

Verändert nach Jones, S. et al, *Great Expectations: Baby's First Year*, 2007

Mythos 2: Das Pucken sollte ab dem dritten Monat eingestellt werden.

Fakt: Eltern wird oft eingetrichtert, dass Babys ihre Hände frei haben müssen, um daran saugen und sich selbst beruhigen zu können, oder dass Babys vom Einwickeln abhängig werden, wenn es zu lange angewendet wird, oder dass es die Entwicklung der Muskulatur beeinträchtigt.

Tatsächlich ist Pucken über einen Zeitraum von vier Monaten (oder noch länger) für Babys das Beste.

Babys haben jede Menge Zeit, Fingerlutschen zu üben, wenn sie tagsüber nicht gepuckt sind. Sie werden nicht vom Pucken abhängig. Und sie können in den Stunden, in denen sie nicht eingewickelt sind, ausgiebig das Herumrollen und Sitzen üben.

Ich empfehle das Pucken für mindestens vier Monate, weil es das Herumrollen in die Bauchlage erschwert, die mit einem erhöhten Risiko des plötzlichen Kindstods einhergeht.

Manche zappligen, unkoordinierten Babys profitieren vom Pucken sogar, bis sie fünf, sechs oder sieben Monate alt und damit reif genug sind, um sich nicht mehr versehentlich selbst ins Gesicht zu schlagen. (Zum Thema Entwöhnen vom Pucken siehe Seite 227ff.)

Mythos 3: Sie sollten Ihr vier Monate altes Baby darauf trainieren können, nachts durchzuschlafen.
Fakt: Nun, das hängt davon ab, wie Sie »nachts durchschlafen« definieren.

Nach der Geburt braucht Ihr Baby häufige Mahlzeiten, um das rasche Wachstum von Körper und Gehirn sicherzustellen. (Seine Körpergröße verdoppelt sich in den ersten sechs Monaten. Stellen Sie sich vor, wie viele Mahlzeiten pro Tag Sie zu sich nehmen müssten, um das zu erreichen!)

Mit drei oder vier Monaten ist das Gehirn der meisten Babys reif genug für einen mindestens sechsstündigen Nachtschlaf ohne Unterbrechung durch eine Mahlzeit. Aber wenn Sie unter »Durchschlafen« zusammenhängenden Schlaf von 22 Uhr bis 6 Uhr verstehen, dann müssen Sie alle Rituale einhalten, die ich in den nächsten zwei Kapiteln beschreiben werde. Ohne diese Hilfe sind die meisten Kinder mit einem Jahr noch nicht in der Lage, acht Stunden durchzuschlafen.

Mythos 4: Reisbrei am Abend fördert den Schlaf von Babys.
Fakt: Jahrzehntelang empfahlen Großmütter (und Ärzte), Babys abends ein oder zwei Löffel Getreidebrei zu füttern, weil das ihren Magen füllen und dafür sorgen würde, dass sie die ganze Nacht durchschlafen. Doch mehrere Studien haben ergeben, dass die Gabe von Getreidebrei vor dem Zubettgehen *keinen* Einfluss auf den Schlaf hat.

Wenn man darüber nachdenkt, muss einem eigentlich klar werden, dass das von Anfang an eine abwegige Vorstellung war. Reisbrei für Babys ist *viel* weniger sättigend (und *viel* nährstoff-ärmer) als reichhaltige Muttermilch oder Flaschennahrung. Milch setzt sich aus Fetten, Kohlenhydraten und Proteinen zu-sammen und bildet im Magen Klümpchen, die langsam verdaut werden. Außerdem enthält Milch viele weitere sättigende Nähr-stoffe, wie beispielsweise schlafförderndes Tryptophan. Getreide-brei ist dagegen nur weiße Stärke (mit einer Spur Eisen).

Daher ist die Vorstellung, dass ein Esslöffel voll leicht verdau-licher Stärke wirksamer sein könnte als 250 Milliliter warmer, nährstoffreicher Milch, auch reichlich abwegig. (Reis ist ohnehin als erste feste Nahrung nicht geeignet, da er nicht besonders nährstoffreich ist.)

Mythos 5: Babys brauchen mit sechs Monaten feste Nahrung, um gut zu schlafen.

Fakt: Füttern macht Spaß, das stimmt! Aber damit hat es absolut keine Eile. Babys sehen uns gern beim Essen zu, und die meisten sechs Monate alten Babys greifen nach unserer Gabel. (Aber sie greifen auch nach anderen Dingen, die wir in der Hand halten!) Aber es ist ein Irrtum zu glauben, dass feste Nahrung in diesem Alter wichtig ist. Tatsächlich ist Milch immer noch der wichtigste Energielieferant für ein sechs Monate altes Baby. Sie ist reichhal-tig, komplex und nahrhaft. Im Handel erhältliche Babynahrung besteht dagegen aus dem, was Topmodels essen, wenn sie eine extra strenge Diät einhalten: Möhren, Äpfel und Erbsen.

Bei einem sechs Monate alten Baby macht Milch 95 Prozent der Kalorien aus, die es aufnimmt (feste Nahrung hat eher Unterhaltungs- als Nährwert). Bei einem neun Monate alten Baby deckt Milch immer noch 75 Prozent des Kalorienbedarfs, und bei Kindern mit einem Jahr noch gute 50 Prozent.

Achten Sie also darauf, dass Ihr Baby nicht zugunsten der festen Nahrung auf Milch verzichten muss. Sonst wird es in der Nacht alle naselang hungrig aufwachen.

Melatonin: ein natürliches Schlafelixier

Mit etwa vier Monaten ist der Tag-Nacht-Rhythmus Ihres Babys dank des fantastischen Tanzes der Botenstoffe in seinem Gehirn viel deutlicher ausgeprägt. Jetzt wird jede Nacht *Melatonin* ausgeschüttet. Melatonin ist das natürliche Schlafhormon des Körpers, das von der tief im Gehirn sitzenden Zirbeldrüse produziert wird. Durch helles Licht wird die Melatonin-Ausschüttung gestoppt, was uns tagsüber hilft, wach und aktiv zu bleiben, während Dunkelheit seine Freisetzung aktiviert, was uns in den Schlaf zurückhilft.

Dieser segensreiche Stoff bewirkt, dass Ihr Baby jetzt weniger tagsüber und mehr nachts schläft. Daher sollten Sie 30 bis 60 Minuten vor der Schlafenszeit die Beleuchtung in Ihrer Wohnung reduzieren und im Kinderzimmer kein helles Licht brennen lassen, nachdem Sie Ihr Baby zu Bett gebracht haben.

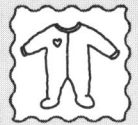

Schlaf: Was ist in dieser Phase normal?

Während Ihr Kind einen großen Entwicklungsschritt macht, beginnt sich ein regelmäßigeres Schlafmuster herauszubilden. Die nachfolgenden statistischen Daten zeigen, wie sich dieses Muster im Laufe der weiteren Entwicklung des Babys verändern wird.

Mit drei Monaten verbinden sich die Schlaffragmente Ihres Babys sowohl tagsüber als auch nachts allmählich zu längeren, zusammenhängenden Schlafphasen. Es findet (aus eigener Kraft oder mit Ihrer Hilfe) leichter in den Schlaf zurück und bricht nicht jedes Mal in Geschrei aus.

Und doch ähnelt das Schlafverhalten Ihres Babys in mancher Hinsicht immer noch dem in den ersten Monaten. Beispielsweise schlafen sowohl Neugeborene als auch drei Monate alte Babys nach wie vor viel tagsüber und insgesamt etwa 14 Stunden pro Tag.

Eine 2004 bei 1500 amerikanischen Familien durchgeführte Umfrage ergab, dass die meisten Babys im Alter zwischen drei und zwölf Monaten tagsüber drei bis vier Stunden schlafen, innerhalb von zehn Minuten nach dem Zubettbringen einschlafen und nachts zehn Stunden schlummern, wobei 71 Prozent mindestens einmal pro Nacht aufwachen (und etwas weniger als die Hälfte zweimal oder öfter aufwacht).

Natürlich sind das nur Durchschnittswerte – es gibt große Unterschiede von Kind zu Kind. Etwa fünf Prozent der Babys zwischen drei und zwölf Monaten schlafen pro Tag nur zehn Stunden, weitere fünf Prozent dagegen sage und schreibe 18 Stunden! Im Lauf der Jahre können Sie mit folgenden Veränderungen rechnen:

- **Mehr Nachtschlaf.** Der Nachtschlaf steigert sich von acht Stunden bei Neugeborenen auf neun Stunden bei drei Monate alten Babys beziehungsweise elf Stunden bei Einjährigen.

- **Mehr zusammenhängender Nachtschlaf.** Die Hälfte aller Babys schläft mit zwei Monaten fünf Stunden am Stück (von Mitternacht bis 5 Uhr) – und wiederum die Hälfte bringt es mit fünf Monaten auf acht Stunden zusammenhängenden Schlaf (von 22 Uhr bis 6 Uhr). (Und mit effektiven Schlafreizen, wie beispielsweise weißem Rauschen, schaffen sie sogar noch mehr.)

- **Tagsüber allmählich weniger Schlaf.** Der Tagschlaf schrumpft von acht Stunden bei Neugeborenen auf viereinhalb Stunden mit drei Monaten und etwa drei Stunden mit einem Jahr.

Vorsicht, Kante!

Lassen Sie Ihr Baby nicht unbeaufsichtigt auf einem Erwachsenenbett liegen – selbst wenn Ihr Kind erst zwei Wochen alt ist, sich noch nie zuvor selbstständig umgedreht hat und Sie sich nur einen Moment entfernen!

Wo schläft Ihr Baby jetzt?

Mit vier Monaten ist Ihr Baby wahrscheinlich zu groß für Stubenwagen oder Wiege. Und Sie müssen zwei wichtige Entscheidungen in Bezug auf seine Schlafstätte treffen:

- Soll es in einem Kinderbett oder im Elternbett schlafen?

- Soll es im Elternschlafzimmer oder im Kinderzimmer schlafen?

Sehen wir uns die Auswahlmöglichkeiten näher an.

Kinderbett oder Elternbett?

Der Wechsel vom Stubenwagen oder von der Wiege zum Kinderbett ist ziemlich einfach. Ein paar Wochen vorher führen Sie das tägliche Ritual ein, mit Ihrem Baby im Kinderbett zu spielen (oder bieten Sie ihm dort eine Massage an). Bei Babys, die älter als sechs Monate sind, ist es hilfreich, eine flauschige Decke oder einen weichen Teddybär als Schmuseobjekt ins Kinderbett zu legen. Natürlich wird der Übergang erleichtert, indem Sie durch weiteren Einsatz des weißen Rauschens für Kontinuität sorgen.

Aber vielleicht wollen Sie Ihren Nachwuchs auch bei sich im Elternbett schlafen lassen. Die Erfahrung inniger Nähe ist äußerst verlockend.

Wie bereits erwähnt, steigt das Risiko des plötzlichen Kindstods bei *Neugeborenen*, die im Elternbett schlafen. Doch Studien haben gezeigt, dass Sie nach vier Monaten (bei Frühgeborenen vier Monate nach dem errechneten Geburtstermin) gefahrlos das Bett mit Ihrem Baby teilen können, *solange Sie darauf achten, gewisse Risiken auszuschalten* (siehe Seite 66ff.). Allerdings kann es sich auch nachteilig auswirken, wenn Babys im Elternbett schlafen. Zahlreiche Studien zeigen, dass Babys im Elternbett nachts häufiger aufwachen. Bei einer Umfrage in den USA zum Thema

Schlaf gaben 23 Prozent der Eltern, die ihr Baby im Elternbett schlafen ließen, an, unter Schlafproblemen zu leiden (im Vergleich zu 13 Prozent der Eltern, die nicht das Bett mit ihrem Baby teilten).

Eine weitere Studie ergab, dass zwar in vielen Familien das gemeinsame Schlafen im Elternbett beliebt war, aber 30 bis 40 Prozent der Eltern es für problematisch hielten und es nur zur Gewohnheit machten, weil sie nicht wussten, wie sie ihr Baby sonst zur Ruhe bringen sollten. Im Rahmen derselben Studie wurde zudem festgestellt, dass Eltern, die ihr Baby im Elternbett schlafen ließen, mit dreifach höherer Wahrscheinlichkeit von erheblichem Beziehungsstress berichteten.

Treffen Sie die Entscheidung, die für Ihre Familie richtig ist, aber bitte achten Sie auf Sicherheit.

Der Auszug aus dem Elternschlafzimmer

Mit drei Monaten schlafen 85 Prozent der Babys noch im Elternschlafzimmer. Das ist sehr praktisch – und es eilt überhaupt nicht, diesen Zustand zu ändern.

Das Füttern ist einfach, wenn Ihr Baby in einem Stubenwagen oder Beistellbett neben Ihrem Bett schläft. Sie müssen nicht mitten in der Nacht einen kalten, dunklen Flur entlangtappen und anschließend krampfhaft versuchen, wieder einzuschlafen. Und Sie hören das weiße Rauschen, das Sie für Ihr Baby einsetzen und das auch Ihnen helfen kann, besser zu schlafen.

Es ist darüber hinaus sicherer, wenn Ihr Baby bei Ihnen schläft. Sie können hören, wenn es ein Problem gibt, und allein durch Ihre Nähe wird das Risiko des plötzlichen Kindstods gesenkt. Trotzdem haben die meisten Eltern ihr Kind bis zu seinem ersten Geburtstag ins Kinderzimmer ausquartiert.

Wann ist der günstigste Zeitpunkt für diesen Umzug? Ich empfehle dafür den sechsten bis siebten Monat. Danach nehmen Babys ihre Umgebung viel aufmerksamer wahr und haben eventuell Schwierigkeiten mit dem Wechsel. Mit acht Monaten merken es viele Babys zudem plötzlich (und es macht ihnen etwas aus), wenn niemand in der Nähe ist. Das kann besonders problematisch sein, wenn sie daran gewöhnt sind, Gesellschaft zu haben, und dann plötzlich ganz allein in ihrem Zimmer sind. Besonders für Babys mit sensiblem Temperament können Trennungsängste belastend sein.

Erschrecken Sie nicht, falls Ihr Kind in den ersten Nächten nach dem Umzug protestiert, wenn Sie das Zimmer verlassen. Wenn das der Fall ist, empfehle ich Ihnen, es hochzunehmen und zu trösten (reden Sie aber nicht zu viel und stillen Sie es nicht, da Sie es dadurch zu weiteren Protesten ermutigen könnten). Legen Sie Ihr Kind wieder hin, wenn es sich beruhigt hat. Nehmen Sie es hoch, wenn es wieder weint.

Wiederholen Sie dieses Ritual so oft wie nötig. Wenn Sie Ihr Baby immer wieder hochnehmen (und weißes Rauschen einsetzen), zieht sich das Prozedere selten länger als eine halbe Stunde hin.

Hier noch einige weitere Dinge, die Sie tun können, um Ihrem Baby den Umzug in das eigene Zimmer zu erleichtern:

- Fangen Sie ein oder zwei Monate vor dem Wechsel an, mehr Zeit mit ihm in seinem Zimmer zu verbringen. Nutzen Sie das Kinderzimmer für ruhige Aktivitäten wie Mahlzeiten, Massagen, Singen, Mittagsschlaf oder Wiegen.

- Wenden Sie während des Übergangs weiterhin alle vertrauten Schlafreize an, wie das Zubettgehritual, weißes Rauschen, Schmusegegenstand und Schnuller.

Wo immer auch Ihr Baby schläft – wie gut schlafen Sie?

Ihr Baby wachsen und gedeihen zu sehen, ist eines der schönsten Geschenke, die Sie je bekommen werden. Jedes süße Lächeln und fröhliche Lachen ist ein kostbarer Schatz.

Aber um diese köstlichen Augenblicke genießen zu können, müssen Sie *wach* genug sein. Schlafwandeln Sie nicht durch das

---

Bewährte Schlaftipps für glückliche Babys

- Zwischen dem dritten und fünften Monat klingt der *Beruhigungsreflex* allmählich ab.

- Auch bei schwächer werdendem *Beruhigungsreflex* stellen die »5 S« weiterhin *hervorragende Schlafreize* dar. Sie versetzen Ihr Baby automatisch in Schlafstimmung.

- Erleichtern Sie sich das Zubettbringen, indem Sie die Beleuchtung in der Wohnung 30 bis 60 Minuten vorher dämpfen und Ihr Baby vor hellem Licht schützen, nachdem Sie es schlafen gelegt haben.

- Weißes Rauschen ist eine große Hilfe, wenn Sie das Baby aus Ihrem Schlafzimmer ins Kinderzimmer umquartieren wollen.

Babyalter Ihres Kindes – denn dann würden Sie viel verpassen und sich selbst oder Ihr Baby unter Umständen sogar gefährden.

Glücklicherweise naht Hilfe! In den nächsten beiden Kapiteln erfahren Sie, wie Sie Ihrem neugierigen Baby beim Ein- und Durchschlafen helfen und seinen Schlaf um ein oder zwei Stunden verlängern ... und das (fast) ganz ohne Tränen.

So helfen Sie Ihrem Baby einzuschlafen

Ein liebreizenderes Kind gab es nicht, aber seine Mutter war froh, wenn es eingeschlafen war.

Ralph Waldo Emerson

Wichtige Punkte:

- Ein Schlaftagebuch kann Ihnen helfen herauszufinden, warum Ihr Baby nicht gut schläft.

- Warum hat Ihr Kleines Schlafprobleme? Überreizung? Eine Störung wie Zahnen oder Lärm von draußen? Brauchen Sie bessere Schlafreize? Haben Sie die falsche Zeit für das Zubettbringen ausgewählt?

- Die verbreitetsten Gewohnheiten, die zu Schlafproblemen führen können, bestehen darin, Babys im Elternbett schlafen zu lassen oder sie auf dem Arm beziehungsweise bei einer Mahlzeit einschlafen zu lassen und schlafend ins Bett zu legen.

- Guter Schlaf kann Ihr Baby – und Sie – vor Übergewicht schützen.

- Routine ist Ihr Freund. Und überraschenderweise ist der beste Zeitpunkt für den Beginn des Einschlafrituals der Morgen!

- Die »5 S« sind immer noch eine wichtige Voraussetzung für guten Schlaf. Jetzt können auch andere effektive Schlafreize – von Schmusegegenständen bis hin zu Lavendel – zum Einsatz kommen.

Die wunderbare Welt der Rituale

Für Erwachsene hat Routine etwas Ödes. Es langweilt uns, tagein, tagaus dasselbe zu tun. Aber Ihr Baby empfindet das ganz anders. Babys lieben Rituale! Und wie Sie bald sehen werden, besteht Ihr bestes Werkzeug zur Schlafförderung darin, das Zubettgehritual so vorhersehbar wie den Sonnenuntergang zu machen ... Sie selbst können dadurch zusätzliche Ruhestunden gewinnen.

Kleine Rituale geben Ihrem Baby das Gefühl, klug zu sein und geliebt zu werden. Und seine Zufriedenheit – und sein entgegenkommenderes Verhalten – geben Ihnen das Gefühl, eine gute Mutter beziehungsweise ein guter Vater zu sein.

Wissenschaftler haben festgestellt, dass 75 Prozent der Eltern, die angeben, keine Probleme mit dem Zubettbringen ihres Babys zu haben, mindestens fünfmal pro Woche ein festes, vorhersehbares Zubettgehritual anwenden.

In einer Studie mit 405 Kindern zwischen sieben und 36 Monaten forderte die Schlafexpertin Dr. Jody Mindell Eltern auf, ein einfaches, drei Schritte umfassendes Ritual (Bad, Massage und ruhiges Kuscheln oder Singen) anzuwenden. Eine halbe Stunde nach dem Bad wurden die Kinder zu Bett gebracht.

Innerhalb von zwei Wochen schliefen die Kinder schneller ein und wachten nachts seltener und kürzer auf. Bei den zwischen

SO MACHEN SIE IHR BABY GLÜCKLICH
Schlafen gehen beginnt mit dem Frühstück

Was Sie tagsüber mit Ihrem Baby unternehmen, hat einen großen Einfluss auf das Einschlafen. Schaffen Sie die Voraussetzungen für erfolgreiches Zubettbringen, indem Sie schon bei Sonnenaufgang das Richtige tun. Einige Empfehlungen:

- *Unternehmen Sie viel außer Haus.* Halten Sie sich möglichst oft (besonders vormittags) im Freien auf, damit Ihr Baby eine ordentliche Dosis Sonnenlicht bekommt.

- *Bringen Sie Klang und Bewegung ins Spiel.* Rhythmen wirken beruhigend. Lange Spaziergänge, Schaukeln und Traghilfen sind tagsüber wunderbar. Pucken und weißes Rauschen sind beim Mittagsschlaf nützlich.

- *Halten Sie sich an einen Zeitplan.* Erstellen Sie einen flexiblen Zeitplan, um zu verhindern, dass Ihr Baby tagsüber übermüdet wird, und um es auf die angestrebte Zubettgehzeit einzustimmen (dazu später mehr).

- *Meiden Sie Stimulanzien.* Nehmen Sie keine oder nur ganz wenige anregende Substanzen wie dunkle Schokolade und Koffein zu sich, wenn Sie stillen (siehe Seite 24).

- *Regen Sie die Verdauung Ihres Babys an.* Bauchmassagen und Knie-an-Bauch-Übungen können Ihrem Baby helfen, seinen Darm tagsüber zu entleeren, damit der Nachtschlaf nicht gestört wird. (Sprechen Sie mit Ihrem Arzt, falls Ihr Baby festen oder harten Stuhl hat.)

sieben und 18 Monate alten Kindern erhöhte sich die Dauer des zusammenhängenden Schlafs von fast sieben Stunden auf achteinhalb Stunden. Und das Zubettgehritual reduzierte darüber hinaus bei den Müttern Anspannung, Ärger, Erschöpfung und Verunsicherung.

Doch gute Einschlafrituale fallen nicht einfach vom Himmel. Sie erfordern Planung. Und nun kommt eine der größten Überraschungen für die meisten frischgebackenen Eltern: Das Einschlafritual fängt früh am Tag an.

Beruhigende Aktivitäten vor dem Zubettgehen

In unseren Wohnungen herrscht abends oft ein geschäftiges Treiben. Die Zimmer sind hell erleuchtet und von Geräuschen und Aktivitäten erfüllt. Dadurch können neugierige Babys überreizt werden. Kein Wunder, dass sie dann protestieren, wenn sie sich plötzlich ganz allein in einem dunklen, stillen Zimmer befinden. Um Ihrem Baby das Abschalten zu erleichtern und es in Schlafstimmung zu bringen, empfehle ich einige einfache Schritte, mit denen Sie 30 bis 60 Minuten vor dem eigentlichen Zubettgehritual beginnen können:

- Dämpfen Sie das Licht in der Wohnung (es sollte nur noch ungefähr so hell wie Kerzenlicht sein).

- Schalten Sie Fernseher, Videospiele und Musik aus.

- Schalten Sie Ihr Handy aus.

- Spielen Sie eine CD mit weißem Rauschen (in der Lautstärke eines Duschstrahls) ab.

- Genießen Sie eine ruhige gemeinsame Aktivität (wie beispielsweise eine Massage oder ein warmes Bad) – aber kein Herumtollen. (Ein Hinweis: Wenn Ihr Baby durch ein Bad noch aufgekratzter wird, baden Sie es morgens.)

Gute Einschlafgewohnheiten: die »5 S«, Schmusegegenstände und mehr

Kluge Eltern wissen, dass ihr Kind zu dem Zeitpunkt, zu dem das offizielle Zubettgehritual beginnt, schon gewaschen, umgezogen und halbwegs zur Ruhe gekommen sein sollte.

Sehen wir uns nun die Schlafreize an, die Sie in den letzten 20 bis 30 Minuten des Zubettgehrituals anwenden können, um Ihrem Kleinen zu helfen, sanft in den Schlaf hinüberzugleiten: die »5 S«, warme Milch, Gute-Nacht-Geschichten, Schmusegegenstände und die *Weck-Schlaf-Technik*.

Die »5 S«

Obwohl der *Beruhigungsreflex* nur noch schwach ausgeprägt ist, wirken die »5 S« weiterhin als angenehme Schlafreize, die Ihrem Baby helfen, sich behaglich und gelöst zu fühlen. (Durch weißes Rauschen entspannen sich seine Muskeln und sein Herzschlag beruhigt sich.)

In den Kapiteln über Neugeborene habe ich die einzelnen »S« ausführlich beschrieben. Hier nun eine kurze Übersicht über ihren Einsatz im Rahmen des Zubettgehrituals älterer Babys.

Pucken

Ich empfehle das Pucken bis zum Alter von vier Monaten. Doch

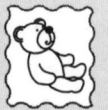 **Babymassage – die Magie der Berührung**

Berührung ist die älteste, tiefste und emotionalste Form der Sinneswahrnehmung. Und speziell für Babys ist sie eine besonders tiefgehende Erfahrung. Erstaunlicherweise ist Körperkontakt für die gesunde körperliche und geistige Entwicklung eines Babys ebenso wichtig wie Milch.

In gewisser Hinsicht ist Berührung sogar förderlicher als Milch. Ihr Baby wird nicht gesünder davon, dass Sie es mit Milch vollstopfen, aber je mehr liebevolle Zärtlichkeit es erhält, desto kräftiger und glücklicher ist es. In Israel durchgeführte Forschungsarbeiten haben ergeben, dass Berührung auch zur Regulierung des Melatoninpegels und somit zur Steuerung des Tag-Nacht-Zyklus beiträgt.

Obendrein profitieren Sie auch selbst davon, wenn Sie Ihr Baby massieren: Stress, Ängste und Depressionen werden verringert, und Ihr Selbstvertrauen wird gestärkt.

Die Massage soll Ihrem Baby helfen, zur Ruhe zu kommen und sich auf den Schlaf einzustimmen. Sorgen Sie dafür, dass es im Zimmer warm genug ist, dämpfen Sie das Licht, decken Sie Ihr Baby mit einem Handtuch zu und verreiben Sie Kakaobutter oder Mandel-, Avocado- oder Kokosöl zwischen Ihren Händen. Lassen Sie das weiße Rauschen zusammen mit einem Wiegenlied oder Entspannungsmusik im Hintergrund laufen. Und dann genießen Sie die Massage! (Ausführliche Anleitungen für Babymassage finden Sie in meinem Buch *Das glücklichste Baby der Welt*.)

viele Babys brauchen es fünf, sechs oder sieben Monate lang (oder noch länger). (Siehe hierzu die Anweisungen zum Entwöhnen auf Seite 227f.) Eine Warnung in diesem Zusammenhang: Viele Babys beginnen nachts aufzuwachen, sobald das Pucken wegfällt ... *sofern nicht das weiße Rauschen weiterhin eingesetzt wird!*

Wie bereits erwähnt, können Sie Ihr Baby auch dann noch pucken, wenn es angefangen hat, sich auf den Bauch zu drehen, solange Sie es in einer Schaukel oder einem Kindersitz *mit vollständiger Liegeposition* sichern (siehe Seite 104ff.).

Seiten-/Bauchlage

Seiten- und Bauchlage sind angenehme Positionen für Ihr Baby, wenn Sie es beim Einschlafen auf dem Arm halten. Aber sobald Sie es hinlegen, sollte es auf dem Rücken liegen.

Das Risiko des plötzlichen Kindstods hat sich in diesem Alter um 80 Prozent reduziert. Aber erst wenn Ihr Kleines nicht mehr gepuckt wird (mit vier oder fünf Monaten) ist es sicher, es auf dem Bauch schlafen zu lassen. Zur Sicherheit empfehle ich, es im ersten Lebensjahr weiterhin auf dem Rücken schlafen zu legen. Natürlich sollten Sie weiterhin die Regeln des sicheren Schlafs einhalten (siehe Seite 62–70) und das tägliche Bauchtraining durchführen (siehe Seite 74f.).

Schhhh-Geräusche

Geräusche sind für guten Schlaf ebenso wichtig wie das Pucken! Nach dem Entwöhnen vom Pucken stellt das weiße Rauschen sogar den Hauptschlafreiz dar.

Selbst wenn Ihr Baby ohne Geräuschkulisse gut schläft, rate ich zum Einsatz von weißem Rauschen (in der Lautstärke eines

Duschstrahls) für den Tag- und Nachtschlaf, um den Schlaf noch weiter zu verbessern und die Probleme zu vermeiden, die häufig plötzlich durch Zahnen, Wachstumsschübe und so weiter ausgelöst werden.

Im Lauf der Monate wächst das Interesse Ihres Babys an seiner Umwelt. Aufgrund dieser Neugier steigt die Wahrscheinlichkeit, dass es bei kleinsten Ablenkungen aufwacht. Und wenn in seinem Zimmer völlige Stille herrscht, füllt es diese Stille mit einem Schrei aus, damit Sie herbeieilen und mit ihm kuscheln ... oder spielen. Dieses Aufwachen mitten in der Nacht tritt besonders häufig nach dem Wegfall der Puckdecke auf. Doch wenn bekanntes weißes Rauschen abgespielt wird, bemerkt Ihr Kleines die Störung eventuell nicht einmal. Und selbst wenn Ihr Baby aufwacht, ist die Wahrscheinlichkeit viel höher, dass es direkt wieder einschläft, wenn es von vertrauten Geräuschen umgeben ist. (Falls das weiße Rauschen für Ihr Baby neu ist, lesen Sie die Tipps auf Seite 99f.)

Viele Babys werden in diesem Alter so neugierig, dass sie ein durchdringenderes Geräusch brauchen, um äußere Störungen zu übertönen und ihnen das Wiedereinschlafen zu ermöglichen. Jetzt ist auch der Zeitpunkt, an dem Sie *zusätzlich zum weißen Rauschen* ein neues Geräusch einführen können: Wiegenlieder. Schlaflieder sind ein weiteres Signal, das Ihr Baby als Einladung zum süßen Schlummer zu erkennen lernen wird.

Die meisten Babys (und Eltern) bevorzugen leisen Gesang oder sanfte Musik. Das Tempo sollte langsam und rhythmisch sein (ein Schlag pro Sekunde – wie Ihr Herzschlag). Die effektivsten Schlaflieder weisen einen gleichmäßigen Rhythmus ohne plötzliche Veränderungen oder laute Stellen auf. Musik kann Babys allerdings auch aufwecken, wenn sie die ganze Nacht hindurch eingesetzt wird.

Um guten Schlaf zu erreichen, setzen Sie weißes Rauschen *gleichzeitig* mit Musik ein. Lassen Sie während des Zubettgehrituals das weiße Rauschen leise im Hintergrund und die Musik etwas lauter laufen. Drehen Sie, wenn die Musik zu Ende ist, das weiße Rauschen erneut bis zur Duschlautstärke auf und belassen Sie es so bis zum nächsten Morgen.

Schaukeln

Alle Babys lieben es, vor dem Einschlafen gewiegt zu werden, aber nur etwa fünf bis 15 Prozent der Kinder brauchen die ganze Nacht hindurch die schnelle Bewegung einer automatischen Schaukel, um schlafen zu können.

Wenn Sie zur Schlafförderung eine Schaukel einzusetzen planen, sollten Sie das Thema vorher mit dem Kinderarzt erörtern und darauf achten, die Sicherheitshinweise auf Seite 104ff. einzuhalten.

Saugen

Das letzte der »5 S« ist das Saugen. Manche Eltern befürchten, dass das Schnullern oder Daumenlutschen ein Zeichen von Angst sein könnte oder dass das Kind süchtig danach wird. Tatsächlich ist das Saugen eine sehr effektive Methode der Selbstberuhigung. Die meisten Kinder geben das Schnullern und Fingerlutschen nach ein oder zwei Jahren auf. Also keine Sorge!

Eines ist allerdings zu beachten, wenn das Saugen als Schlafreiz eingesetzt wird: Es sollte stets mit der *Weck-Schlaf-Technik* (siehe Seite 117ff.) kombiniert werden. Mit anderen Worten: Wenn

Ihr Baby saugend auf Ihrem Arm eingeschlafen ist, sollten Sie es kurz aufwecken, nachdem Sie es in sein Bettchen gelegt haben.

Und noch ein Hinweis: Viele Eltern lassen ihre Kinder im Bett eine Flasche trinken. Das kann zum echten Problem werden, weil Milch und Saft viel Zucker enthalten (Obstsaft enthält genauso viel Zucker wie Erfrischungsgetränke!). Das kann zu Karies führen, sofern die ersten Zähne schon da sind (mehr dazu im Kapitel »So helfen Sie Ihrem Baby, länger zu schlafen«). Wenn Sie Ihrem Kind zum Einschlafen eine Flasche geben – oder Ihr Kind im Elternbett stillen –, lassen Sie es nicht länger als 30 Minuten saugen. Wenn es danach mehr verlangt, bieten Sie ihm eine Flasche mit Kräutertee wie beispielsweise Kamillentee an.

Falls Ihr Kind häufig unter Ohrinfektionen leidet, fragen Sie den Kinderarzt, ob diese mit dem nächtlichen Trinken aus der Flasche oder dem Saugen am Schnuller im Bett zusammenhängen könnten.

Sobald die »5 S« im Einsatz sind, können Sie weitere Schlafreize anwenden, um die beruhigende Wirkung des Zubettgehrituals auf Ihr Baby noch zu erhöhen.

Vorlesen

Vorlesen ist für Ihr Kleines nicht nur entspannend, sondern auch der Einstieg ins Lernen – und auf diese Weise letztlich die Voraussetzung für schulischen Erfolg. Darum ist das Vorlesen ein wunderbares Ritual, mit dem man gar nicht früh genug beginnen kann.

Natürlich versteht ein fünf Monate altes Baby die einzelnen Wörter nicht. Aber es genießt es, Ihre Stimme zu hören, und es

Noch ein Schlafreiz: Duft

Das ätherische Öl des Lavendels wird seit Jahrhunderten wegen seiner beruhigenden, entspannenden und schlaffördernden Wirkung in der Aromatherapie eingesetzt. Ein altes Heilmittel bei schlechtem Schlaf besteht darin, ein mit getrockneten Lavendelblüten gefülltes Kissen ins Bett zu legen. Es gibt nur wenige Studien über die beruhigende und schlaffördernde Wirkung von Lavendel, aber deren Ergebnisse fielen allgemein positiv aus. Ich wende gern Lavendel an, weil viele Babys sehr stark auf Düfte reagieren. Sie schrecken vor schlechten Gerüchen zurück und lieben den Duft von Mamas Haaren. Ein angenehmer Duft, der aus dem Bett aufsteigt, kann also ein einladendes Signal sein, das auf das bevorstehende Zubettgehritual und angenehmen Schlaf einstimmt.

Probieren Sie Folgendes aus: Verreiben Sie einige Tropfen Lavendelöl an den Gitterstäben des Kinderbetts und an den Seiten der Matratze (an Stellen, an denen Ihr Baby es riechen, aber nicht ablecken kann). Sicher empfinden Sie den Duft auch als angenehm! Da Lavendelöl niemals eingenommen werden sollte, halten Sie die Flasche von Ihrem Kind fern.

wird immer mehr Interesse daran zeigen, die Dinge anzuschauen, an denen Sie interessiert sind.

Für viele Eltern ist das Vorlesen einer der angenehmsten Teile des Zubettgehrituals.

Schmusegegenstände: die ersten Freunde Ihres Babys

Ein weiterer großartiger Schlafreiz ist ein kuscheliger *Schmusegegenstand.*

Wir erinnern uns alle daran, wie Linus von den *Peanuts* seine geliebte Decke mit sich herumschleift. Und Calvin hatte Hobbes, den Tiger. Hatten Sie als Kind einen Schmusegegenstand? Eine Decke oder ein Kuscheltier? Wenn Sie oder Ihr Partner als Kind eine Stoffpuppe herumtrugen, bis sie völlig zerschlissen war, mag Ihr Baby wahrscheinlich auch eine, denn das Sich-Hingezogen-Fühlen zu Schmusegegenständen ist genetisch bedingt.

Kinder lieben Schmusegegenstände! Ich habe erlebt, wie sie sich an Windeln, Seidentücher und alle Arten von Spielsachen geklammert haben.

Trotzdem werden nur in einem Drittel aller Familien Schlafreize wie weißes Rauschen oder Schmusegegenstände eingesetzt. Meiner Meinung nach liegt das daran, dass viele Eltern von Experten verunsichert wurden, die davor warnen, dass die Verwendung von Schmusegegenständen zu einer ungesunden Abhängigkeit führen kann. Aber das ist falsch!

Eltern, die auf Schmusegegenstände verzichten, lassen sich eine große Chance entgehen! Diese kuscheligen Freunde helfen Kindern, Sicherheit und Vertrauen aufzubauen. Und sie sind jederzeit verfügbar. Darum ist ein Schmusegegenstand eine sehr *gute* Angewohnheit und hat besonders in Stresssituationen (zum Beispiel bei Krankheit oder Abwesenheit eines Elternteils) und auf besonders sensible Babys eine äußerst beruhigende Wirkung.

Im Alter zwischen drei und sechs Monaten sind ein Schnuller und weißes Rauschen (eine Art akustischer Schmusegegenstand) die einzigen sicheren Schmusegegenstände. Nach einem halben

»Weck-Schlaf-Technik« als Teil des Zubettgehritual

Der letzte Teil des Zubettgehrituals besteht darin, dass Sie Ihrem Baby die Möglichkeit geben, allein einzuschlafen. Ich habe das schon im Zusammenhang mit Neugeborenen erwähnt, aber es ist auch in diesem Alter sehr wichtig.

Wenn Ihr Kleines einschläft, bevor Sie es in sein Bett legen, wecken Sie es kurz auf, nachdem Sie es hingelegt haben. Das können Sie erreichen, indem Sie seine Windel wechseln, es vorsichtig kitzeln oder eine kühle Hand auf seine Stirn legen. Ihr Kind sollte seine Augen einige Sekunden lang öffnen oder zumindest ein- oder zweimal einen Laut von sich geben und versuchen, Ihre Hand wegzuschieben – und anschließend wieder einschlafen.

Ich weiß, dass dieser Rat gegen jeden elterlichen Instinkt verstößt! Aber es ist der wichtigste Schritt, wenn Sie mit Ihrem Baby trainieren wollen, aus eigener Kraft wieder einzuschlafen, sobald es mitten in der Nacht aufwacht. Und mithilfe der »5 S«, einem Bauch voller Milch und einem Schmusegegenstand sollte Ihr Kind in der Lage sein, schnell wieder in den Schlaf zurückzufinden.

Wenn Ihr Kleines quäkt, sobald Sie es aufwecken, klopfen Sie ihm sanft auf den Rücken oder rütteln Sie ein bisschen an der Wiege, bis es sich wieder beruhigt. Wenn das nicht funktioniert, nehmen Sie es hoch, beruhigen es und legen es wieder hin. (Ruckeln Sie Ihr Baby ein wenig, um es kurz aufzuwecken, falls es eingeschlafen ist, bevor Sie es wieder hingelegt haben.)

Jahr können Sie Ihrem Kind ein Seidentuch in Taschentuchgröße oder ein handgroßes Kuscheltier anbieten.

Achten Sie darauf, dass immer ein zweites Exemplar vorhanden ist! Der Verlust eines Schmusegegenstands ist traumatisch für ein Kind. Tauschen Sie die Schmusegegenstände alle zwei Wochen aus. Auf diese Weise ist dafür gesorgt, dass beide sauber bleiben, denselben beruhigenden Geruch haben und sich gleich anfühlen.

Stellen Sie darüber hinaus sicher, dass der Schmusegegenstand Ihres Babys keine Kleinteile (wie Knopfaugen oder Perlen in der Füllung) enthält, die in die Luftröhre des Kindes gelangen oder in seiner Nase stecken bleiben könnten.

Immer noch Probleme?
Dann ist es Zeit zum Handeln

Kämpfen Sie immer noch mit Schlafproblemen? Beten Sie jede Nacht, dass Ihr Kind aus diesen Problemen »herauswachsen« möge? Nun, ich weiß, dass Sie es nicht hören wollen, aber Kinder wachsen aus Schlafproblemen nicht einfach heraus. Diese Probleme bestehen weiter, bis Sie etwas unternehmen, um sie in den Griff zu bekommen. Wenn Sie also geduldig abgewartet haben und Ihr Kind immer noch nicht besser schläft – obwohl Sie alle »5 S« anwenden und ein gutes Zubettgehritual einhalten –, dann ist es Zeit, einen neuen Plan zu entwickeln.

Der erste Schritt zum Erfolg: eine Bestandsaufnahme

Das Erste, was Sie klären müssen, bevor Sie eine Schlafstrategie entwickeln, ist die Frage, ob Ihr Baby wirklich Schlafprobleme hat.

Wenn Ihr Baby nachts acht und tagsüber drei Stunden schläft, dann ist das möglicherweise das Beste, was Sie erreichen können. Nicht jedes Baby kann zehn Stunden durchschlafen oder genau zum gewünschten Zeitpunkt einschlafen und wieder aufwachen.

Aber die Wahrscheinlichkeit ist relativ hoch, dass tatsächlich ein Schlafproblem vorliegt, wenn Sie es so empfinden. Der nächste Schritt besteht darin, sich Aufzeichnungen zu machen.

Ich bin an sich kein großer Befürworter von Listen und Tagebüchern. Wenn eine Mahlzeit um eine Stunde vorverlegt oder ein Mittagsschlaf um eine Stunde nach hinten verschoben wird, ist das eigentlich keine große Sache. Doch wenn Sie sich keine Notizen machen, ist es schwer, sich zu merken, wie lange Ihr Baby geschlafen hat, wie oft es aufgewacht ist und was ihm geholfen hat, wieder einzuschlafen.

Ein Tagebuch (siehe Anhang) erleichtert Ihnen auch den Austausch mit Ihrem Kinderarzt und gibt Ihnen die Möglichkeit, die Fortschritte zu protokollieren.

Bevor Sie also am Zubettgehritual herumdoktern, nehmen Sie sich ein paar Tage Zeit, um darauf zu achten, ob Ihr Kleines übermüdet ist (aufgedreht und reizbar ist oder gähnt und glasige Augen hat) oder aber hellwach (zufrieden und verspielt), bevor Sie es hinlegen.

Schreiben Sie sich auf, wann bei Ihrem Kind die ersten Anzeichen von Müdigkeit aufgetreten sind. Und notieren Sie sich eine Woche lang die wichtigsten schlafbezogenen Ereignisse:

- Schlafzeiten tagsüber (Zeitpunkt und Dauer)

- Dauer und Ablauf des Zubettgehrituals

- Zeitpunkt und Dauer nächtlicher Wachzeiten (einschließlich Ihrer Reaktion)

- Zeitpunkt des morgendlichen Aufwachens

Wenn Sie schon dabei sind, notieren Sie sich auch andere wichtige Ereignisse wie Mahlzeiten, Schreianfälle und Stuhlgang.

Im Anhang finden Sie ein *Wach-Schlaf-Tagebuch*. Derartige Tagebücher sind übrigens auch nette Erinnerungen. Es wird Ihnen später einmal großen Spaß machen, sie Ihrem Kind zu zeigen, wenn es selbst Kinder hat!

Das Problem einkreisen

Anhand Ihres Tagebuchs sollten Sie feststellen können, warum Ihr Kind Schlafprobleme hat. Die vier wichtigsten Gründe, die in Frage kommen, sind Überreizung vor dem Schlafengehen, Störfaktoren, Einsatz falscher Schlafreize und eine unpassende Schlafenszeit.

Ihr Baby ist überreizt

Manchmal stimmen Eltern ihr Baby unabsichtlich darauf ein, abends jede Menge Spaß und Unterhaltung zu erwarten. Das ist besonders dann der Fall, wenn die Eltern tagsüber in der Arbeit sind und abends mit ihrem Kind spielen wollen.

Dabei überreizen Sie Ihr Baby vielleicht, wenn Sie unmittelbar vor dem Einschlafen mit ihm herumtoben. Wie Sie sich bestimmt vorstellen können, ist es für Ihr Kleines nicht einfach, innerhalb von Minuten vom wilden Herumalbern im hellen Licht zum Alleinsein in Dunkelheit und Stille umzuschalten. (Wie würde es Ihnen selbst denn damit gehen?) Also dämpfen Sie einige Zeit vor dem Zubettgehritual das Licht und hören Sie mit dem Kitzeln auf.

Überreizung kann auch durch Verabreichung von Stimulanzien (wie Koffein, Schokolade, bestimmte Nahrungsergänzungsmittel oder Abführmittel) – direkt oder über die Muttermilch – verursacht werden.

Etwas stört Ihr Baby

Vielleicht fällt es Ihrem Baby schwer einzuschlafen, weil es sich durch etwas gestört fühlt. Der Störfaktor kann außerhalb seines Körpers (Lärm, helles Licht, schlechte Gerüche oder ein zu warmes, zu kaltes oder stickiges Zimmer) oder innerhalb seines Körpers liegen (Hunger, eine verstopfte Nase, Blähungen oder wundes Zahnfleisch).

Wenn es im Kinderzimmer kühl ist, ziehen Sie Ihrem Baby Socken an und wärmen Sie das Bettzeug fünf oder zehn Minuten mit einer Wärmflasche, bevor Sie Ihr Kind hinlegen.

Aber setzen Sie ihm keine Mütze auf! Mützen können herunterrutschen und das Gesicht bedecken. Da Neugeborene etwa 25 Prozent der Körperwärme über den Kopf abgeben, kann eine Mütze auch zur Überhitzung führen. Falls Sie unsicher sind, fragen Sie den Kinderarzt.

Ihr Baby hat schlechte Gewohnheiten angenommen

Das ist wohl die Hauptursache für Schlafprobleme bei Babys! Wir bringen unseren Kindern Dinge bei, die sie von uns abhängig

Leidet Ihr Baby unter emotionalem Stress?

Babys können ebenso unter Stress leiden wie Erwachsene. Wenn sich Ihr Baby gegen den Schlaf wehrt, sollten Sie abklären, ob sein Problem ein Zeichen von Stress ist. Folgende Faktoren können Ihr Baby belasten:

- Laute Stimmen oder Streitereien – in der Realität oder im Fernsehen

- Beängstigende Situationen, wie beispielsweise Hundegebell, Lärm, ein nicht vertrautes Schlafzimmer, unbekannte oder unfreundliche Menschen (ein neuer Babysitter oder sogar eine Oma, die längere Zeit nicht zu Besuch war)

- Trennungen, wenn Ihr Baby beispielsweise zum ersten Mal von einem Babysitter betreut wird oder eine vertraute Betreuungsperson plötzlich nicht mehr zur Verfügung steht

Besonders sensible Babys können auf diese Ereignisse verstört reagieren, sich bei unvorhergesehenen Veränderungen verängstigt und einsam fühlen und sehr unruhig werden.

Wenn Sie glauben, dass Stress ein Teil des Problems sein könnte, tun Sie, was in Ihrer Macht steht, und etablieren Sie ein schönes Zubettgehritual, um Ihrem Kind zu helfen, wieder ins Gleichgewicht zu kommen.

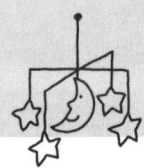

machen, statt ihnen zu helfen, Selbstvertrauen und die Fähigkeit zur Selbstberuhigung zu entwickeln. Besonders verbreitet sind die Gewohnheiten, Babys im Elternbett schlafen zu lassen beziehungsweise sie schlafend ins Bett zu legen.

Eine Umfrage zu den Schlafgewohnheiten von Babys ergab Folgendes:

- 60 Prozent aller Babys werden in den Schlaf gewiegt, was für Neugeborene wunderbar ist, aber später zum Problem werden kann.

- 75 Prozent aller Babys schlafen jeden Abend beim Stillen oder mit einer Flasche ein.

- In Deutschland schlafen 12 Prozent der Babys unter einem Jahr im Elternbett, sodass es für sie naheliegend ist, zum Wiedereinschlafen die Hilfe der Eltern in Anspruch zu nehmen – und zwar jedes Mal, wenn sie aufwachen.

- Nur ein Drittel der Eltern nutzt allabendlich die Selbstständigkeit fördernde Schlafreize wie weißes Rauschen oder Schmusegegenstände.

Ärzte fanden heraus, dass drei und acht Monate alte Babys abends und nach dem Aufwachen mitten in der Nacht leicht einschliefen, wenn sie Schmusegegenstände und Schnuller verwendeten. Die Ärzte berichteten auch, dass alle schlecht schlafenden acht Monate alten Babys (etwa eines von dreien) bereits schlafend ins Bett gelegt wurden und dass keines von ihnen immer einen Schmusegegenstand bei sich hatte.

Die Einschlafhilfe des eigenen Babys zu sein, ist eine angenehme, innige Erfahrung, und ich befürworte das durchaus, solange Sie selbst damit zufrieden sind (und die entsprechenden Vorsichtsmaßnahmen beim gemeinsamen Schlafen im Elternbett ergreifen). Aber wenn Sie müde und frustriert sind, ist der Zeitpunkt gekommen, um Ihrem Baby zu helfen, neue Gewohnheiten anzunehmen. Hier einige Zeichen dafür, dass es Zeit für eine Veränderung ist:

- **Sie sind erschöpft.** Sie essen zu viel, sind Ihrem Kleinkind oder Partner gegenüber gereizt und bei der Arbeit oder beim Autofahren unkonzentriert, fühlen sich deprimiert oder sind versucht, wieder mit dem Rauchen anzufangen.

- **Sie sind frustriert.** Sie wissen nicht, wie Sie mit dem Widerstand Ihres Babys gegen das Einschlafen, seinem nächtlichen Aufwachen, seiner Abhängigkeit vom Schlafen im Elternbett und dem häufigen nächtlichen Stillen umgehen sollen. Und Sie streiten oft mit Ihrem Partner.

- **Ihr Kind ist unglücklich.** Es ist sehr unruhig, weint bei jedem Anlass, ist ungeduldig, scheint übermüdet zu sein, wird zur Schlafenszeit extrem unruhig oder wacht nachts weinend auf.

Wenn Sie diese Anzeichen wahrnehmen, ist es an der Zeit, die von Ihnen eingesetzten Schlafreize gegen andere auszutauschen, die den Schlaf *und* gleichzeitig Ruhe, Selbstvertrauen und Eigenständigkeit Ihres Babys fördern. Verstehen Sie mich nicht falsch: Sie dürfen Ihren Liebling halten, wiegen, streicheln und stillen, solange Sie wollen. Aber um spätere Schlafprobleme zu vermeiden, müssen Sie sich jetzt auf Schlafreize und -rituale konzentrieren, die Ihrem Baby helfen, Selbstberuhigung zu lernen.

Die beste Möglichkeit, eine Abhängigkeit vom Gewiegt- und Gehaltenwerden zum Einschlafen zu überwinden, ist die Anwendung der *Weck-Schlaf-Technik* bei jedem Zubettbringen.

Kann schlechter Schlaf zu Übergewicht beim Baby führen?

Es deutet vieles darauf hin, dass schlechter Schlaf bei Erwachsenen und Kindern zu Übergewicht führen kann. Und aus zwei neueren Studien geht hervor, dass dasselbe auch für Babys gilt.

Im Rahmen der ersten Studie fanden Wissenschaftler an der Pennsylvania State University heraus, dass gestillte Babys, deren Eltern die »5 S« (zusammen mit einigen anderen Erziehungstipps) anwendeten, länger schliefen. Bei den besser schlafenden Babys war im Alter von einem Jahr seltener Übergewicht festzustellen, wenn sich die Mütter an bestimmte Ernährungsempfehlungen hielten (vor dem Alter von sechs Monaten keine feste Nahrung zu geben und schreiende Babys zunächst durch körperliche Nähe zu beruhigen, bevor Nahrung angeboten wurde).

In der zweiten Studie fand ein Forscherteam in Harvard heraus, dass bei Dreijährigen, die als Babys (mit sechs, zwölf und 24 Monaten) weniger als zwölf Stunden pro Tag geschlafen hatten, ein um 100 Prozent höheres Risiko für Übergewicht bestand. Im Rahmen dieser Studie zeigte sich übrigens auch, dass bei Kindern, die mehr als zwei Stunden pro Tag vor dem Fernseher saßen, ein noch höheres Übergewichtsrisiko bestand.

Sie bringen Ihr Baby zur falschen Zeit ins Bett

Babys wehren sich gegen das Einschlafen, wenn sie durch unregelmäßige oder ungewohnte Schlafenszeiten (beispielsweise auf Reisen durch verschiedene Zeitzonen oder bei der Umstellung auf Sommerzeit) oder durch ein zu frühes oder zu spätes Zubettbringen aus dem inneren Gleichgewicht gebracht werden.

Die meisten Babys schlafen schnell ein und schlafen länger, wenn sie zu Bett gebracht werden, ehe sie übermüdet sind. Bei einer in den USA durchgeführten Umfrage zu den Schlafgewohnheiten stellte sich heraus, dass übermüdete Kinder um 20 Prozent länger brauchen, um einzuschlafen! Mit anderen Worten: *Übermüdung bewirkt, dass Kinder aufgedreht sind.* (Das gilt besonders für sehr temperamentvolle Kinder, die dann zunehmend rebellisch werden.)

Die durchschnittliche Zubettgehzeit für drei Monate alte Babys liegt bei 21.30 Uhr. Bei älteren Babys verschiebt sie sich nach *vorn* (auf 20.30 Uhr oder früher). Wissenschaftler in Pittsburgh fanden heraus, dass Babys, die vor 21 Uhr zu Bett gebracht wurden, deutlich länger (13 Stunden) schliefen, als Babys, die nach 21 Uhr einschliefen (11,8 Stunden). Doch wenn Sie eine zu frühe Schlafenszeit durchzusetzen versuchen, ist Ihr Kind möglicherweise einfach noch nicht müde.

Bringen Sie Ihr Baby *zu früh* zu Bett? Achten Sie auf folgende Zeichen:

- Ihr Baby wehrt sich 30 bis 60 Minuten lang gegen das Einschlafen.

- Es zeigt beim Zubettbringen keinerlei Zeichen von Müdigkeit.

- Es wacht mitten in der Nacht oder sehr früh am nächsten Morgen erholt und ausgeschlafen auf.

Bringen Sie Ihr Baby **zu spät** ins Bett? Achten Sie auf folgende Zeichen:

- Ihr Baby wehrt sich 30 bis 60 Minuten lang gegen das Einschlafen.

- Es ist reizbar und launisch, schläft tagsüber im Auto oder Kinderwagen ein und schlummert tagsüber länger als zwei Stunden am Stück.

- Es ist beim Zubettbringen übermüdet (reibt sich die Augen, blinzelt, gähnt, ist unruhig).

Wenn Sie glauben, dass Sie Ihr Baby zu früh ins Bett bringen, versuchen Sie das Zubettgehritual jeden zweiten oder dritten Tag um *15 Minuten* nach hinten zu verschieben.

Wenn Sie glauben, dass Sie Ihr Baby zu spät ins Bett bringen, versuchen Sie das Zubettgehritual jeden zweiten oder dritten Tag um *15 Minuten* vorzuziehen. Beide Ansätze sollten innerhalb von ein bis zwei Wochen Erfolg zeigen.

Schlafpläne

Ich bin nicht dafür, das Leben eines Babys im Minutentakt durchzuplanen. Doch ein *flexibler* Zeitplan kann in folgenden Fällen hilfreich sein:

- Ihr Baby schläft nicht gut: Es ist ein sensibles, verlässliche Strukturen liebendes Kind, das völlig aus dem Tritt gerät, wenn sein Mittagsschlaf zu spät beginnt, bei Übermüdung sehr unruhig wird, sich gegen den Schlaf wehrt und zu oft oder zu früh am Morgen aufwacht.

- Sie selbst brauchen regelmäßige Abläufe in Ihrem Alltag: Sie haben viele Aufgaben zu bewältigen – ältere Kinder, einen Beruf, einen Haushalt – und müssen effizient sein.

Hier finden Sie einen Ansatz, der Ihnen helfen kann, Ihr Baby an Essens- und Schlafzeiten zu gewöhnen und Ihren Tag besser zu strukturieren.

1. Finden Sie als Erstes heraus, was genau vor sich geht

Wenn es Ihnen wie den meisten Eltern geht, verschwimmen die einzelnen Tage ineinander. Führen Sie deshalb einige Tage lang ein Wach-Schlaf-Tagebuch, bevor Sie anfangen, den Zeitplan Ihres Babys zu verändern. Das wird Ihnen helfen, die typischen Muster zu erkennen (auf Seite 418f. finden Sie ein Beispieltagebuch).

2. Legen Sie Ziele fest

Nach den ersten Monaten könnte ein realistisches Ziel darin bestehen, Ihr Baby tagsüber alle zwei bis drei Stunden zum Schlafen hinzulegen. Die einzelnen Schlafphasen sollten nicht länger als zwei Stunden dauern. (Wenn Ihr Kind ein Jahr alt ist, wird es tagsüber nur noch alle drei bis fünf Stunden schlafen.) Streben Sie für den Nachtschlaf zusammenhängende Schlafphasen von sechs Stunden (mit vier Monaten) beziehungsweise acht bis zehn Stunden (mit einem Jahr) an.

3. Fangen Sie an, den Tagesablauf Ihres Babys zu strukturieren

Bei manchen Kindern ist es nur ein kleiner Schritt von der Übermüdung zum Aufgedrehtsein. Und sobald die Linie überschritten ist, steigern sie sich noch weiter hinein und wehren sich gegen den Schlaf. Orientieren Sie sich an Ihrem Wach-Schlaf-Tagebuch und versuchen Sie, Ihr Baby 30 Minuten vor dem erwarteten Zeitpunkt des ersten Gähnens hinzulegen.

Führen Sie ein Zubettgehritual ein. Und denken Sie daran, dass frühes Zubettgehen den Schlaf Ihres Babys fördert.

Setzen Sie für jeden Schlaf das weiße Rauschen ein. Fangen Sie mit der Geräuschkulisse eventuell schon vor dem Zubettgehritual an (um Ihr Baby auf den Schlaf einzustimmen). Sie können das weiße Rauschen sogar bei Mahlzeiten einsetzen, wenn Ihr Baby so abgelenkt ist, dass es tagsüber zu wenig isst, um nachts durchschlafen können.

Und zum Schluss noch ein Tipp: Falls Ihr Kleines trotz des Zeitplans weiterhin nachts hungrig aufwacht, versuchen Sie, ihm tagsüber mehr Kalorien zuzuführen und eine *Traummahlzeit* anzubieten, um das Aufwachen in der Nacht zu verhindern.

Halten Sie Ihren Plan ein (soweit möglich)

Experten weisen frischgebackene Eltern gern eindringlich darauf hin, wie wichtig konsequentes Verhalten ist.

Das ist die Art von Ratschlag, die junge Eltern verrückt machen kann ... weil es im realen Leben unmöglich ist, absolut konsequent zu sein. Manchmal ist man zur Zeit des Mittagsschlafs noch beim Einkaufen. Oder man ist so beschäftigt, dass man ei-

Bewährte Schlaftipps für glückliche Babys

- Überraschenderweise ist die beste Anfangszeit für das Zubettgehritual der Morgen! Babys, die tagsüber Sonnenlicht ausgesetzt sind (und deren stillende Mütter Stimulanzien meiden), schlafen nachts viel besser.

- Senden Sie Ihrem Baby bereits eine Stunde vor dem Zubettgehen Signale, die es auf die bevorstehende Schlafenszeit einstimmen – gedämpftes Licht, leises weißes Rauschen, kein Herumtoben, kein Fernsehen.

- Sie können weiterhin pucken, solange Sie es in einer Schaukel oder einem Sitz mit vollständiger Liegeposition sichern.

- Im Lauf der Monate wird das weiße Rauschen zu einem der wichtigsten Schlafreize. Es hilft Ihrem Baby einzuschlafen, nachdem Sie es dem Pucken entwöhnt haben. Und es hilft Ihrem Kind, trotz Störungen von außen, trotz Licht und leichten Beschwerden wie Zahnen und Blähungen weiterzuschlafen.

- Schaukeln (für den Tag- und Nachtschlaf) ist für die fünf bis 15 Prozent der Babys, die besonders viel Bewegung brauchen, weiterhin eine große Hilfe.

- Die *Weck-Schlaf-Technik* fördert die Fähigkeit Ihres Babys zur Selbstberuhigung und trägt dazu bei, den negativen Einfluss falscher Schlafreize auszuschalten.

ne Mahlzeit um eine Stunde verschieben muss. Oder ein anderes Kind in der Familie fordert genau dann Aufmerksamkeit, wenn das Baby seinen Mittagsschlaf halten sollte.

Und das sind nur die normalen Tage! Manchmal müssen Sie auch gegen die Regeln verstoßen, weil Ihr Baby krank ist. Und wenn Besuch kommt, ist sowieso alles aus dem Lot.

Sie müssen Ihren Zeitplan nicht wie ein Feldwebel durchpeitschen. Aber wenn Sie und andere Betreuungspersonen Ihres Babys einen flexiblen Zeitplan annähernd einhalten können, werden alle besser schlafen.

Das gilt besonders nachts, denn wenn Sie in einer Nacht auf das Schreien Ihres Babys reagieren, in der nächsten aber nicht, wird das Ihr Baby dazu anregen, noch mehr zu schreien. (»Ich weiß nicht, was los ist. Manchmal kommt sie, wenn ich weine. Hm ... ich versuch's einfach lauter!«)

Versuchen Sie, konsequent zu sein. Verwenden Sie jede Nacht gedämpftes Licht, warme Milch, die »5 S«, Gute-Nacht-Geschichten und Schmusegegenstände (mit einem Hauch von Lavendel), und bieten Sie auch tagsüber zum Einschlafen bestimmte Schlafreize an. Auf diese Weise können Sie innerhalb weniger Wochen ein Schlafmuster etablieren, das auf Jahre hinaus Bestand haben wird.

So helfen Sie Ihrem Baby, länger zu schlafen

Wenn Ihr Baby schön und perfekt ist, niemals schreit oder weint, nach Zeitplan schläft und nach Bedarf Bäuerchen macht, kurzum, ein absoluter Engel ist, dann sind Sie seine Großmutter.

Theresa Bloomingdale

Wichtige Punkte:

- Ebenso wie Probleme beim Einschlafen kann auch nächtliches Aufwachen durch Überreizung, Störfaktoren (zum Beispiel Zahnen), falsche Schlafreize oder zu frühes oder zu spätes Zubettbringen verursacht sein.

- Sie können – selbst bei im Elternbett schlafenden Babys – die Zahl der Nachtmahlzeiten allmählich reduzieren und den Schlaf fördern, indem Sie (mit *Cluster-* und *Traummahlzeiten*) die tägliche Kalorienzufuhr erhöhen oder kleine Kniffe wie den »Aua«-Trick anwenden.

- Neu auftretende Probleme wie Zahnen und Verstopfung können den Schlaf Ihres Babys beeinträchtigen. Doch Sie können diese und viele andere Beschwerden durch einige einfache, natürliche und preiswerte Maßnahmen lindern.

- Bei manchen Babys ist regelrechtes »Schlaftraining« erforderlich. Die *Immer-länger-Methode* ist eine sanftere Alternative. Sie können aber auch die tränenfreie Methode *Hochnehmen/Hinlegen* ausprobieren.

Nächtliches Geschrei – hört das denn nie auf?

Nächtliche Schreie gehen uns durch Mark und Bein. Natürlich springen wir dann oft sofort auf, weil wir vermeiden wollen, dass die ganze Familie aufwacht (und weil wir hoffen, dass es uns gelingen wird, unser Baby wieder zum Einschlafen zu bewegen, bevor es hellwach wird). Nächtliches Aufwachen ist das Hauptschlafproblem im ersten Lebensjahr eines Babys. Etwa 25 Prozent der fünf Monate alten Babys schlafen keine sechs Stunden am Stück. Wer in der Nacht häufig aufwacht, bekommt insgesamt oft eineinhalb Stunden weniger Schlaf!

Die neuseeländische Wissenschaftlerin Jacqueline Henderson und ihre Kollegen ließen Mütter das Schlafmuster ihrer Babys aufzeichnen. Dabei ergab sich Folgendes:

- 50 Prozent der drei Monate alten Babys schliefen fünf Stunden durch (das ist schon mal nicht schlecht).

- 50 Prozent der fünf Monate alten Babys schliefen acht Stunden, von 22 Uhr bis 6 Uhr (Hauptgewinn!)

- 15 Prozent der Babys konnten selbst mit einem Jahr noch nicht fünf Stunden am Stück schlafen!

Warten Sie nicht darauf, dass sich der Schlaf Ihres fünf Monate alten Babys von allein reguliert. Im Rahmen einer kanadischen

Studie wurde festgestellt, dass ein Drittel der Kinder, die mit fünf Monaten nachts aufwachten, auch mit zweieinhalb Jahren noch nicht sechs Stunden am Stück schlafen konnten!

Glücklicherweise gibt es ein paar sehr wirksame Methoden, um diese Zeitspanne auszudehnen. Befolgen Sie zunächst die Tipps aus dem letzten Kapitel im Hinblick auf ein beruhigendes Zubettgehritual und die Schaffung einer entspannten Atmosphäre im Vorfeld des Zubettbringens. Setzen Sie die ganze Nacht weißes Rauschen ein und helfen Sie Ihrem Kind, sich selbst zu beruhigen, indem Sie Signale verwenden, die Ihre Anwesenheit nicht erfordern.

Doch die wichtigste Voraussetzung dafür, dass Sie Ihrem Kind zu einem besseren Schlaf verhelfen können, ist, die Gründe für das Aufwachen zu kennen.

Warum Babys nachts aufwachen

Wenn Ihr Baby älter als fünf Monate ist und zwischen Mitternacht und 6 Uhr immer noch aufwacht, sollten Sie sich fragen, ob Folgendes dahinterstecken könnte:

- Ihr Baby ist überreizt.

- Es sind Störfaktoren (einschließlich Hunger) vorhanden.

- Ihr Baby hat zu viele falsche Gewohnheiten angenommen und nicht genug gute Schlafreize kennengelernt.

- Es wird zur falschen Zeit (zu früh, zu spät oder zu unregelmäßig) zu Bett gebracht.

Kommt Ihnen diese Liste irgendwie bekannt vor? Es überrascht wohl kaum, dass es dieselben Dinge sind, die Babys auch am *Einschlafen* hindern.

Kein Unterhaltungsprogramm zur Schlafenszeit

Ein Baby, das zur Schlafenszeit die Puppen tanzen lässt, wird auch mit höherer Wahrscheinlichkeit um 2 Uhr aufwachen. Glücklicherweise ist dieses Problem einfach zu lösen.

Verbringen Sie die letzte Stunde vor dem Einschlafen mit ruhigen Spielen, bei gedämpftem Licht, ohne Fernseher oder Musik, aber dafür mit weißem Rauschen. Vermeiden Sie es zudem, Ihrem Baby direkt oder über die Muttermilch Stimulanzien zuzuführen. Daneben sollte auch ein gutes Zubettgehritual etabliert sein (siehe Kapitel »So helfen Sie Ihrem Baby einzuschlafen«, Seite 80ff.).

Störungen vermeiden und abstellen

Der Schlaf Ihres Babys kann durch *äußere Faktoren*, wie helles Licht oder Papas Schnarchen, oder durch *innere Missempfindungen* wie Zahnen, Hunger, eine verstopfte Nase oder Verdauungsprobleme gestört werden.

Und wenn es erst einmal aufgewacht ist, können sein Unbehagen oder seine Wünsche (wie beispielsweise sein Kontaktbedürfnis) dazu führen, dass es hellwach wird und nach Ihnen ruft.

Ihre größte Chance, diese Störungen zu überwinden und Ihr Kleines wieder in den Schlaf zu bekommen, besteht darin, starkes weißes Rauschen einzusetzen. Ventilatoren und Meeresrauschen mögen in den ersten Monaten ihren Zweck erfüllt haben, aber ältere Babys mit größerer Neugier und stärkeren Beschwerden lassen sich damit oft nicht mehr beruhigen.

Verwenden Sie daher tagsüber und nachts ein lautes, grollendes weißes Rauschen in der Lautstärke eines Duschstrahls. Wenn Ihr Baby trotzdem immer noch aufwacht, decken Sie alle Lichtquellen ab (legen Sie ein Handtuch über DVD-Player und Radiowecker, ziehen Sie die Vorhänge zu und dämpfen Sie das Licht im Flur vor dem Kinderzimmer). Sorgen Sie dafür, dass der Raum weder zu heiß noch zu kalt ist, und verwenden Sie einen Luftbefeuchter, falls die Luft sehr trocken oder die Nase Ihres Babys verstopft ist.

Natürlich ist einer der Hauptstörfaktoren in diesem Alter Hunger. Möglicherweise ist Ihr Kleines tagsüber so abgelenkt, dass es zu essen vergisst und seinen Hunger erst spürt, nachdem das Licht gelöscht wurde. Oder es isst tagsüber reichlich und ist nachts trotzdem noch hungrig, weil es gerade einen Wachstumsschub durchmacht.

In beiden Fällen gibt es einige Möglichkeiten, den nächtlichen Hunger in den Griff zu bekommen, sodass Ihr Baby alle Nährstoffe, die es braucht, bei Tageslicht zu sich nimmt.

Guter Schlaf durch gute Mahlzeiten

Zwischen dem Schlaf und den Mahlzeiten besteht ein enger Zusammenhang. Nach einer reichhaltigen warmen Mahlzeit werden wir alle schläfrig. Doch die meisten Babys wachsen aus dem Bedürfnis nach einer nächtlichen Mahlzeit mit vier bis sechs Monaten heraus.

Warum fangen dann manche wieder an, nachts um 2 Uhr hungrig zu werden? Dafür gibt es drei Hauptgründe.

- **Ihre Ernährung wurde umgestellt.** Es macht unglaublich viel Spaß, löffelweise Möhrenbrei in den begierig aufgesperrten Mund eines Babys zu schieben. Aber die beste Nahrungsquelle besteht im ersten Lebensjahr nicht aus kalorienarmer fester Nahrung wie Möhren oder Reis, sondern aus kalorienreicher Milch.

- **Sie sind zu neugierig.** Manche Babys sind tagsüber derart abgelenkt, dass sie nur kleine Mengen zu sich nehmen oder Mahlzeiten ganz auslassen. Wenn sie dann in der öden Stille der Nacht aufwachen, wird ihnen plötzlich bewusst, dass sie völlig ausgehungert sind.

- **Es handelt sich um einen Wachstumsschub.** Erinnern Sie sich noch an die Wachstumsschübe Ihrer Teenagerzeit? Nun, Ihr Baby durchläuft im ersten Lebensjahr viele solcher Schübe. Es wird dann so hungrig, dass es aus dem leichten Schlaf aufwacht, um Essen zu fassen.

Was immer auch die Ursache ist: Nächtlicher Hunger lässt sich am besten durch eine höhere Milchzufuhr am Tag in den Griff bekommen.

Eine einfache Lösung: *Cluster- und Traummahlzeiten*

Wenn Ihr Baby jede Nacht hungrig aufwacht, ist es sinnvoll, ihm nicht nur tagsüber, sondern auch spät am Abend mehr Kalorien zuzuführen. Dazu bieten sich zwei klassische Methoden an: *Cluster-* und *Traummahlzeiten*.

Cluster-Mahlzeiten sind eine Reihe kurzer Milchmahlzeiten, die von 16 Uhr an bis zur Schlafenszeit gegeben werden. Dabei soll Ihr Baby genügend Kalorien aufnehmen, um die Nacht durchzustehen.

Manche Ärzte warnen Eltern vor dem Überfüttern, weil sie befürchten, dass den Babys die Milch aufstoßen und Bauchschmerzen verursachen könnte. Aber das ist Unsinn. Die Frauen des !Kung-Stamms in Südafrika füttern ihre Babys drei- bis viermal pro Stunde, und die Babys haben nur ganz selten Bauchschmerzen.

Wenn Ihr Baby also eine Stunde nach einer Mahlzeit zu schreien anfängt, beruhigen Sie es mit den »5 S« und warten dann ab, wie es sich verhält. Wenn es den Mund öffnet und nach Ihrer Brustwarze sucht, geben Sie ihm noch ein wenig Milch, um seinen Bauch zu füllen.

Die bereits erwähnte *Traummahlzeit* ist eine Mahlzeit, die Sie Ihrem Baby anbieten, nachdem Sie es aufgeweckt haben. Studien haben gezeigt, dass das Einschieben einer weiteren Mahlzeit zwischen 22 Uhr und Mitternacht das nächtliche Aufwachen bei drei Monate alten Babys reduziert... und es funktioniert auch sehr gut bei älteren Babys!

Wecken Sie Ihr Baby gegen 23 Uhr auf und bieten Sie ihm

die Brust an (fünf bis zehn Minuten auf einer Seite, die restliche Zeit auf der anderen Seite). Wenden Sie nach dem Hinlegen die *Weck-Schlaf-Technik* an (siehe Seite 117ff.).

Wenn Ihr Baby nur schwer wach wird, wechseln Sie seine Windel, kitzeln Sie es an den Füßen oder kühlen Sie seinen Kopf mit einem feuchten Waschlappen, damit es wach genug ist, um zu trinken.

Traummahlzeiten bieten folgende Vorteile:

- Ihr Baby bekommt die zusätzlichen Kalorien, die es braucht, um besser zu schlafen.

- Die Mahlzeit findet zu einer willkommenen Zeit statt (sodass Sie selbst länger schlafen können).

- Die Mahlzeit ist keine Reaktion auf das Schreien Ihres Kindes (wodurch das Schreien belohnt und ein Anreiz für weiteres nächtliches Aufwachen geschaffen würde).

- Ihr Baby trinkt nachts weniger und ist daher morgens hungriger, was sich günstig auf die Nahrungsaufnahme tagsüber auswirkt.

Wenn Ihr Baby trotz der *Traummahlzeit* und weißem Rauschen weiterhin um 3.30 Uhr aufwacht, versuchen Sie es damit, dass Sie Ihren Wecker auf 3 Uhr stellen und ihm eine weitere Traummahlzeit anbieten. Der Sinn der Sache ist, dass Sie Ihr Kind wecken, bevor es von sich aus aufwacht, sodass es die Nährstoffe erhält, die es braucht, aber nicht für das Aufwachen und Schreien belohnt wird.

Wenn diese *Traummahlzeit* in den frühen Morgenstunden erforderlich ist, geben Sie Ihrem Baby *etwas weniger Milch*. Bieten Sie ihm, wenn Sie stillen, nur eine Brust an. Wenn Sie ihm die Flasche geben, verdoppeln Sie einige Tage lang die in der Zubereitungsanleitung angegebene Wassermenge (nur bei dieser einen Mahlzeit!). Seien Sie liebevoll, aber sprechen und kuscheln Sie nicht allzu viel mit Ihrem Baby.

Reduzieren Sie die *Traummahlzeit* alle drei Tage etwas mehr, indem Sie die Zeit an der Brust verkürzen oder die Flaschennahrung weiter verdünnen. Wenn Sie stillen, werden sich Ihre Milchdrüsen schnell darauf einstellen, nachts weniger und tagsüber mehr Milch zu produzieren.

Ziel ist es, Ihrem Baby genug Milch zu geben, damit es wieder einschläft, aber nicht so viel, dass es tagsüber weniger trinkt.

Hier noch einige zusätzliche Tipps:

- Wenn Ihr Baby um 3 Uhr nur 30 bis 60 Milliliter trinkt, versuchen Sie seine Kalorienzufuhr tagsüber zu erhöhen, um die nächtlichen Mahlzeiten überflüssig zu machen.

- Wenn Sie eine *Traummahlzeit* geplant haben, aber Ihr Baby vorher aufwacht, ist es in Ordnung, es zu füttern und die Mahlzeit am nächsten Abend etwas vorzuverlegen.

- Wenn Sie befürchten, dass Ihr Baby nicht genug Milch bekommt, lassen Sie es beim Kinderarzt wiegen, um sicherzugehen, dass es normal gedeiht.

Krankheit, Zahnen und Co.

Ihr kleiner Sonnenschein kann durch eine Erkrankung oder körperliches Unwohlsein aus dem leichten Schlaf (unmittelbar vor dem Abtauchen in den Tiefschlaf) aufgeweckt werden. Mit hoher Wahrscheinlichkeit werden Sie sich früher oder später mit einem der folgenden Störfaktoren herumschlagen müssen:

- Erkältung

- Schnarchen

- Zahnen

- Verstopfung

Ich habe Ihnen bereits einige Tipps zum Umgang mit Erkältungen gegeben (siehe Seite 139ff.). Diese Ratschläge sind auch bei älteren Babys anwendbar.

Hier noch einige weitere Fingerzeige in Bezug auf Erkältungen. Wenn Ihr Baby Schnupfen hat, sollte es folgende Dinge nicht bekommen:

- Rezeptfreie zinkhaltige Nasentropfen oder -sprays (diese können die Nerven und den Geruchssinn Ihres Babys schädigen).

- Erkältungssalben, wenn Ihr Kind unter zwei Jahre alt ist (diese kann in die Augen gelangen und sie stark reizen).

- Honig in irgendeiner Form vor dem ersten Geburtstag (er kann eine Erkrankung namens Botulismus verursachen).

Achten Sie auch darauf, alle Impftermine (unter Umständen auch gegen Grippe) einzuhalten.

Sehen wir uns nun die anderen Schlafdiebe an, die in dieser Phase in Erscheinung treten können.

Schnarchen? Gar nicht lustig!

Schläft Ihr Baby mit offenem Mund? Oder schnarcht es? Oder wacht es plötzlich mit lautem Schnauben auf? Diese Verhaltensweisen mögen lustig erscheinen, könnten jedoch Anzeichen einer obstruktiven Schlafapnoe, einer ernsten, aber behandelbaren Störung, sein.

Wenn Ihr Baby nachts schnarcht oder röchelt, versuchen Sie seine Atmung mithilfe eines Kaltluftbefeuchters und eines gefalteten Handtuchs *unter* seiner Matratze (wodurch sein Kopf um drei bis fünf Zentimeter höher liegt) zu erleichtern. Wenn Ihr Kind auch dann noch geräuschvoll atmet, fragen Sie den Kinderarzt. (Weitere Informationen zu diesem Problem finden Sie auf den Seiten 394 bis 399.)

Kopfschlagen gegen die Gitterstäbe – was hat es damit auf sich?

Kopfschlagen ist bei Babys zwischen drei und sechs Monaten ein relativ häufiges Phänomen – besonders bei Jungen. Es tritt oft zusammen mit Kopfrollen (von einer Seite zur anderen) oder Summen auf. Es führt zwar nie zu blutenden oder sonstigen ernsthaften Verletzungen, kann aber Beulen verursachen, die monatelang erhalten bleiben (und irgend-

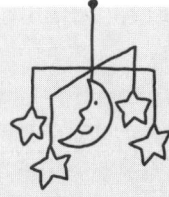

wann wieder verschwinden). Das Kopfschlagen kann so heftig sein, dass das Kinderbett dabei gegen die Wand stößt oder sich um einige Zentimeter verschiebt!

Diese Form von rhythmischem Schaukeln ist mit den »5 S« verwandt. Es hilft Babys, Dinge wie Lärm oder Zahnungsschmerzen zu ignorieren, mit Ängsten umzugehen, sich nach den aufregenden Ereignissen des Tages zu beruhigen oder sich vor einem großen Entwicklungssprung (wie dem Laufenlernen) zu entspannen.

Es gibt mehrere Dinge, die Sie ausprobieren können, um das Kopfschlagen zu beenden:

- Aufregende Spiele und DVDs vor dem Schlafengehen durch 30 Minuten ruhigen Spielens ersetzen (gedämpftes Licht, weißes Rauschen, Massage, Wiegen, Singen).

- Das Zubettgehritual um 15 bis 30 Minuten verlängern.

- Die ganze Nacht über weißes Rauschen (in der Lautstärke eines Duschstrahls) einsetzen.

Das Schlagen des Kopfes gegen Gitterstäbe ist nicht besorgniserregend, solange tagsüber keine weiteren Anzeichen von Frustration, Angst oder Entwicklungsstörungen zu beobachten sind und sofern dieses Phänomen nicht nach dem dritten Lebensjahr auftritt. Sie sollten aber auf jeden Fall mit dem Kinderarzt darüber sprechen.

Zahnen: die Beschwerden des Heranwachsens

Jahrhundertelang haben Großmütter und Ärzte nächtliches Aufwachen auf Zahnungsschmerzen zurückgeführt. Zahnen kann zweifellos unangenehm sein und bei Ihrem Baby den Wunsch wecken, auf alles Mögliche zu beißen, um das Durchbrechen des Zahns zu unterstützen.

Aber handelt es sich wirklich um Schmerzen oder nur um unangenehme Empfindungen? Da sich das Zahnen insgesamt über viele Monate erstreckt, kann es so schlimm auch wieder nicht sein, da sonst alle Babys monatelang nachts schreien würden. Außerdem zeigen die meisten Babys tagsüber keinerlei Anzeichen von Schmerzen.

Kurzum: Das Zahnen ist meistens einfach lästig. Tagsüber lässt es sich ignorieren, aber nachts, in einem dunklen, stillen Raum, ist es unangenehmer.

Die gute Nachricht ist, dass meistens ein Schmusegegenstand und weißes Rauschen ausreichen, um Ihr Baby abzulenken und ihm dabei zu helfen, trotz rumorenden Zahnfleischs einzuschlafen.

Wenn Sie glauben, dass Ihr Baby von Zahnungsbeschwerden wachgehalten wird, bitten Sie Ihren Arzt, ein mildes Schmerzmittel zu verschreiben. Während Sie darauf warten, dass die Wirkung eintritt, lassen Sie Ihr Kleines auf einem Waschlappen herumkauen, der in Apfelsaft getaucht und dann eingefroren wurde.

Der Aa-Wecker

Nächtlicher Stuhlgang kann den Schlaf Ihres Kindes empfindlich stören, besonders, wenn es sich aufgrund von Verstopfung besonders anstrengen muss.

Der Stuhl Ihres Babys sollte nie die Form harter Klümpchen oder Klumpen haben, die den After reizen oder aufreißen können. Während bei Stillbabys manchmal nur alle paar Tage weicher Stuhlgang auftritt, sollten alle älteren Babys einmal pro Tag weichen Stuhlgang haben.

Wenn Sie befürchten, dass sich Ihr Baby nachts wegen hartem Stuhlgang hin- und herwälzt und aufwacht, fragen Sie den Kinderarzt, ob Sie eine andere Flaschennahrung verwenden oder den Stuhl aufweichen sollen, indem Sie Ihrem Kind ein Zäpfchen geben oder ihm jeden Morgen eine kleine Menge mit Muttermilch oder Flaschennahrung vermengten Bio-Pflaumensaft oder Aloe-Vera-Saft verabreichen (es dauert einige Tage, bis die Wirkung eintritt).

Schluss mit alten Gewohnheiten, her mit guten Schlafreizen

Babys die ganze Nacht lang durch gemeinsames Schlafen im Elternbett, Wiegen und Stillen zu beruhigen, scheint absolut vernünftig zu sein. Schließlich haben Eltern jahrtausendelang diese Methoden angewendet ... und sie helfen Babys auf jeden Fall einzuschlafen! Kein Wunder, dass so viele Eltern sich ihrer bedienen: 72 Prozent der Eltern gehen kurz nach ihnen sehen, aber nur 44 Prozent sie sich selbst beruhigen lassen. 24 Prozent nehmen ihr Kind dann mit ins Elternbett.

Aber Studien haben gezeigt, dass Babys, die bei jedem Aufwachen gewiegt, gestreichelt und gefüttert werden, möglicherweise nicht lernen, aus eigener Kraft wieder einzuschlafen. Das heißt, all diese innige Nähe fördert zwar kurzfristig das Wiedereinschlafen, kann aber auch einen kräftezehrenden Teufelskreis auslösen: Aufwachen ▸ mehr Zuwendung ▸ häufigeres Aufwachen ▸ mehr Zuwendung.

Die gute Nachricht ist, dass es eine Möglichkeit gibt, diese Nähe zu genießen und gleichzeitig die Fähigkeit Ihres Babys zur Selbstberuhigung zu fördern!

Wollen Sie länger schlafen, ohne auf das Stillen zu verzichten?

Wenn Ihr Baby vier Monate alt ist, können Sie anfangen, das nächtliche Stillen einzuschränken, während Sie tagsüber weiter stillen. Hier einige Tipps dazu:

• Erhöhen Sie tagsüber die Kalorienzufuhr, indem Sie für weniger Ablenkungen bei den Mahlzeiten sorgen, *Traummahlzeiten* anbieten und die bereits von mir genannten Schritte ausprobieren.

• Setzen Sie tagsüber und nachts starkes weißes Rauschen ein.

• Wenden Sie beim Einschlafen immer die *Weck-Schlaf-Technik* an.

• Lassen Sie Ihr Baby neben seinem Vater schlafen, damit ihm nicht der süße Duft Ihrer Milch in die Nase steigt. Oder tragen Sie zwei T-Shirts übereinander, damit Ihr Baby sich nicht selbst bedienen kann.

- Wiegen Sie Ihr Baby wieder in den Schlaf (eventuell begleitet von Schhhh-Lauten), statt es zu stillen. (Denken Sie daran, es noch einmal kurz aufzuwecken, nachdem Sie es hingelegt haben.)

- Proben Sie den »Aua«-Trick aus, den ich noch beschreiben werde.

Natürlich ist es in Ordnung, Ihrem Kind auch nachts warme Milch zu geben, wenn es krank, gestresst oder wirklich hungrig ist. Allerdings sollte es nur eine kleine Menge (oder nur eine Brust) sein, damit Ihr Baby sich den Bauch nicht so füllt, dass es morgens keinen Appetit mehr hat.

Abstillen in der Nacht bedeutet nicht, dass Sie auch tagsüber abstillen müssen. Die Brustdrüsen haben die erstaunliche Fähigkeit, die Milchproduktion nachts zu drosseln und tagsüber wieder hochzufahren. Doch wenn Sie anfangen, nachts abzustillen, pumpen Sie vor dem Zubettgehen und in der Nacht, wenn Sie mit vollen Brüsten aufwachen, 30 bis 60 Milliliter ab, um den Druck zu verringern und eine Brustentzündung zu vermeiden. Wenn Sie mehr abpumpen, kann dies zu einer weiteren Überproduktion in der Nacht führen.

In Stressphasen (Krankheit, Reisen), in denen Ihr Baby vielleicht einige Nächte lang mehr Aufmerksamkeit braucht, müssen Sie mit Rückschlägen rechnen. Wenn es Ihrem Kind schwerfällt, auf das Stillen zu verzichten, wiederholen Sie das Abstillen.

Gemeinsames Schlafen im Elternbett

Die australische Schlafforscherin Dr. Harriet Hiscock berichtet, dass Eltern, die Probleme mit dem Schlaf ihres Babys haben, meistens mit ihm das Bett teilen – und es stillen. Daran ist nichts Verwunderliches: Babys lernen schnell, dass ihnen kurzes Quäken kuscheliges Saugen und einen Bauch voll Milch einbringt.

Es ist schwer, Grenzen zu setzen, wenn Babys im Elternbett schlafen, und zwar aus folgenden Gründen:

- Sie selbst sind müde.

- Sie möchten, dass Ihr Baby zufrieden ist und schnell wieder einschläft.

- Es ist Ihre Aufgabe, und es macht Ihnen Spaß, Ihr Baby zu versorgen.

- Sie wollen Ihren Partner nicht stören.

Eine Möglichkeit, weiterhin mit Ihrem Baby das Bett zu teilen und trotzdem das nächtliche Stillen einzuschränken, bietet der »Aua!«-Trick.

Der »Aua!«-Trick

Lange Zeit hatten es Helena und Bill genossen, die ganze Nacht mit ihrer mittlerweile elf Monate alten Tochter Hanna zu kuscheln. Doch während Bill ungestört schlummerte, wollte Hanna immer noch alle drei Stunden gestillt werden.

Sie nahm allerdings nur ein paar Schlucke und schlief dann wieder ein, während Helena meistens 20 bis 30 Minuten brauchte, bis sie wieder einschlafen konnte.

Ich schlug Helena vor, Folgendes auszuprobieren:

1. Sie sollte Hannas Kalorienzufuhr am Tag erhöhen.

2. Sie sollte Hanna die Bedeutung des Wortes »Aua« beibringen, wenn diese sich tagsüber irgendwo anstieß.

3. Sie sollte ihr zeigen, dass man auf »Auas« Heftpflaster klebt.

4. Zur Schlafenszeit sollte sie das weiße Rauschen einschalten, Hanna stillen, zwei T-Shirts übereinander ziehen und das normale Zubettgehritual durchführen.

5. Im Bett sollte sie Hanna zeigen, dass ihr die Brüste wehtäten (»Aua! Aua!«) und auf dem T-Shirt über jede Brust ein Heftpflaster kleben.

6. Wenn Hanna aufwachte und gestillt werden wollte, sollte Helena auf die Heftpflaster zeigen, »Aua!« sagen und sie dann zum Trösten an Bill weitergeben.

Helena und Bill hatten geplant, Hanna eine Flasche mit abgepumpter Muttermilch zu geben, falls sie weiterhin weinen würde. In der ersten Nacht wachte Hanna zweimal auf und ließ sich durch kurzes Streicheln wieder beruhigen. Ebenso in der zweiten Nacht. Und ab der dritten Nacht schlief Hanna durch!

Ihr Baby den »5 S« entwöhnen

Bisher waren die »5 S« zur Schlafenszeit Ihre besten Freunde. Aber so wie Kinder irgendwann keine Stützräder mehr brauchen, um Fahrrad zu fahren, wachsen sie irgendwann auch aus den Schlafreizen heraus, die im Babyalter so wichtig für sie waren.

Da die Hälfte der vier Monate alten Babys sechs bis acht Stunden durchschläft, ist das ein günstiger Zeitpunkt, um damit *anzu-fangen*, Ihr Baby einigen Schlafreizen zu entwöhnen. Doch das ist kein Schnellverfahren, sondern ein Prozess, der jahrelang dauern wird. (Und wie schon erwähnt, verwenden wir alle irgendwelche Schlafreize, wie Dunkelheit, Stille oder ein Lieblingskissen.)

Das erste »S«, das Eltern allmählich eliminieren, ist das Schaukeln. Die meisten Babys müssen nicht in einer elektrischen Schaukel schlafen, aber wenn Ihr Baby ein Bewegungsfan ist, der besser schläft, wenn er die ganze Nacht geschaukelt wird, können Sie wahrscheinlich zwischen dem zweiten und sechsten Monat mit dem Entwöhnen beginnen.

Wenn das Schaukeln Geschichte ist, können Sie als Nächstes auf das Pucken verzichten. Da die meisten Fälle von plötzlichem Kindstod vor dem Alter von vier Monaten auftreten, rate ich dazu, das Pucken erst nach dem vierten Monat wegzulassen. (Manche Babys brauchen das Pucken aber noch einige Monate länger.)

Die meisten Eltern entwöhnen ihre Babys mit sechs bis zwölf Monaten dem Schnuller (es ist aber auch in Ordnung, ihn länger beizubehalten – mehr zur Schnullerentwöhnung finden Sie ab Seite 303). Und im Alter von einem Jahr verzichten die meisten Eltern dann auch auf das weiße Rauschen (manche Eltern verwenden es allerdings noch monate- oder jahrelang weiter zur

Schlafförderung beim Zahnen, im Urlaub, bei der Geburt jüngerer Geschwister, bei Krankheiten und Ängsten).

Hinweis: Die Seiten-/Bauchlage sollte zwar erst nach dem vierten Monat eingeführt werden, braucht aber danach nicht abgewöhnt zu werden.

Diese groben Ziele behalten wir im Hinterkopf, während wir uns im Detail dem Entwöhnvorgang in Bezug auf diese wertvollen Einschlafhilfen zuwenden.

So entwöhnen Sie Ihr Baby dem Pucken

In den ersten Monaten ist Pucken ein sehr nützliches Hilfsmittel. Manche Babys brauchen es sechs, acht oder gar zehn Monate lang. Diese Babys sind noch etwas unreif und unruhig – durch das Einwickeln wird verhindert, dass sie sich selbst erschrecken.

Doch wenn Ihr vier Monate altes Baby gut schläft, ist es an der Zeit, um mit dem Entwöhnen anzufangen. Gehen Sie dabei folgendermaßen vor:

- Pucken Sie Ihr Baby so, dass ein Arm frei bleibt.

- Wenn es auch damit einige Nächte lang gut schläft, können Sie versuchen, ganz auf das Pucken zu verzichten (in meiner Praxis sind mir allerdings einige Babys begegnet, die es gern hatten, wenn ihre untere Körperhälfte noch eine Zeitlang eingewickelt wurde).

- Wenn es anfängt aufzuwachen und sich selbst ins Gesicht zu schlagen, setzen Sie das Pucken wieder ein. Versuchen Sie es in einem Monat erneut mit dem »einarmigen« Pucken – und dann immer im Abstand von einem Monat, bis es klappt.

Ihr Baby dem Pucken zu entwöhnen ist viel schwieriger, wenn Sie nachts nicht die richtige Art von weißem Rauschen einsetzen. Die neu gewonnene Bewegungsfreiheit in Kombination mit der Stille des Zimmers lässt viele Babys noch öfter aufwachen!

So entwöhnen Sie Ihr Baby dem Schhhh-Geräusch

Wie Ihnen jetzt sicher bewusst ist, ist das weiße Rauschen unerlässlich, um den Tag- und Nachtschlaf Ihres Babys zu verbessern (wobei ein zu zischendes oder leises Geräusch möglicherweise nicht funktioniert). Setzen Sie das weiße Rauschen mindestens bis zum ersten Geburtstag Ihres Kindes ein. Viele Eltern verwenden es länger, um Ihren Kleinkindern oder älteren Kindern – oder sogar sich selbst – beim Einschlafen zu helfen.

Keine Sorge – Ihr Kind wird nicht abhängig davon. Das Entwöhnen von Geräuschen ist sehr einfach. Reduzieren Sie innerhalb von ein bis zwei Wochen allmählich die Lautstärke. Dann ist das Rauschen bald Geschichte.

Wenn Sie das weiße Rauschen auf einer Reise oder während einer Krankheitsphase wieder einführen wollen, fahren Sie die Lautstärke innerhalb von einigen Tagen wieder hoch.

So entwöhnen Sie Ihr Baby dem Schaukeln

Die meisten Babys schlafen mit Pucken und weißem Rauschen gut. Doch wenn Ihr bewegungsliebendes Baby Tanzen und schnelles Rütteln mag, ist das Schlafen in einer Schaukel möglicherweise unumgänglich.

Wenn Sie Ihr Baby in einer elektrischen Schaukel schlafen lassen, reduzieren Sie innerhalb von ein oder zwei Wochen die Geschwindigkeit bis auf null, sobald es gut schläft (meist mit vier bis sechs Monaten).

So entwöhnen Sie Ihr Baby dem Saugen

Die Gesellschaft der amerikanischen Kinderärzte empfiehlt zum Schutz vor dem plötzlichen Kindstod im gesamten ersten Lebensjahr die Verwendung eines Schnullers. Doch unter folgenden Umständen müssen Sie Ihr Baby dem Schnuller vielleicht früher entwöhnen:

- Ihr Baby hat häufig Ohrinfektionen. (Diese können durch heftiges Saugen am Schnuller verschlimmert werden.)

- Ihr Baby wacht jedes Mal auf, wenn ihm der Schnuller aus dem Mund fällt.

Wenn Sie Ihr Baby vorzeitig dem Schnuller entwöhnen müssen oder wollen, setzen Sie die ganze Nacht hindurch weißes Rauschen ein. Ersetzen Sie den Schnuller nach dem sechsten Monat eventuell durch ein Kuscheltier, das Ihr Baby festhalten kann.

Wenn Ihr Baby anfängt, am Daumen zu lutschen, ist es wahrscheinlich besser, ihm wieder den Schnuller zu geben. Daumenlutschen führt zu Fehlstellungen der Schneidezähne und des Gaumens und verursacht weitaus umfangreichere kieferorthopädische Behandlungen als das Saugen am Schnuller.

Die richtige Schlafenszeit

Wenn Sie alle diese Tricks ausprobiert haben und Ihr Nachwuchs immer noch um drei Uhr morgens aufwacht, sollten Sie sich fragen, ob Sie die falsche Schlafenszeit gewählt haben. Drei Arten von zeitbezogenen Faktoren können nächtliches Aufwachen verursachen:

- Sehr unregelmäßige Schlafenszeiten

- Zu frühes Zubettbringen

- Zu spätes Zubettbringen

Der erste Punkt ist mehr als offensichtlich. Wenn Sie nie im Voraus wissen, wann Ihr Chef Sie nach Hause gehen lässt, ist es schwierig, das Abendessen mit Ihrer Familie zu planen. Ähnlich ist es, wenn Sie den Zeitpunkt des Zubettgehrituals immer wieder verändern: Ihr Baby weiß dann nie, womit es zu rechnen hat.

Ein zu frühes Zubettbringen kann ebenfalls Probleme verursachen. Wenn Ihr Baby um 19 Uhr einschläft, ist es unwahrscheinlich, dass es bis um sieben Uhr morgens durchschlafen wird; die Wahrscheinlichkeit ist groß, dass es um zwei Uhr aufwachen wird und spielen will!

Wenn Sie glauben, dass die Schlafenszeit *zu früh* angesetzt ist:

- Machen Sie jeden Morgen einen Spaziergang an der Sonne.

- Setzen Sie die Mahlzeiten morgens und mittags jeweils 15 Minuten später an (um die Tagesschlafphasen nach hinten zu verschieben).

- Setzen Sie bei jedem Schlafen weißes Rauschen ein.

- Dämpfen Sie die Beleuchtung in der Wohnung nicht vor 19.30 Uhr (um die Melatoninfreisetzung und die damit verbundene Schläfrigkeit bei Ihrem Baby hinauszuzögern).

- Verschieben Sie den Beginn des Zubettgehrituals alle drei Tage um 15 Minuten nach hinten.

Wenn Sie Recht hatten und die Schlafenszeit zu früh angesetzt war, müsste das Einschlafen innerhalb von ein bis zwei Wochen schneller und leichter vonstatten gehen und Ihr Baby längere Zeit durchschlafen.

Wenn die Schlafenszeit andererseits zu spät angesetzt ist, wird Ihr Baby tagsüber so erschöpft, dass es einschläft, während Sie mit ihm unterwegs sind, um Besorgungen zu erledigen. Zur Schlafenszeit ist es dann übermüdet und gereizt. Es schläft unruhig und weint bei jedem Übergang zum leichten Schlaf.

Wenn Sie glauben, dass die Schlafenszeit **zu spät** angesetzt ist:

- Machen Sie jeden Morgen einen Spaziergang an der Sonne.

- Ziehen Sie die Mahlzeiten morgens und mittags um 15 Minuten vor (um die Tagesschlafphasen nach vorn zu verschieben).

- Schalten Sie eine Stunde vor dem Schlafengehen weißes Rauschen ein und dämpfen Sie die Beleuchtung in der Wohnung (um die Melatoninfreisetzung und Schläfrigkeit bei Ihrem Baby zu fördern).

- Ziehen Sie den Beginn des Zubettgehrituals alle drei Tage um

15 Minuten vor (bevor die ersten Anzeichen von Müdigkeit auftreten).

Damit sollte Ihr Baby innerhalb einer Woche zufriedener sein und besser schlafen (hoffentlich die ganze Nacht!).

Frühaufsteher: Babys, die bei Tagesanbruch aufwachen

Die meisten drei bis zwölf Monate alten Babys wachen gegen sieben Uhr auf, aber zehn Prozent melden sich schon um fünf oder sechs Uhr. Eine Umfrage zu den Schlafgewohnheiten in den USA ergab, dass 21 Prozent der Eltern über zu frühes Aufwachen ihrer Babys klagen.

Frühes Aufwachen hat meistens einen der vier folgenden Gründe:

- Ihr Baby ist nun mal ein früher Vogel.

- Ihr Baby geht zu früh zu Bett.

- Ihr Baby geht zu spät zu Bett.

- Der Schlaf Ihres Babys wird durch irgendetwas gestört.

Wenn Ihr Kind einfach nur ein Frühaufsteher ist, der nicht so viel Schlaf braucht, sollten Sie selbst früher zu Bett gehen, um sich seinem Zeitplan anzupassen!

Wenn Sie aber befürchten, dass Ihr Kind so früh aufwacht, weil es zu früh oder zu spät einschläft, verschieben Sie seine Schlafenszeit gemäß den Empfehlungen auf Seite 202f.

Wenn Ihr Baby zu einer normalen Zeit zu Bett geht und Sie

vermuten, dass es wegen irgendwelcher Störfaktoren morgens so früh aufwacht (zumal, wenn es tagsüber schlecht gelaunt und übermüdet ist), versuchen Sie es mit folgenden Tricks:

- Verdunkeln Sie die Fenster mit Vorhängen, falls Sie vermuten, dass Ihr Kind vom Licht geweckt wird.

- Setzen Sie die ganze Nacht lautes weißes Rauschen ein, um Störgeräusche zu überdecken.

- Erhöhen Sie tagsüber die Kalorienzufuhr und verabreichen Sie eine *Traummahlzeit* um Mitternacht, um den Hunger am Morgen zu verringern.

Fragen Sie darüber hinaus den Kinderarzt, ob Atemprobleme (wie Schnarchen) die Ursache sein könnten.

»Schlaftraining«

Nehmen wir an, Sie haben jeden in diesem und dem vorherigen Kapitel empfohlenen Trick angewendet, und nichts funktioniert. Das ist selten, aber es kommt vor. Und es liegt nicht daran, dass Sie schlechte Eltern sind! Es gibt eine Handvoll Babys, die so temperamentvoll und willensstark sind, dass sie nicht nachgeben.

In diesem Fall empfehlen die meisten Experten ein sogenanntes »Schlaftraining« (was letztlich nur eine beschönigende Bezeichnung für das *Schreienlassen* ist).

Ich gebe zwar zu, dass es gelegentlich nötig sein kann, ein Baby schreien zu lassen, aber das sollte auf keinen Fall der Hauptansatz sein.

Bevor Sie das sogenannte »Schlaftraining« anwenden, sollten Sie alle in den beiden vorherigen Kapiteln genannten Schritte angewendet haben, um Ihr Baby dazu zu bewegen, besser ein- und durchzuschlafen. Sie sollten sicher sein, dass Ihr Kind nicht durch emotionale Traumata (Ängste, große Veränderungen im Leben, wie beispielsweise einen Umzug oder eine neue Betreuungsperson, Streit in der Familie und so weiter) belastet ist.

Wenn all das sichergestellt ist, können Sie ein – korrekt angewendetes – »Schlaftraining« erwägen.

Drei Methoden des »Schlaftrainings« für Babys

In den letzten 20 Jahren haben Experten drei Strategien für das Schlaftraining bei Babys mit hartnäckigen Schlafproblemen entwickelt:

- Kalter Entzug (Extinktion)

- Immer länger (Abgestufte Extinktion)

- Hochnehmen/Hinlegen (Ausklingen lassen)

Hier ein kurzer Überblick über die drei Methoden, einschließlich meiner Empfehlungen zur Wahl der richtigen Methode.

Kalter Entzug

Bei dieser Methode legen Sie Ihr Baby ins Bett, sagen »Gute Nacht«, gehen aus dem Zimmer und ignorieren sein Schreien bis zum nächsten Morgen. Experten, die diese Vorgehensweise befürworten, sind der Meinung, dass man Babys schreien lassen muss. Aber es gibt vieles, was gegen diese Methode spricht:

- Wenn Ihr Baby erbricht oder sich verletzt, merken Sie es erst am nächsten Morgen.

- Durch Ihr Fernbleiben fühlt sich Ihr Kind verlassen und verunsichert.

- Ein Kind mit einem sensiblen oder ängstlichen Gemüt, oder ein Kind, das mit Stressfaktoren umgehen muss, kann dadurch traumatisiert werden.

- Manche verstörten, sensiblen Kinder können sich ohne ein wenig liebevolle Zuwendung nicht beruhigen.

- Es ist ein Ausdruck von tiefer Missachtung, die Hilfeschreie eines geliebten Menschen zu ignorieren.

- Eltern fühlen sich dabei schrecklich (besorgt, schuldig, frustriert und unfähig).

Studien haben gezeigt, dass dieser Ansatz funktionieren *kann*, aber es kommt mir falsch vor, den ganzen Tag lang das Selbstvertrauen eines Kindes aufzubauen, indem man es lehrt, dass Mama und Papa ihm helfen, um nach Sonnenuntergang alles wieder über den Haufen zu werfen.

Immer länger

Dabei handelt es sich um eine in dem Klassiker *Schlaf, Kindlein, Schlaf* von Dr. Richard Ferber beschriebene sanftere, abgestuftere Variante des »Schreienlassens«. Wenn Sie diese Methode in Erwägung ziehen, sollten Sie sich zunächst fragen, was für ein Temperament Ihr Kind hat.

Ist es hartnäckig, willensstark und temperamentvoll? Falls ja, müssen Sie darauf gefasst sein, dass es dagegen ankämpfen und eine Stunde oder länger schreien wird.

Ist es schüchtern, sensibel, vorsichtig? Dann braucht es häufigere (wenn auch kurze) Zuwendung, um nicht das Gefühl zu haben, vergessen worden zu sein.

Und wenn es sehr sensibel ist oder in letzter Zeit traumatischen Erfahrungen, Ängsten oder größeren Veränderungen im seinem Leben ausgesetzt war, würde ich von dieser Vorgehensweise abraten und die nachfolgende Methode (Hochnehmen/ Hinlegen) empfehlen.

Falls Sie sich für diesen Ansatz entscheiden, tun Sie nach dem vollständigen Zubettgehritual Folgendes:

- Legen Sie Ihr Baby ins Bett, schalten das weiße Rauschen ein, sagen »Gute Nacht« und verlassen das Zimmer.

- Wenn Ihr Kind drei Minuten lang geschrien hat, öffnen Sie die Tür wieder. (Lassen Sie das Licht im Flur ausgeschaltet und nur ein Nachtlicht im Kinderzimmer an.)

- Stecken Sie den Kopf zur Tür hinein (nur ein paar Sekunden lang, um sicherzugehen, dass Ihr Baby sich nicht verletzt oder erbrochen hat), sagen Sie etwas wie »Gute Nacht, mein Schatz, träum was Süßes«, und ziehen Sie sich dann sofort wieder zurück.

- Wenn Ihr Baby weiterhin schreit, schauen Sie fünf Minuten später erneut kurz nach ihm. Schreit es weiter, wiederholen Sie den Vorgang nach zehn Minuten – und dann nach 15 Minuten. (Deshalb heißt diese Methode offensichtlich »Immer länger«.)

Vielleicht befürchten Sie, dass Ihr Baby noch mehr weint, wenn es Ihr Gesicht in der Tür sieht. Doch das Ziel dieser Methode besteht darin, Ihrem Kind zu zeigen, dass Sie es lieben und seine Gefühle ernst nehmen, aber die klare Entscheidung getroffen haben, nicht zu ihm ans Bett zu gehen und seiner unvernünftigen Forderung nachzugeben.

Widerstehen Sie der Versuchung, länger zu bleiben. Die meisten Babys (wenngleich nicht alle) weinen noch mehr, wenn man sich ihnen nähert und noch mehr mit ihnen spricht. Denn erstens ist es frustrierend (als ob man einem hungrigen Kind eine Tüte mit Kartoffelchips vor die Nase halten und ihm dann nur einen Chip geben würde) und zweitens fühlen sie sich an der Nase herumgeführt (man weckt bei ihnen die Hoffnung, dass ihr Schreien zum Erfolg führt, und macht diese dann wieder zunichte, wenn man das Zimmer verlässt).

Stellen Sie sich darauf ein, dass der erste Abend hart wird, und wappnen Sie sich dagegen. Und wenn Ihr Baby mitten in der Nacht aufwacht, müssen Sie den Vorgang wiederholen.

Die zweite Nacht ist meistens genauso schlimm oder sogar noch schlimmer, aber in der dritten Nacht ist es dann schon viel besser. Und ab der vierten Nacht schlafen die meisten Babys schnell ein und bis zum Morgen durch. (Hinweis: Es ist auch möglich, dass Ihr Baby in der dritten oder vierten Nacht wieder darauf zurückfällt, eine Stunde lang zu schreien. Das kann passieren, wenn es krank oder besonders willensstark ist oder Sie kein konsequentes Verhalten zeigen – zu viel reden, zu nahe ans Bettchen gehen oder zu lang bleiben. Wenn das der Fall ist: Geben Sie nicht auf. Halten Sie sich an die obigen Anweisungen und prüfen jeweils nur kurz, ob mit Ihrem Baby alles in Ordnung ist.)

Wenden Sie »Immer länger« nicht für den Mittagsschlaf an. Diese Schlafphasen sind so kurz, dass verstörte Babys manchmal die ganze Zeit schreien und am Ende für den Rest des Tages unruhig sind. Glücklicherweise schlafen Kinder auch tagsüber besser, wenn der Nachtschlaf erst einmal in geordneten Bahnen verläuft. Also wenden Sie einfach weiter Ihren flexiblen Zeitplan für den Tagschlaf an und setzen Sie Schmusegegenstände und weißes Rauschen ein.

Hier noch ein paar weitere Empfehlungen:

• Sie und Ihr Partner müssen an einem Strang ziehen.

• Verabschieden Sie sich von der Vorstellung, dass Sie schlechte Eltern seien, wenn Sie Ihr Baby schreien lassen. Wenn Sie ein wunderbares Zubettgehritual angewendet und die richtigen Schlafreize angeboten haben und Ihr Baby immer noch nicht schläft, kann sanftes Schlaftraining schlussendlich zu einer für alle Beteiligten zufriedenstellenden Lösung führen.

• Fangen Sie mit dem Schlaftraining an einem Wochenende oder vor einem Urlaubstag an, damit Sie sich am nächsten Tag ausruhen können.

• Wenn Ihr Baby hartnäckig, widerspenstig, unabhängig und willensstark ist, müssen Sie damit rechnen, dass das Schreien am ersten Abend 30 bis 60 Minuten (oder länger) dauert!

• Wenn Ihr Baby das Zimmer mit einem älteren Geschwisterkind teilt, lassen Sie das ältere Kind bei Ihnen oder im Wohnzimmer schlafen, bis das Training abgeschlossen ist. Und setzen Sie bei dem älteren Kind weißes Rauschen ein, damit es das Schreien nicht hört.

- Wenn Sie nur ein Schlafzimmer haben, lassen Sie das Baby dort schlafen und schlafen selbst im Wohnzimmer, bis das Training abgeschlossen ist.

- Warnen Sie die Nachbarn vor, damit sie sich keine Sorgen machen.

- Da Sie Ihr Baby nicht so oft wickeln werden, cremen Sie seinen Po dick ein, damit es nicht wund wird.

- Manche Arten von Schmerz sind im Liegen schlimmer. Wenn Sie glauben, dass Ihr Baby Zahnungsschmerzen haben könnte, fragen Sie den Kinderarzt, ob es in Ordnung ist, Ihrem Kind eine halbe Stunde vor dem Schlafengehen ein leichtes Schmerzmittel zu geben.

Hinweis: Wenn Sie nach 30 Minuten Schreien das Gefühl haben, es nicht länger aushalten zu können und zu Ihrem Schatz eilen zu müssen, dann tun Sie das! Folgen Sie immer Ihrem Instinkt. Doch bedenken Sie auch, dass Sie Ihrem Baby durch inkonsequentes Verhalten suggerieren, dass es durch Schreien das bekommt, was es will.

Hochnehmen/Hinlegen – die tränenfreie Lösung

Um diese sanfte Methode korrekt anzuwenden, gehen Sie auf das Weinen des Babys ein und nehmen es, falls nötig, aus dem Bett. Im Verlauf mehrerer Abende reagieren Sie allmählich immer weniger, bis Sie am Ende schweigend in einiger Entfernung vom Kinderbett sitzen, während Ihr Baby einschläft.

Die Methode *Hochnehmen/Hinlegen* (auch »Ausklingen lassen« genannt) empfehle ich Eltern, die jegliche Tränen zur Schla-

Erst wird es schlimmer, ehe es besser wird

An Ihren schnellen Reaktionen in den ersten drei bis sechs Monaten lernt Ihr Baby, wie laut es schreien muss, um Sie herbeizurufen. Und das ist auch gut so, denn Sie wollen ja, dass Ihr Baby weiß, wie es Sie zu Hilfe holen kann, wenn es Sie wirklich braucht.

Leider missbrauchen manche älteren Babys ihr feuermelderartiges Schreipotenzial dazu, um ihre Eltern herbeizuholen, auch wenn es gar nicht wirklich nötig ist. Und schlimmer noch: Manchmal können sie nicht mehr aufhören, zu schreien, wenn ihre Eltern nicht schnell genug kommen. (Diese Gefahr besteht vor allem dann, wenn sie übermüdet und unruhig sind.)

Wenn Sie sich für die »*Immer-länger*«-Methode entscheiden, dürfen Sie nicht schockiert sein, wenn Ihr Kleines lauter und länger als je zuvor schreit. Diese Eskalation an einem oder zwei aufeinanderfolgenden Abenden ist normal. Psychologen sprechen in diesem Fall von einem *Extinktionsausbruch:* einer Verstärkung des zu unterbindenden Verhaltens, ehe dieses zum Erliegen kommt.

Es wird wahrscheinlich zwei bis vier Tage dauern, bevor Ihr Kind gelernt hat, dass es jetzt eine Ausnahme von der »Du schreist – ich komme«-Regel gibt, die in den letzten Monaten zur Anwendung kam. Machen Sie sich auf ein paar anstrengende Abende gefasst, aber behalten Sie dabei im Hinterkopf, dass es nicht lange dauern wird.

fenszeit vermeiden wollen. Sie nimmt zwar mehr Zeit in Anspruch (30 bis 60 Minuten pro Abend und insgesamt vier bis 14 Tage), kann aber sehr wirkungsvoll und weniger traumatisch sein. Sie empfiehlt sich besonders bei Babys, die zum fraglichen Zeitpunkt viele Veränderungen erleben oder sehr ängstlich sind.

Und so funktioniert die Methode:

- Legen Sie Ihr Baby ins Bett (und wecken Sie es kurz auf, falls es schon geschlafen hat).

- Wenn es weint, nehmen Sie es hoch und trösten Sie es. Bestätigen Sie mit ruhiger Stimme seine Gefühle: »Ich weiß, ich weiß, mein Schatz. Einschlafen ist schwer, hm?«

- Sobald es sich beruhigt hat, legen Sie es wieder hin.

- Wenn es weint, nehmen Sie es wieder hoch ... und das wiederholen Sie, so oft es nötig ist.

- Setzen Sie so wenig wie möglich Wiegen, Tätscheln, Reden oder Füttern ein, um seine Abhängigkeit von diesen anspruchsvolleren Reizen zu verringern.

Diese Vorgehensweise erfordert sehr viel Geduld. In den ersten Nächten müssen Sie Ihr Baby vielleicht 50-mal hochnehmen und wieder ablegen.

Setzen Sie – wie immer für den Tag- und Nachtschlaf – weißes Rauschen ein und bieten Sie Ihrem Kind einen Schmusegegenstand an. Planen Sie dieses Training für eine Nacht ein, nach der Sie ausschlafen können. Seien Sie sich auch darüber im Klaren, dass Hochnehmen/Hinlegen unter folgenden Umständen nicht besonders gut funktioniert:

- Sie bieten bei jedem Hochnehmen eine zu große Belohnung an (Reden, Spielen, Stillen).

- Ihr Baby hat ein hartnäckiges, entschlossenes Temperament und gibt nicht nach. (Dann müssen Sie eventuell auf die Methode »*Immer länger*« zurückgreifen.

Bei den Methoden *Kalter Entzug* und *Immer länger* legen Sie die Schlafenszeit fest. Doch wenn Sie die Methode *Hochnehmen/ Hinlegen* anwenden, beginnen Sie mit dem Ritual zur normalen Schlafenszeit Ihres Babys und ziehen es jede zweite Nacht um 15 Minuten vor, bis Sie es da haben, wo Sie wollen.

Schlaftraining, wenn Ihr Baby im selben Zimmer schläft

Es ist möglich, mit einem Baby, das im selben Zimmer wie Sie schläft, ein Schlaftraining durchzuführen – aber es ist schwierig.

Wenn Ihr Baby Sie sehen kann, wird es natürlich immer wieder versuchen, Sie dazu zu bewegen, es hochzunehmen. Deshalb empfehle ich, dass Sie und Ihr Partner nach Möglichkeit im Wohnzimmer schlafen und Ihr Kind im Schlafzimmer lassen. Oder wenden Sie die Methode *Hochnehmen/Hinlegen* an. Doch wenn Sie keine andere Wahl haben, hier ein paar Tipps für das Schlaftraining im selben Zimmer:

- Hängen Sie ein Laken auf, damit Ihr Baby Sie nicht sehen kann.

- Bemühen Sie sich, Ihrem Kind einen Schmusegegenstand schmackhaft zu machen.

Wenn Ihr Baby während des Schlaftrainings erbricht

Manche Babys weinen so heftig, dass sich ihre Magenmuskulatur verkrampft und versehentlich den gesamten Mageninhalt ausstößt.

Natürlich fühlt man sich schuldig, wenn das passiert. Und wir wollen unsere Babys sofort sauber machen und trösten, bevor wir sie wieder hinlegen.

Aber die Sache ist problematisch, denn wenn Sie zu viel innige Zuwendung geben, nachdem Ihr Baby erbrochen hat, lernt es möglicherweise, dass Erbrechen eine gute Methode ist, um zu bekommen, was es will.

Was sollten Sie also tun, wenn Ihr Baby während des Schlaftrainings erbricht?

Machen Sie es sauber, möglichst ohne viel zu reden oder mit ihm zu kuscheln. Prüfen Sie, ob es krank ist, wechseln Sie sein Bettlaken und seinen Schlafanzug und legen Sie es wieder hin. Dann sagen Sie »Gute Nacht« und beginnen das Ritual von Neuem.

Wenn Sie mehr als das tun, besteht das Risiko, dass aus dem Erbrechen eine Gewohnheit wird.

- Setzen Sie weißes Rauschen ein, damit Ihr Baby Sie nicht atmen, reden oder schnarchen hört (und sein Weinen für Sie weniger schwer zu ertragen ist).

- Fangen Sie mit dem Schlaftraining tagsüber an. Auf diese Weise reagiert Ihr Kind dann wahrscheinlich schneller, wenn Sie das neue System auch abends anwenden.

Achtung – die Depression ist noch nicht gebannt

Ich hoffe, dass Sie nicht von den Ängsten, Sorgen und Gefühlen der Isolation heimgesucht wurden, die typisch für eine Wochenbettdepression sind. Sie sollten sich allerdings
darüber im Klaren sein, dass Wochenbettdepressionen
zwar normalerweise kurz nach der Entbindung auftreten,
aber sich auch viele Monate später noch wie ein Schatten
heranschleichen und dann monate- oder gar jahrelang anhalten können. Wenn Sie sich traurig, ängstlich oder isoliert
fühlen, zögern Sie nicht, um Hilfe zu bitten.

Denken Sie daran, dass es Ihre Depression deutlich lindern kann, wenn es Ihnen gelingt, das Schlafverhalten Ihres
Babys in den Griff zu bekommen. Eine Gruppe von Wissen-
schaftlern berichtete von einem Rückgang der Depressi-
onswerte um 45 Prozent, nachdem die betroffenen Mütter
gelernt hatten, den Schlaf ihrer Babys zu verbessern.

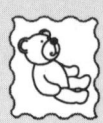

Alles wieder von vorn: Babys nach einem Rückfall helfen

Erschrecken Sie nicht, wenn Sie mit dem Schlaftraining wieder
von vorn anfangen müssen, nachdem Ihr Baby schon zwei Monate gut geschlafen hatte. Babys können aus den verschiedensten

Gründen wieder in alte Schlafmuster zurückfallen: Krankheit, Reisen (andere Zeitzonen), beängstigende Erfahrungen oder größere Veränderungen im Leben.

Glücklicherweise kann sich diese Art von Rückschlag innerhalb weniger Tage von selbst korrigieren. Wenn dies aber nicht der Fall ist, kehren Sie zu den einzelnen Trainingsschritten zurück. Es wird von Mal zu Mal einfacher.

Viele Wege führen nach Rom

Wenn ich aus meiner jahrzehntelangen Berufspraxis etwas gelernt habe, dann ist es die Tatsache, dass keine zwei Babys gleich sind. Deshalb habe ich verschiedene Vorgehensweisen zur Förderung des Babyschlafs angeboten.

In den meisten Fällen erfüllen ein gutes Zubettgehritual und starke Schlafreize wie beispielsweise Schmusegegenstände und weißes Rauschen den Zweck. Aber Sie brauchen sich nicht schuldig zu fühlen, wenn das nicht der Fall ist! Ihr temperamentvolles oder sensibles Kind wird Sie in den kommenden Jahren noch oft an Ihre Grenzen bringen und Sie dazu veranlassen, zusätzliche Schritte zu unternehmen, um die Dinge wieder in geordnete Bahnen zu lenken. In diesem Fall bedeutet das möglicherweise, dass Sie die Methode *Hochnehmen/Hinlegen* oder *Immer länger* anwenden.

Also bleiben Sie einfach dran. Dann werden Sie früher oder später einen Volltreffer landen. Nach meiner Erfahrung zahlt sich Hartnäckigkeit aus. Am Ende bekommen Sie den guten Schlaf, den Sie verdient haben!

Bewährte Schlaftipps für glückliche Babys

- Weißes Rauschen – tief, grollend und so laut wie ein Duschstrahl – überdeckt die kleineren Störfaktoren, die Babys oft aufwecken (vorbeifahrende Lkws, rumorendes Zahnfleisch, leichter Hunger, Blähungen) und führt sie wieder in den Schlaf zurück.

- Zischende Ventilatoren und Meeresrauschen erfüllen oft nicht den Zweck, weil sie nicht tief und grollend genug sind.

- Wenden Sie die *Weck-Schlaf-Technik* an, um Ihr Baby unerwünschten Schlafreizen (wie nächtlichen Mahlzeiten und In-den-Schlaf-gewiegt-werden) zu entwöhnen.

- Der »Aua!«-Trick ist eine etwas raffinierte Methode, um Ihr Baby dem nächtlichen Stillen zu entwöhnen. Er basiert auf Heftpflastern und dem wachsenden Mitgefühl Ihres Babys.

- Die »5 S« sind tolle Helferlein zur Schlafenszeit, aber zwischen drei und zwölf Monaten können Sie sie (mit Ausnahme des weißen Rauschens) ausklingen lassen.

- Das Entwöhnen findet meistens in dieser Reihenfolge statt: zuerst das Schaukeln, dann Pucken, Saugen und schließlich die Schhhh-Geräusche.

- Weißes Rauschen erleichtert auch das Schlaftraining und erhöht seine Erfolgschancen.

Häufige Fragen zum Schlaf in dieser Zeit

1. Unser fünf Monate altes Baby hat im Schlaf Stuhlgang. Soll ich es zum Wickeln aufwecken und dabei riskieren, dass es hellwach wird?

Babys lassen im Schlaf Wasser und haben sogar Stuhlgang. Meistens hören Sie es nicht, sodass es ohnehin schwierig ist zu merken, wann eine Windel gewechselt werden muss.

Cremen Sie den Po Ihres Babys vor dem Schlafengehen großzügig mit einer Windelcreme ein (vermeiden Sie Cremes mit künstlichen Inhaltsstoffen wie Duftstoffe, Parabene und Bestandteile auf Erdölbasis).

Falls Sie hören, dass Ihr Baby Stuhlgang hat (was oft während oder kurz nach einer Mahlzeit der Fall ist), sollten Sie sofort die Windel wechseln, um einem Windelausschlag vorzubeugen.

Sie brauchen nicht zu befürchten, dass Ihr Baby nicht wieder einschläft. Der Bauch Ihres Babys ist voll warmer Milch, und es ist von dieser süßen Mahlzeit immer noch leicht »angesäuselt«. Wickeln Sie es wieder ein, lassen Sie das weiße Rauschen weiter laufen, und wiegen Sie es ein bisschen. Normalerweise wird es innerhalb von ein bis zwei Minuten wieder einschlafen. Das ist das Schöne an den »5 S«: Sie können Ihr Baby wach ins Bett legen und ihm trotzdem helfen, aus eigener Kraft wieder einzuschlafen.

2. Warum ist mein zehn Monate altes Baby so unruhig, wenn ich mit ihm bei meiner Schwiegermutter bin?

Ab dem Alter von sechs Monaten nehmen Babys ihre Umwelt immer deutlicher wahr und erkennen, was (und wer) vertraut oder fremd ist.

Die scheinbar geringfügigen Unterschiede zwischen Ihrem Zuhause und dem Ihrer Schwiegermutter (wie beispielsweise unterschiedliche Betten, Beleuchtung, Bettlaken oder gar der starke Duft eines Weichspülers) können für Ihr Baby sehr bedeutsam sein. Es nimmt wahrscheinlich jedes kleine Anzeichen dafür wahr, dass es sich nicht mehr in seiner Lieblingsumgebung befindet.

Das trifft besonders dann zu, wenn Ihr Kleines auch auf andere Dinge in seinem Alltag empfindlich reagiert, zum Beispiel auf Klümpchen im Essen oder kratzige Kleidung.

Versuchen Sie, die beiden Umgebungen so ähnlich wie möglich zu gestalten. Verwenden Sie dieselben Schmusegegenstände, Dekorationen, Nachtlichter, Bettlaken, Düfte (ein Tropfen Lavendelöl auf der Matratze kann nützlich sein) und vor allem dasselbe weiße Rauschen wie zu Hause.

3. Unser Arzt hat uns empfohlen, die nächtlichen Mahlzeiten wegzulassen, weil unser sieben Monate altes Baby inzwischen schon neun Kilo wiegt. Es hat aber nachts Hunger. Was sollen wir tun?

Vertrauen Sie Ihrem Instinkt! Es gibt sehr wenige Regeln, die auf jedes Kind anwendbar sind. Neun Kilo sind keine magische Grenze. Manche Kinder sind groß und mit neun Kilo immer noch schlank. Manche Kinder durchlaufen alle paar Monate einen Wachstumsschub. Darum können auch mollige Babys sehr hungrig sein. Und selbst acht Kilo schwere und sieben Monate alte Babys können meistens mit nur einer *Traummahlzeit* die ganze Nacht durchschlafen.

Wenn Ihr Kleiner nachts nur wenig zu sich nimmt, hat er wahrscheinlich einfach die Angewohnheit, nachts aufzuwachen. Befolgen Sie die Ratschläge im Kapitel »So helfen Sie Ihrem Baby, länger zu schlafen«.

Doch wenn Ihr Baby den ganzen Tag über gut isst und trotzdem nachts hungrig ist, handelt es sich wahrscheinlich um einen Wachstumsschub. In diesem Fall könnten ihm folgende Maßnahmen helfen, nachts durchzuschlafen:

- Achten Sie darauf, dass Ihr Baby tagsüber genug Nahrung zu sich nimmt (viel Milch, keine kalorienarme feste Nahrung und keine Ablenkungen während der Mahlzeiten)

- Bieten Sie ihm abends *Cluster-Mahlzeiten* und um 23 Uhr eine *Traummahlzeit* an.

- Legen Sie Ihr Baby zum richtigen Zeitpunkt ins Bett, meiden Sie Stimulanzien und schützen Sie Ihr Kind vor Störfaktoren.

4. Wann ist es in Ordnung, unser Baby mit unserem Kleinkind in einem Zimmer schlafen zu lassen?

Kleinkinder können sehr liebevoll mit Babys umgehen, aber man kann sich nicht darauf verlassen, dass sie vorsichtig sind. Ich habe oft erlebt, wie Kleinkinder ihrem Brüderchen oder Schwesterchen liebevoll – aber ungeachtet der damit verbundenen Gefahren – Kräcker, Spielzeugautos aus Metall, Kugelschreiber und weiche Kissen angeboten haben.

Lassen Sie Ihr wehrloses Baby nicht im selben Zimmer schlafen wie Ihr ungestümes Kleinkind. Warten Sie, bis Ihr jüngeres Kind sich selbst schützen kann (das wird wahrscheinlich um den zweiten Geburtstag herum der Fall sein).

5. Mein Baby verliert nachts immer wieder seinen Schnuller. Kann ich einen an seinem Hemdchen befestigen oder ein paar davon in seinem Bett herumliegen lassen?

Es ist in Ordnung, Schnuller in den vier Ecken des Bettchens auszulegen. Zeigen Sie sie Ihrem Baby tagsüber, damit es sie nachts leichter findet.

Wenn das nicht funktioniert oder Sie es Ihrem Kind noch leichter machen wollen, können Sie einen Schnuller mit Clip verwenden, der am Schlafanzug befestigt werden kann. Dann ist er immer zur Hand, wenn Ihr Baby ihn braucht. Aber befestigen Sie ihn niemals mit einer Sicherheitsnadel und verwenden Sie auch kein Band, um ihn Ihrem Baby um den Hals zu hängen (es könnte sich damit erdrosseln).

Denken Sie auch daran, weißes Rauschen einzusetzen und Ihrem Kind ein weiches Tuch oder einen kuscheligen Teddy anzubieten, um es dazu anzuregen, eine Alternative zum Schnuller zu verwenden, die leichter zu handhaben ist und mit der Sie es leichter entwöhnen können.

6. Ich stille mein acht Monate altes Baby immer noch gern, aber wann sollte ich mit dem Stillen in der Nacht aufhören?

Viele Mütter berichten, dass Stillen eine der schönsten Erfahrungen im Umgang mit Kindern sei. Darüber hinaus ist es für Sie und Ihr Baby sehr gesund. Solange das nächtliche Stillen für Sie und Ihren Partner in Ordnung ist, hat es mit dem Abgewöhnen keine Eile.

Aber wenn Sie nachts mehr Schlaf brauchen, ist Ihr Baby sicher alt genug, um von 22 Uhr bis 6 Uhr ohne Nahrungsaufnahme durchzuschlafen. Befolgen Sie die Abstillempfehlungen auf Seite 223 und pumpen Sie nachts etwas Milch ab, wenn Ihre Brüste zu voll sind.

7. Meine zehn Monate alte Tochter kann zwar im Kinderbett stehen, schafft es aber nicht, sich wieder hinzusetzen. Irgendwelche Tipps?

Ihre Kleine sendet eine so starke Botschaft an ihre Beine, sich durchzudrücken und zu stehen, dass es ihr schwerfällt, die Botschaft umzukehren und ihre Beine anzuweisen, sich zu entspannen und zu beugen.

Glücklicherweise lernen die meisten Babys das Beugen der Beine mit etwas Übung ziemlich schnell. Versuchen Sie es tagsüber mit folgenden Übungen:

- Lassen Sie Ihr Baby sich aufrichten, während es sich an Ihren Fingern festhält, und helfen Sie ihm dann, sich wieder zu setzen, indem Sie Ihre Finger sinken lassen.

- Halten Sie Ihr Baby unter den Achseln, führen Sie es nach oben und wieder zurück zum Sitzen. Lassen Sie es dabei nur zu 90 Prozent in den Stand kommen und helfen Sie ihm dann wieder hinunter, bevor es die Beine ganz durchdrückt.

- Zeigen Sie ihm im Kinderbett, wie es mit den Händen an den Gitterstäben herunterrutschen kann, um leichter in die sitzende Position zu kommen.

Lösungen im Kleinkind- und Kindergartenalter

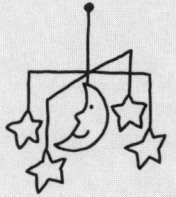

Im Kapitel »Willkommen im hektischen Leben kleiner Kinder« erhalten Sie Informationen zu den großen Veränderungen Ihres Kindes sowie Tipps zur Förderung der Geduld und Kooperationsbereitschaft, die Ihnen helfen, aus dem Zubettbringen eine schöne gemeinsame Zeit zu machen.

Im Kapitel »So helfen Sie Ihrem Kind, zur Ruhe zu kommen« erläutere ich, warum das beste Zubettgehritual schon direkt nach dem Frühstück beginnt und stelle Ihnen neue Schlafrituale für Kleinkinder vor.

Im Kapitel »So helfen Sie Ihrem Kind durchzuschlafen« werden bereits bekannte und neue Ursachen für Schlafstörungen erörtert, die in diesem Alter auftreten können.

Im Kapitel »Häufige Fragen zum Schlaf in dieser Zeit« werden einige der von Eltern von Klein- und Vorschulkindern am häufigsten gestellten Fragen beantwortet.

Willkommen im hektischen Leben kleiner Kinder

Gibt es ein Geschöpf auf Erden,
das so liebenswert – und so an-
strengend – wie ein Kleinkind ist?
Anne Cassidy

Wichtige Punkte:

- Das Gehirn Ihres Kleinkindes entwickelt sich zwar schnell, ist aber immer noch unreif und kann bei aufwühlenden Ereignissen undiszipliniertes Verhalten auslösen.

- Kleinkinder rennen, tanzen und erforschen für ihr Leben gern und können in ihren Reaktionen auf Ihre Forderungen sehr unflexibel sein – was zu heftigem Widerstand führen kann, wenn Mittags- oder Nachtschlaf angesagt ist.

- Sechs spielerische Methoden fördern die Geduld und Kooperationsbereitschaft Ihres Kleinkindes und erleichtern Ihnen das Zubettbringen: die *Fastfood-Regel*, die *Kleinkindsprache, Geduldübungen, Zauberatem, indirektes Lob* und *Clownspielen.*

- Kleinkinder schlafen zwölf bis 14 Stunden pro Tag, aber ohne einen guten Schlafplan wacht die Hälfte immer noch nachts auf und fordert Zuwendung.

- Mit ein wenig Planung ist der Umzug vom Kinderbett ins große Bett ganz einfach.

- Schlechter Schlaf kann sich sehr nachteilig auf die Gesundheit von Kleinkindern auswirken.

Kinderkram – Was geht in Ihrem Kleinkind vor sich?

Kleinkinder sind nicht zu bremsen ... und ebensowenig die Veränderungen, die in ihrem Inneren ablaufen.

In diesen frühen Jahren nimmt die Gehirnaktivität enorm zu. Zweijährige verfügen über doppelt so viele aktive Gehirnverbindungen (Synapsen) wie Erwachsene. Kein Wunder, dass sie herumhüpfen (statt zu gehen) und vor Freude kreischen. Das dynamische Gehirn Drei- und Vierjähriger ist ständig damit beschäftigt, Dinge zu vergleichen und zu analysieren.

Dieser enorme Reifeschub versetzt Ihren kleinen Forscher in die Lage, Fähigkeiten zu erwerben, deren Entwicklung unsere Vorfahren Hunderttausende von Jahren gekostet hat – vom Gehen und Laufen über das Sprechen, Lesen und Witzemachen bis hin zu der Fähigkeit zu warten, bis man an der Reihe ist, und sich gut zu benehmen.

Doch jeder, der mit kleinen Kindern zu tun hatte, weiß, dass sie süß und albern sind, aber manchmal auch völlig außer Rand und Band geraten können!

Kleinkinder können beißen, kratzen, spucken und schlagen, wenn sie sich über etwas aufregen. Sie sind ungeduldig und impulsiv ... Ihre Hauptaufgabe in diesen ersten Jahren besteht darin, Ihrem Kind Geduld und gutes Verhalten beizubringen.

Etwas über die Entwicklungssprünge von Kleinkindern zu wissen, hilft Ihnen zu verstehen, warum sich Ihr Kind gegen den Schlaf wehrt und wie Sie ihm dabei helfen können, den Schlaf zu mögen. Wir werden uns bald mit diesen Entwicklungsschritten beschäftigen, aber zunächst wollen wie uns ansehen, wie Kleinkinder mit unterschiedlichem Temperament auf ihre Umwelt reagieren.

Das Kleinkindtemperament

Geduldig? Vorsichtig? Launisch? Extrem empfindlich? Hyperaktiv? Wie eine Blüte, die sich im Frühling öffnet, entfaltet sich das Temperament Ihres kleinen Rackers von Monat zu Monat.

Ausgeglichene Kinder

Ausgeglichene Kinder segeln in ruhigem Fahrwasser dahin. Durch Stöße und Stürze lassen sie sich kaum aus der Fassung bringen, und Frustrationen stecken sie problemlos weg. Viele von ihnen essen, schlafen und entleeren sogar ihren Darm jeden Tag mehr oder weniger zur selben Zeit.

Das heißt nicht, dass ausgeglichene Kinder keine Trotzanfälle haben. Aber wenn etwas schiefgeht, kommen sie leichter darüber hinweg.

Vorsichtige Kinder

Während ein ausgeglichenes Kind einen Fremden oft mit einem fröhlichen »Hallo!« begrüßt, sucht ein vorsichtiges Kind bei seiner Mutter Schutz und winkt erst zum Abschied, wenn der Gast schon zur Tür hinaus und auf halbem Weg bei seinem Auto ist.

Diese Kinder folgen ihrer Mutter von einem Zimmer ins andere. Eine meiner eineinhalbjährigen Patientinnen war so anhänglich, dass ihre Mutter ihr den Spitznahmen »Klette« gab.

Vorsichtige Kinder sind oft überempfindlich in Bezug auf die kleinsten Störungen – Zahnen, Geräusche, Hunger, starke Gerüche, eine verstopfte Nase, kratzige Schlafanzüge und so weiter. Der Wechsel vom ruhigen Auto in die vor Aktivitäten brummende Kindertagesstätte fällt ihnen häufig schwer.

Bei einem zu vorsichtigen Kind kann man leicht die Geduld verlieren. Doch Ungeduld führt bei diesen Kindern *immer* zu noch mehr Widerstand.

Vorsichtige Kinder können voller Angst reagieren, wenn man versucht, sie zu etwas zu drängen. Wenn man zu viel Druck auf sie ausübt, dauert es doppelt so lange, bis sie ihre Ängste überwunden haben. Aber wenn Sie ihr schüchternes Kind monatelang sanft ermutigen, werden Sie mit Sicherheit erleben, wie es mehr Selbstvertrauen gewinnt und sogar richtig mutig werden kann.

Das Gute an vorsichtigen Kindern ist, dass sie als Erwachsene dank ihres zögerlichen Naturells weniger geneigt sind, mit dem Motorrad zu rasen, mit Drogen zu experimentieren oder ihre Ersparnisse zu verspielen!

Temperamentvolle Kinder

Temperamentvolle Kinder sind wilder, neugieriger und gleichzeitig unflexibler, aktiver, trotziger, ungeduldiger, eigenwilliger und impulsiver als andere Kinder. Sie sind oft schon mit 15 Monaten »schreckliche Zweijährige«! Seien Sie auf Trotzanfälle gefasst und wundern Sie sich nicht, falls Ihr willensstarkes Kind ein entschlossenes »Nein!« von sich gibt und erbitterten Widerstand leistet, wenn es Zeit für den Mittags- oder Nachtschlaf ist (besonders, wenn es übermüdet ist).

Was gibt's Neues im Kleinkindalter? Eine ganze Menge!

Unabhängig von seinem (ausgeglichenen, vorsichtigen oder temperamentvollen) Temperament durchläuft Ihr Kind große Veränderungen, wenn es das Babyalter hinter sich gelassen hat. Hier ein kurzer Überblick über die Fähigkeiten von Kindern dieses Alters.

Die Kommunikationsfähigkeit entwickelt sich sprunghaft

Babys teilen uns durch Lächeln, Weinen und kleine Laute mit, was sie wollen. Doch in den Kleinkindjahren macht die Kommunikationsfähigkeit Ihres Kindes aufgrund von Veränderungen in der rechten und der linken Gehirnhälfte zwei große Schritte nach vorn.

Der erste Entwicklungsschub findet in der rechten Hälfte statt – dem Teil des Gehirns, der Mimik und Gestik steuert und der den Tonfall Ihres Kindes rasch an seine wechselnden Gefühlslagen anpasst.

Wahrscheinlich haben Sie schon einige der folgenden Anzeichen dieser Entwicklung bemerkt:

- Ihr Kind zeigt auf Dinge.

- Es verwendet Zeichensprache.

- Es wird ausdrucksstärker (setzt Lächeln, Stirnrunzeln, Handgesten und Tonfall ein, um uns zu zeigen, dass es zufrieden, traurig, ängstlich oder frustriert ist).

Nach dem zweiten und dritten Geburtstag Ihres Kindes findet ein Entwicklungsschub in der linken Gehirnhälfte statt (dem Teil, der Wörter, logisches Denken, Geduld und Selbstkontrolle steuert), sodass seine Fähigkeit zunimmt, Wörter und Sätze zu sprechen. (Es ist ganz erstaunlich, wie schnell Kinder den Übergang bewältigen: vom bloßen Brabbeln zur Eloquenz eines Anwalts im Gerichtssaal, der uns klarmacht, weshalb es unfair ist, so früh zu Bett gehen zu müssen.)

Kleinkinder lieben Aktivität!

Wenn Kinder zu gehen, zu rennen und zu klettern anfangen, wirken sich die Bewegung und das Erforschen der Welt so anregend auf sie aus, dass sie ihren Hunger vergessen, in die Hose machen und sich wie angeschlagene Boxer gegen den Schlaf wehren.

Ihr Kind ist ein kleiner Forscher, der sich für alles interessiert. Wenn es hört, dass im Nebenzimmer eine Unterhaltung stattfindet, will der kleine Naseweis unbedingt mithören, damit ihm nicht die kleinste Kleinigkeit entgeht!

Sie werden zu kleinen Neinsagern

Ihr Kleinkind ist wahrscheinlich oft sehr unflexibel. Wir Erwachsenen können zwar auch ziemlich wählerisch in Bezug auf unser Bett und unser Kissen sein. Doch Ihr Kleinkind ist zuweilen absolut unnachgiebig und besteht darauf, dass Dinge »genau so« gemacht werden.

Vielleicht weigert es sich, einen Kräcker zu essen, wenn eine Ecke abgebrochen ist. Oder es besteht darauf, dass Sie jeden Abend aus denselben Büchern vorlesen.

Und diese obsessive Haltung verschlimmert sich noch, wenn Ihr Kind müde ist. Vielleicht müssen Sie allen Kuscheltieren in der richtigen Reihenfolge einen Gutenachtkuss geben … und das Buch wieder von vorn anfangen, wenn sie versehentlich eine Seite übersprungen haben.

Glücklicherweise wird Ihr Kind mit drei oder vier Jahren etwas flexibler (obwohl es möglicherweise auch dann noch darauf besteht, einen jeden Abend einen bestimmten Schlafanzug anzuziehen!). In diesem Alter hält es Sie für komisch, wenn Sie einen »Fehler« machen, indem Sie beispielsweise »Weißt du, wie viel Sternlein stehen« singen und statt dem »Sternlein« ein »Kernlein« einfügen, oder wenn Sie ein Buch auf der letzten Seite zu lesen beginnen.

Sie lieben Rituale

Eng verbunden mit dem Hang Ihres Kindes zur mangelnden Flexibilität ist seine Liebe zu Ritualen.

Jeden Tag dasselbe zu tun, mag für uns Erwachsene langweilig sein, aber für Ihr Kleinkind sind Rituale kleine Inseln der Vorhersehbarkeit im Chaos des Alltags. Sie stellen eine Auszeit von der harten Arbeit dar, all das Neue zu verstehen, mit dem Kleinkinder konfrontiert sind.

Irgendwann vor dem Ende des 18. Lebensmonats werden Sie

Die besondere Zeit: ein kurzes Ritual, das Spaß macht

Obwohl Sie stundenlang mit Ihrem Kind spielen, fängt es an, Forderungen zu stellen, sobald Sie anfangen wollen, das Abendessen zuzubereiten.

Der Grund? Ganz einfach: Es langweilt sich. In früheren Jahrhunderten war das Leben von Kindern viel interessanter. Sie verbrachten viel Zeit im Freien und beschäftigten sich mit einer faszinierenden Mischung aus Steinen, Pfützen, Hühnern und anderen Kindern.

Mithilfe des folgenden Rituals können Sie diese fehlende Spielzeit ausgleichen: Reservieren Sie ein- oder zweimal pro Tag fünf Minuten, in denen Ihr Kind bestimmen darf, was Sie mit ihm spielen. Sie können diese Zeit mit einem kleinen Lied ankündigen: »Jetzt ist Maxis Zeit ... Maxis Zeit ... Maxis Zeit!« Stellen Sie den Küchenwecker und schenken Sie Ihrem Kind Ihre ungeteilte Aufmerksamkeit.

Wenn der Küchenwecker klingelt, sagen Sie: »Oh, schade, Maxis Zeit ist vorbei. Das hat Spaß gemacht. Später (oder morgen) gibt es wieder eine besondere Zeit.«

Diese gemeinsame Zeit stärkt das Selbstvertrauen Ihres Kindes.

Ich weiß, dass Sie ohnehin schon viel Zeit mit Ihrem Kind verbringen. Aber die *besondere Zeit* ist noch etwas anderes. Sie ist ein Geschenk, ein kleiner Bonus, der durch die Art, wie Sie dafür werben und ihn ankündigen, und durch die ungeteilte Aufmerksamkeit, die Sie Ihrem Kind schenken, noch attraktiver wird.

bei Ihrem Kleinkind ein beginnendes Interesse an Ordnung fest-stellen. Vielleicht legt es alle Dinosaurier auf einen und alle Puppen auf einen anderen Haufen.

In den nächsten Monaten fängt es an, sich auf die Vesperzeit und den Stuhlkreis im Kindergarten und das Singen lustiger Lieder zu freuen. All diese Dinge geben dem Tag Struktur und helfen Ihrem Kind, sich schlau zu fühlen, weil es genau weiß, was als Nächstes passieren wird.

Da Sie jetzt wissen, was im Kopf Ihres Kindes vor sich geht, folgt nun ein kurzer Blick auf einige erstaunlich wirksame Techniken, die dafür sorgen, dass Sie auch zur Schlafenszeit ein verträgliches Kind haben. (Ausführlicher beschrieben werden diese Techniken in meinem Buch *Das glücklichste Kleinkind der Welt*.)

Sechs Schritte zu Geduld und Kooperationsbereitschaft

Wie schon erwähnt, entwickelt sich das Gehirn Ihres Kleinkindes im Sauseschritt und wird von Woche zu Woche reifer. Doch es gibt Situationen, in denen es durch Gefühlsausbrüche zurückgeworfen wird. In diesen Situationen sind Logik und Vernunft völlig fehl am Platz, aber ein paar andere Dinge können weitaus erfolgreicher sein.

Wenn Sie Win-win-Lösungen mit allen Schlafreizen kombinieren, lassen sich viele Schlafprobleme schnell lösen. Hier eine Übersicht über die Tricks, die Sie in dieser Phase anwenden können, damit Ihr Kind bald zufrieden im Bett liegt:

- Stärkung des Selbstvertrauens durch *Kleinkindsprache, Geduld-übungen, Zauberatem, indirektes Lob, Clownspielen*, Stickerposter, Rollenspiele, Märchen und ein *Schlafbuch*.

- 30 bis 60 Minuten stille Zeit mit gedämpftem Licht und ausgeschaltetem Fernseher vor dem Beginn des eigentlichen Zubettgehrituals. Auch ein warmes Bad und eine Massage können Ihrem Kind helfen, sich zu entspannen.

- Lassen Sie Ihr Kleines seinen Spielsachen gute Nacht sagen!

- Setzen Sie weißes Rauschen, Schmusegegenstände, Bücher, Schlaflieder, Lavendel und *Bettgeflüster* ein, um Ihrem Kind das Einschlafen zu erleichtern. Auch ein Schnuller ist in diesem Stadium in Ordnung.

- Bieten Sie tagsüber und nachts Kompromisse an, sodass alle Beteiligten Vorteile daraus ziehen.

Schritt 1: Die Fastfood-Regel (FFR)

Die Grundregel für die Kommunikation mit Kleinkindern lautet: *Wer gerade am meisten von Gefühlen (Freude, Traurigkeit und so weiter) überwältigt ist, redet zuerst* (und bekommt besonders viel Redezeit eingeräumt). Der Gesprächspartner hört aufmerksam zu und erkennt die Gefühle des anderen an. Dabei ist Folgendes zu beachten: Um jemandem zu zeigen, dass man wirklich Anteil nimmt, ist es sehr wichtig, im eigenen Tonfall und den eigenen Gesten etwas von seinen Gefühlen widerzuspiegeln. Spiegelt man zu wenig wider, wirkt man kalt und distanziert; reagiert man zu emotional, wirkt es übertrieben und hysterisch.

Erst wenn sich die andere Person zu beruhigen beginnt, ist man selbst mit Beruhigen, Erklären, Nennen von Argumenten, Umarmen, Finden eines Kompromisses oder stillem Beieinandersitzen an der Reihe.

Man bewegt einen anderen Menschen viel leichter dazu, den eigenen Standpunkt zu sehen, wenn man ihm vorher deutlich gemacht hat, dass man *seinen* versteht (auch wenn man nicht derselben Meinung ist).

Schritt 2: Die »Kleinkindsprache«

Wenn wir Erwachsenen von Gefühlen überwältigt werden, fahren wir die ruhige, logische linke Hälfte unseres Gehirns herunter und die emotionale rechte Hälfte hoch. Deshalb machen uns Frustration, Angst, Trauer und Wut weniger eloquent, geduldig und vernünftig.

Dieses Ungleichgewicht des Gehirns ist bei Kleinkindern noch viel ausgeprägter.

Selbst an guten Tagen funktioniert die linke Gehirnhälfte Ihres Kleinkindes nicht besonders gut. Wenn Ihr Kind sich über etwas aufregt, kommt seine linke Gehirnhälfte fast völlig zum Erliegen. Dann spuckt und kratzt es und wirft Ihnen sogar Gegenstände an den Kopf!

Im Zusammenhang mit der FFR sollten Sie beachten, dass Ihre Sprache umso einfacher werden muss, je aufgeregter Ihr Kind ist. Glücklicherweise gibt es eine Kommunikationsform, die Ihnen hilft, rasch mit Ihrem Nachwuchs in Kontakt zu treten (und mehr als 50 Prozent aller Trotzanfälle innerhalb von Sekunden zu beenden): die *Kleinkindsprache*.

Aufgewühlte Kleinkinder verstehen unsere fürsorglichen Botschaften, wenn wir die erwachsene Sprache der linken Gehirnhälfte (ruhige, wortreiche, lange Sätze) ausschalten und in eine Sprache der rechten Gehirnhälfte (die ja hervorragend funktioniert) übersetzen. Wenden Sie zu diesem Zweck die folgenden drei Schritte an:

- Verwenden Sie kurze Sätze (ein bis vier Wörter).

- Wiederholen Sie den Satz (vier- bis achtmal).

- Spiegeln Sie die Emotionen Ihres Kindes teilweise (zu etwa einem Drittel) durch Tonfall und Gesten wider.

Beispielsweise können Sie diese einfache Sprache anwenden, um zu beschreiben, was Sie sehen, wenn Ihre Tochter aufgewühlt ist (»Du bist ganz traurig! Weil dein Eis runtergefallen ist!«). Unter Umständen versteht es nicht alle Ihre Worte, aber es begreift problemlos Ihren Tonfall, Ihre Mimik und Ihre Gesten.

Eventuell klingt das für Sie alles ein bisschen albern oder unnatürlich. Aber ich wette, dass Sie die *Kleinkindsprache* sowieso schon anwenden, und zwar jeden Tag!

Denken Sie einmal darüber nach: Wenn Ihr Kleinkind Sie stolz anstrahlt, weil es gerade einen Hügel erklommen hat, würde es Ihnen dann normal erscheinen, mit ruhiger Stimme zu sagen: »Sehr gut, Schatz, Deine Mutter ist stolz auf dich.«? Oder würden Sie eher seine Begeisterung widerspiegeln und ausrufen: »Juhu! Du hast's geschafft! Ganz allein! Super!«? Nun, das ist *Kleinkindsprache:* kurze Sätze, Wiederholung, etwas Gefühl.

Aber oft vergessen wir die *Kleinkindsprache*, wenn unser Kind ängstlich, wütend oder traurig ist. Auch wir werden laut oder versuchen es zu beruhigen, indem wir selbst übertrieben ruhig werden. Das kann dazu führen, dass sich unser Kind – ausgerechnet in einem Augenblick, in dem es einen Freund braucht – allein und unverstanden fühlt. (Ungefähr so, wie Sie sich vielleicht fühlen würden, wenn Ihre Freundin auf Ihren emotionalen Ausbruch mit sofortigen Beruhigungsversuchen – »Ist ja gut, ist ja gut« – oder wie ein Psychiater mit »Das war anscheinend sehr frustrierend für dich« reagieren würde.

Sie müssen die *Kleinkindsprache* üben, um den Dreh herauszubekommen. Am Anfang fühlt es sich vielleicht etwas merkwürdig an – aber denken Sie einfach daran, dass Sie die Sprache bereits einsetzen, wenn Ihr Kind sich sehr freut. Viele Eltern erklären, dass die einfachste Möglichkeit, die *Kleinkindsprache* zu lernen, darin bestehe, sie zunächst bei kleineren Gefühlsschwankungen und danach erst bei größeren Ausbrüchen anzuwenden.

Die *Kleinkindsprache* ist keine Zauberformel – manche aufgewühlten Kleinkinder werden weiter toben, egal, was Sie zu ihnen sagen. Doch mit korrekt ausgeführter *Kleinkindsprache* können Sie innerhalb von 30 Sekunden 50 Prozent aller Gefühlsausbrüche Ihres Kindes beenden – selbst wenn es übermüdet ist und sich gegen das Schlafengehen wehrt.

Schritt 3: »Geduldübungen«

Geduldübungen machen sehr viel Spaß, sind leicht und sehr nützlich und können schon ab dem Alter von einem Jahr angewendet werden. Wenn Sie die Übungen fünfmal pro Tag durchführen, können Sie innerhalb kurzer Zeit die Fähigkeit Ihres Kindes fördern, geduldig auf etwas zu warten ... was zur Reduzierung der

Kämpfe beim Zubettgehen beiträgt. (*Geduldübungen* sind auch der Hauptbestandteil der einfachen, tränenfreien Schlaftrainingsmethode *Glitzer interruptus*, die Sie auf Seite 315ff. kennenlernen werden).

Um *Geduldübungen* durchführen zu können, müssen Sie warten, bis Ihr Kleinkind etwas von Ihnen übergeben haben will.

Dann tun Sie Folgendes:

- Tun Sie so, als ob Sie Ihrem Kind geben würden, was es will, halten aber im letzten Moment inne. Halten Sie einen Finger in die Luft und sagen: »Oh, warte mal!« (als ob Ihnen etwas Wichtiges eingefallen sei, das Sie vorher noch erledigen müssen).

- Wenden Sie sich dann für ein paar Sekunden ab und tun Sie so, als ob Sie etwas suchen würden.

- Geben Sie Ihrem Kind dann die »Belohnung«, indem Sie sich ihm wieder zuwenden, zu ihm sagen: »Gut gewartet!« und ihm das Gewünschte aushändigen.

Nach einigen Übungsdurchgängen fangen Sie an, seine Geduld länger auf die Probe zu stellen, indem Sie es alle paar Tage ein kleines bisschen länger warten lassen. Innerhalb von weniger als einer Woche wird es in der Lage sein, 30 bis 60 Sekunden zu warten. (Erstaunlicherweise macht es kleinen Kindern nichts aus zu warten, solange sie darauf vertrauen, das zu erhalten, was sie haben wollen.)

Wenn es Ihrem Kind schwerfällt, selbst diese paar Sekunden zu warten, wenden Sie sich ihm zu und zeigen Sie ihm mithilfe der *Kleinkindsprache*, dass Sie wissen, wie schwer das ist. Sagen

Sie beispielsweise: »Ich wünschte, wir könnten das jetzt sofort tun!«, oder: »Warte, warte ... Ach, ich wünschte, wir könnten den ganzen Tag spielen und müssten nie warten!« Schlagen Sie ihm dann etwas vor, mit dem es die Wartezeit ausfüllen kann, und wenden Sie sich wieder kurz ab.

Schritt 4: »Zauberatem«

Für viele Erwachsene bedeutet Entspannung Essen, Schlafen, oder Fernsehen. Dabei sind wir alle mit einem natürlichen Beruhigungsmittel ausgestattet: tiefem Atmen. Selbst kleine Kinder zwischen 18 bis 24 Monaten können lernen, mithilfe von tiefer Atmung ihren Körper und ihren Geist zu beruhigen.

Und so funktioniert es:

- Zuerst lernen *Sie* es selbst. Legen Sie die Hände vor der Brust zusammen, als ob Sie beten wollten. Führen Sie die Hände beim Einatmen nach außen und oben (etwa auf Ohrenhöhe) und bringen Sie sie beim Ausatmen langsam wieder in die Ausgangsposition zurück. Wiederholen Sie diesen Zyklus einige Male. Üben Sie in der Nähe Ihres Kindes.

- Nachdem Ihr Kind Ihnen einige Male dabei zugesehen hat, wird es Sie wahrscheinlich nachahmen wollen. Fangen Sie mit einem oder zwei tiefen Atemzügen vor dem Essen, Schlafen, Toben oder Rausgehen zum Spielen an. (Erhöhen Sie den Spaßfaktor, indem Sie mit Kissen und Bildern einen »magischen« Ort für das tiefe Atmen einrichten.)

- Drängen Sie es Ihrem Kind nicht auf. Wenn es sich dagegen wehrt, schlagen Sie vor, *nach* dem *Zauberatem* etwas Schönes zu tun. Wenn es sich immer noch weigert, sagen Sie: »Kein Problem«. Nehmen Sie selbst ein paar tiefe Atemzüge. Sie können auch ein Stofftier neben sich setzen und so tun, als ob es mit Ihnen üben würde. Ermutigen Sie Ihr Kind später und am nächsten Tag erneut, mit Ihnen zu üben. Wenn es sich weiterhin weigert, demonstrieren Sie es ihm ein- oder zweimal pro Tag, aber warten Sie ein paar Wochen, bevor Sie es wieder bitten, mitzumachen.

Übung macht auch in diesem Fall den Meister ... je öfter Ihr Kind übt, desto leichter wird es ihm fallen, seine Aufregung in den Griff zu bekommen.

Schritt 5: Beliebte Anreize für Kleinkinder

Kleine Geschenke sind das Öl im Getriebe der Kooperation. Manche Eltern sind der Meinung, dass *Kinder allein aus Respekt gehorchen sollten*. Das mag bei einem Sechs- oder Siebenjährigen das Ziel sein, aber ein dreijähriges Kind braucht möglicherweise einige zusätzliche Anreize, um sich kooperativ zu verhalten.

Einige Techniken fördern Teamwork und verhindern Trotzreaktionen. Meine Lieblingstechniken sind *indirektes Lob*, Handmarkierungen und Sternposter.

Indirektes Lob bedeutet, positive Dinge über Ihr Kind auszuplaudern (als ob Sie ein Geheimnis weitergeben würden), und zwar so, dass Ihr Kind es hört.

Legen Sie beispielsweise einige Minuten, nachdem Sie Ihrem Kind für seine Hilfe gedankt haben, die Hände an den Mund und flüstern Sie jemandem (es kann auch eine Puppe oder ein Vogel vor dem Fenster sein) zu: »Psst ... hallo, Jakob hat alle seine Spielsachen weggeräumt, und zwar ganz schnell!«

Flüstern Sie später jemand anderem dasselbe zu. Ihr Kind wird denken: »Wow, es muss wahr sein, wenn ich es so oft höre.«

Die meisten von uns hassen es, belehrt zu werden, aber wir sind sehr neugierig in Bezug auf Dinge, die wir zufällig mithören, und neigen viel mehr dazu, sie zu glauben. Deshalb ist *indirektes Lob* weitaus wirksamer (indirekte Kritik allerdings auch).

Ich verstehe das *indirekte Lob* als »Hintertür«-Technik, weil sie wie Geschichtenerzählen oder Rollenspiele (oder ähnliche Techniken, zu denen ich später noch kommen werde) Kindern etwas *indirekt*, quasi durch die Hintertür, statt direkt, durch Belehrungen und Erklärungen, nahebringt.

Handmarkierungen (oder Handstempel) sind kleine Belohnungen für ein Verhalten Ihres Kindes, das Ihnen besonders gefällt. Malen Sie ihm ohne zu viel Aufhebens einen Haken auf den Handrücken oder geben Sie ihm einen Stempel auf die Hand. Es geht darum, ihm diese kleine Markierung jedes Mal dann zu geben, *wenn Sie erwünschtes Verhalten bei ihm feststellen.*

Erhöhen Sie den Wert dieser Markierungen, indem Sie sich abends, wenn Ihr Kind im Bett liegt, ein paar Minuten Zeit nehmen, um die Markierungen zu zählen und sich in Erinnerung zu rufen, womit es sie sich verdient hat (Sie können auch mit ihm darüber sprechen, was es am nächsten Tag tun könnte, um Markierungen zu ergattern).

Sternposter sind eine etwas formalere Art, gutes Benehmen zu fördern (für Kinder über zwei Jahre).

- Wählen Sie drei Verhaltensweisen aus, die Sie fördern möchten. Bei zweien sollte es sich um Verhaltensweisen handeln, die Ihr Kind bereits regelmäßig ausführt (wie beispielsweise Sockenanziehen), während eine dritte noch eine gewisse Herausforderung darstellt (wie beispielsweise Zähneputzen).

- Halten Sie eine Familiensitzung ab, bei der Sie sagen: »Du machst viele Sachen schon ganz toll! Aber manche Sachen fallen dir noch schwer. Mama hat eine Idee, die dir hilft, sie noch besser zu machen.«

- Beschreiben Sie Ihrem Kind, um was es geht. Fragen Sie es nach seiner Meinung zur geeignetsten Methode, die Dinge, die es gut macht, zu dokumentieren. »Soll Mama Sticker oder Sterne auf ein Poster kleben oder willst du lieber Spielchips, die du in deine Tasche stecken kannst?«

- Entscheiden Sie *gemeinsam* über eine passende Belohnung: »Wenn du zehn Sterne hast, sollen wir dann zusammen auf den Spielplatz gehen? Oder willst du lieber ein Eis? Oder ein kleines Geschenk?«

- Gestalten Sie das Poster *gemeinsam*. Verschönern Sie es mit lustigen, aus Zeitschriften ausgeschnittenen Bildern.

- Gehen Sie *gemeinsam* die Sterne oder Sticker für das Poster einkaufen. (Es ist sehr wichtig, Ihr Kind in diesen Vorgang einzubeziehen – es ist schließlich sein Poster!)

- Hängen Sie das Poster an einer gut sichtbaren Stelle auf und lassen Sie Ihr Kind jedes Mal, wenn es eine Aufgabe erledigt hat, einen Stern aufkleben.

- Halten Sie alle zwei Wochen eine weitere Sitzung ab, bei der Sie Ihr Kind für seine Fortschritte loben. Dadurch bleibt das Poster interessant.

Sternposter machen Kleinkindern Spaß. Ihr Kind bekommt jedes Mal, wenn es an dem Poster vorbeigeht, eine große Ladung »visuellen Lobs«. Die Wirkung des Posters wird noch verstärkt, wenn Sie Ihr Kind mithören lassen, während Sie seinen Stofftieren zuflüstern, wie sehr es sich bemüht.

Schritt 6: »Den Clown spielen«

Wir alle wissen, wie schwierig die Erziehung von Kleinkindern ist. Aber haben Sie sich je gefragt, wie schwer es ist, ein Kleinkind zu sein?

Wenn Ihr »großer Junge« brüllend wie ein Löwe durch das Haus rennt, seine Muskeln zeigt und sich hartnäckig weigert nachzugeben, soll sein draufgängerisches Gebaren oft nur über seine neue Erkenntnis hinwegtäuschen, dass er nur ein kleines Kind in einer großen, großen Welt ist.

Mit zwei bis drei Jahren kann Ihr Kind schon ganz gut Dinge miteinander vergleichen – unter anderem sich selbst mit seinen Mitmenschen. Und dann wird ihm bewusst, dass es schwächer, kleiner, weniger eloquent und langsamer als die meisten anderen (mit Ausnahme von Babys) ist.

Sie können Ihr Kind nicht vor jeder Niederlage und Unsicherheit schützen (und würden es auch nicht wollen, denn der Umgang mit schwierigen Erfahrungen stärkt den Charakter). Doch Sie können sicher etwas zur Stärkung seines Selbstvertrauens und seiner Widerstandsfähigkeit beitragen. Von all den zu diesem Zweck geeigneten Techniken ist mir das *Clownspielen* am liebsten.

Dabei geht es darum, dass Sie sich möglichst tollpatschig verhalten, damit Ihr Kind sich im Vergleich dazu wie ein Champion fühlen kann. Einige Beispiele:

• Sie erschrecken gespielt, wenn Ihr Kind wie ein Löwe brüllt.

• Sie laufen mit Ihrem Kind um die Wette und lassen es gewinnen.

• Sie veranstalten eine Kissenschlacht und lassen sich dabei von Ihrem Kind regelrecht vermöbeln.

Wenn Sie sich zehnmal am Tag wie ein Tollpatsch aufführen, lacht Ihr Kind und fühlt sich schlau und überlegen. Wenn Sie den *Clown spielen*, hält es Sie für so »unfähig«, dass es Ihnen helfen muss, statt sich Ihnen zu widersetzen. Selbst die widerspenstigsten Kinder haben Mitleid mit uns, wenn wir gelegentlich den Eindruck erwecken, zu nichts imstande zu sein.

Mit diesen sechs Tricks, der *Fastfood-Regel*, der *Kleinkindsprache*, *Geduldübungen*, *Zauberatem*, Anreizen in Form von *indirektem Lob*, *Handmarkierungen* und *Clownspielen*, fördern Sie bei Ihrem Kind guten Schlaf, indem Sie seine Geduld und Kooperationsbereitschaft stärken.

Da Sie jetzt alle diese Werkzeuge an der Hand haben, ist es Zeit, Sie – durch Zerstörung der Mythen, die erfolgreichen Schlaf von Kleinkindern verhindern – auf die Lösung von Schlafproblemen vorzubereiten.

Verbreitete Mythen zum Thema Kleinkindschlaf

Großeltern, Nachbarn und Freunde erteilen uns gern Ratschläge. Natürlich meinen sie es gut, aber manchmal liegen sie völlig falsch! Hier einige der Mythen, die teilweise von ihnen verbreitet werden:

Mythos 1: **Es ist normal, dass Kleinkinder allein schlafen.**
Fakt: Wer schläft schon gern allein? In den meisten Kulturen schlafen Kleinkinder jahrelang mit Eltern und Geschwistern zusammen.

Eltern sind oft überrascht zu erfahren, dass das gemeinsame Schlafen im Elternbett mit zunehmendem Alter sogar häufiger wird! Mit drei Jahren schlafen 22 Prozent der Kinder im Elternbett, mit vier Jahren 38 Prozent mindestens einmal pro Woche. Sogar im Vorschulalter schlafen zehn bis 15 Prozent der Kinder regelmäßig bei den Eltern.

Mythos 2: **Kleinkinder schlafen die ganze Nacht durch.**
Fakt: Studien haben gezeigt, dass Kleinkinder mehrmals pro Nacht aus dem leichten Schlaf aufwachen. Aber meistens erfahren wir davon nichts, weil unsere Kinder ohne einen Mucks selbstständig wieder einschlafen.

Mythos 3: **Kleinkinder brauchen weniger Schlaf als Babys.**
Fakt: Tagsüber schläft Ihr Kind zwar immer weniger, aber bis zum Alter von fünf Jahren braucht es noch elf bis zwölf Stunden Nachtschlaf. Und im Alter zwischen vier und zwölf Jahren geht der Nachtschlaf nur von elf auf zehn Stunden zurück.

Mythos 4: Kleinkinder sollten – besonders nachts – auf den Schnuller verzichten.

Fakt: Saugen ist für Kleinkinder normal und sehr beruhigend. In den meisten naturnahen Kulturen saugen Kinder bis zum Alter von drei oder vier Jahren an der Brust ihrer Mutter. Schnuller können das Selbstvertrauen und die Fähigkeit eines Kindes zur Selbstberuhigung beim Aufwachen in der Nacht fördern.

Außerdem sind viele Kleinkinder genetisch darauf programmiert zu saugen. Das Saugen am Schnuller ist auf jeden Fall dem Daumenlutschen vorzuziehen, das mit viel größerer Wahrscheinlichkeit langfristig eine kieferorthopädische Behandlung erforderlich macht.

Mythos 5: Der Schlaf eines Kindes hat nichts mit seiner Lernfähigkeit oder seiner Gesundheit zu tun.

Fakt: Schlafmangel löst nicht nur jede Menge Probleme wie Schreianfälle, Unruhe, Aggression, Impulsivität und Trotz aus, sondern beeinträchtigt auch drei Fähigkeiten, die für das Lernen unerlässlich sind: Aufmerksamkeit, Wissensaufnahme und Gedächtnis.

Studien haben zudem einen Zusammenhang zwischen Schlafmangel bei Kleinkindern und späteren Gesundheitsproblemen gezeigt. Überraschenderweise kann ein um nur eine Stunde verkürzter Schlaf im Kleinkindalter das Lernen im Schulalter beeinträchtigen!

Beispielsweise berichteten kanadische Wissenschaftler, dass sich durch eine Schlafdauer von weniger als zehn Stunden bei Kleinkindern und Kindern im Vorschulalter ihr Risiko verdoppelte, in späteren Jahren Übergewicht oder Hyperaktivität zu entwickeln oder bei einem kognitiven Test schlecht abzuschneiden.

Anscheinend gibt es in der frühen Kindheit einen kritischen Zeitraum, in dem Schlafprobleme die Entwicklung beeinträchtigen, auch wenn sich die Schlafgewohnheiten später verbessern.

Mythos 6: **Kleinkinder schlafen problemlos ein, wenn sie müde sind.**

Fakt: Zwar schlafen die meisten von uns (und auch Kleinkinder) ein, wenn wir erschöpft sind, aber manche Kleinkinder werden in diesem Zustand *wacher!* Sie sind total überdreht und beginnen, im Kreis zu laufen. In diesem Zustand erinnern sie an Kinder, die unter einer Aufmerksamkeitsdefizit-/Hyperaktivitätsstörung (ADHS) leiden.

Und dieses Problem kann sich weiter verstärken: *Je müder die Kinder werden, desto schwerer fällt ihnen das Einschlafen und desto öfter wachen sie in der Nacht auf.*

Mythos 7: **Ein Nachtlicht kann den Augen Ihres Kindes schaden.**

Fakt: Nein! Generationen von Eltern haben schwaches Licht (Vier-Watt-Glühlampen) in Kinderzimmern verwendet. Mit einem Nachtlicht können wir schnell überprüfen, ob alles in Ordnung ist, ohne die Deckenbeleuchtung einschalten zu müssen. Außerdem fühlen sich viele Babys sicherer, wenn sie nachts aufwachen und statt unergründlicher Finsternis die vertraute Umgebung sehen können.

Eine Studie aus Philadelphia aus dem Jahr 1999 hat viele Eltern verschreckt und dazu bewegt, die Nachtbeleuchtung auszuschalten. Die Wissenschaftler behaupteten, dass 34 Prozent der

Kinder, die mit einem Nachtlicht schliefen, später kurzsichtig würden.

Glücklicherweise wurde diese Behauptung im Jahr darauf durch zwei neue Studien widerlegt. Wissenschaftler aus Ohio stellten fest, dass nur 16,8 Prozent der an der Studie teilnehmenden Kinder, die in den ersten zwei Lebensjahren mit Nachtlicht schliefen, später kurzsichtig wurden, während dies auf 20 Prozent der Kinder zutraf, die im Dunkeln schliefen. Auch Wissenschaftler aus Boston bestätigten, dass absolut kein Zusammenhang zwischen Nachtlichtern und Sehproblemen besteht.

Mythos 8: Ein Fernseher im Kinderzimmer ist kein Problem.
Fakt: Fernseher sind ein Problem! In Deutschland haben etwa zehn Prozent der Vorschulkinder ein Fernsehgerät in ihrem Zimmer. In den USA nutzen sogar fast ein Fünftel der Eltern den Fernseher oder DVDs im Rahmen des Zubettgehrituals. Dieses elektronische Beruhigungsmittel am Abend einzusetzen, ist keine gute Idee.

Auf Kinder mit eigenem Fernseher trifft Folgendes zu:

- Sie schauen mehr fern (und bekommen damit auch mehr Gewaltdarstellungen zu sehen).

- Sie gehen 20 bis 30 Minuten *später* zu Bett.

- Sie wehren sich gegen das Einschlafen (sie schlafen mit doppelt so hoher Wahrscheinlichkeit erst nach 22 Uhr ein).

- Sie schlafen generell weniger (und haben mit doppelt so hoher Wahrscheinlichkeit morgens Schwierigkeiten, wach zu werden).

- Sie treiben weniger Sport.

- Sie leiden mehr unter seelischem Stress (und eventuell mehr unter Alpträumen).

- Sie haben ein höheres Risiko, Übergewicht zu entwickeln.

- Kleinkinder können sich schwer verletzen, wenn sie den Fernseher herunterziehen und er auf sie fällt.

Ich bin im Hinblick auf den Fernseher kein absoluter Puritaner. Als kurzfristiger Babysitter-Ersatz kann er sehr hilfreich sein – wir haben das alle manchmal bitter nötig. Aber bitte setzen Sie das Gerät nur sparsam ein, wählen Sie kindgerechte Sendungen wie die Sesamstraße oder Tierfilme und schalten Sie den Fernseher deutlich vor der Schlafenszeit aus. Noch besser wäre es, das Fernsehen besonderen Anlässen vorzubehalten, beispielsweise dem Sonntagmorgen, wenn es ein besonderes Highlight für Ihr Kind sein und Ihnen selbst zu einer halben Stunde mehr Schlaf verhelfen kann.

Nachdem wir diese Mythen aus der Welt geschafft haben, wollen wir uns nun genauer ansehen, was es mit dem Schlaf von Kleinkindern wirklich auf sich hat.

Normaler Schlaf bei Kleinkindern

Auch wenn Ihr Kind das erste Lebensjahr vollendet hat, bleibt der Schlaf weiterhin die wichtigste Phase für sein Gehirn. Mit zwei Jahren hat ein Kind durchschnittlich 9500 Stunden (etwa 13 Mo-

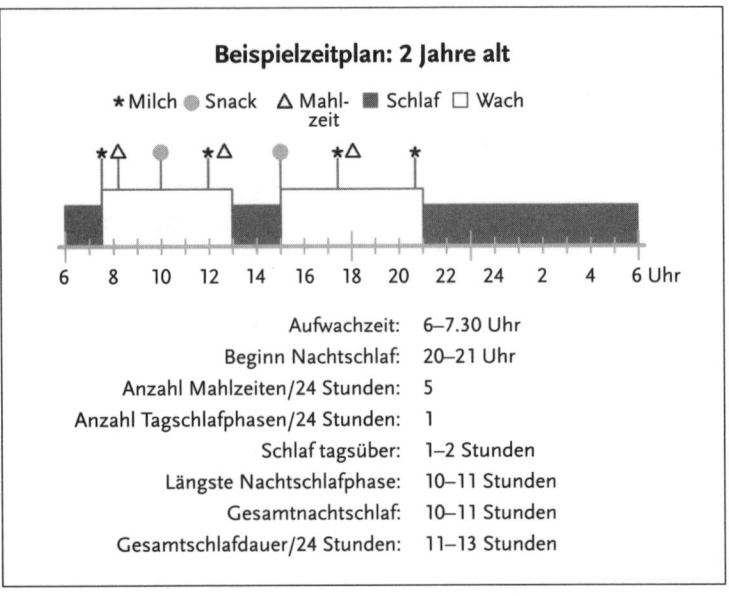

Beispielzeitplan: 2 Jahre alt

★ Milch ● Snack △ Mahl- ■ Schlaf □ Wach
                    zeit

Aufwachzeit:	6–7.30 Uhr
Beginn Nachtschlaf:	20–21 Uhr
Anzahl Mahlzeiten/24 Stunden:	5
Anzahl Tagschlafphasen/24 Stunden:	1
Schlaf tagsüber:	1–2 Stunden
Längste Nachtschlafphase:	10–11 Stunden
Gesamtnachtschlaf:	10–11 Stunden
Gesamtschlafdauer/24 Stunden:	11–13 Stunden

nate) Schlaf und etwa 8000 Wachstunden hinter sich. Zwischen zwei und fünf Jahren gleicht sich die Dauer der Schlaf- und Wachzeit an.

Im Alter zwischen ein und fünf Jahren schlafen Kinder zwölf bis 14 Stunden täglich – Tag- und Nachtschlaf zusammengerechnet. (Sie können davon ausgehen, dass Ihr Kind mit zwei Jahren tagsüber etwa zwei Stunden und mit drei Jahren eine Stunde schläft.)

Es ist seit einigen Jahren der beunruhigende Trend zu verzeichnen, dass sich der Nachtschlaf von Kleinkindern um 30 bis 40 Minuten verkürzt. Der Zeitpunkt des Aufwachens am Morgen scheint gleich zu bleiben, während die Schlafenszeit immer wei-

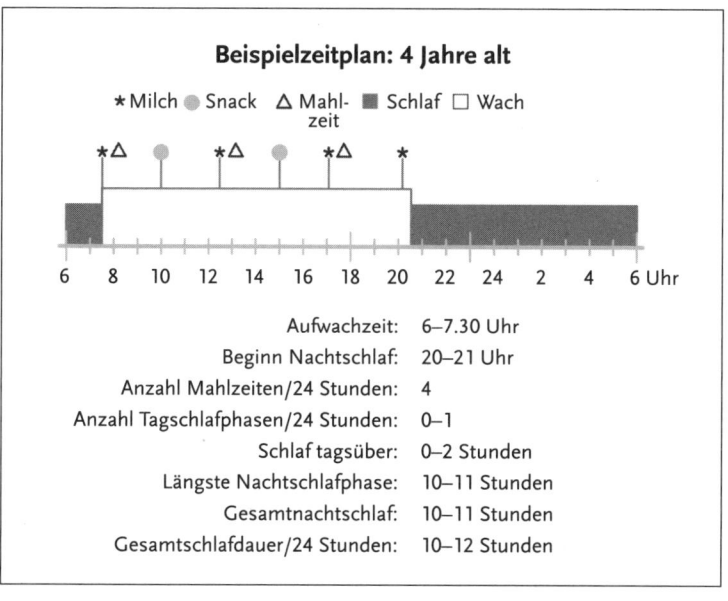

Beispielzeitplan: 4 Jahre alt

★ Milch ● Snack △ Mahl-zeit ■ Schlaf □ Wach

Aufwachzeit:	6–7.30 Uhr
Beginn Nachtschlaf:	20–21 Uhr
Anzahl Mahlzeiten/24 Stunden:	4
Anzahl Tagschlafphasen/24 Stunden:	0–1
Schlaf tagsüber:	0–2 Stunden
Längste Nachtschlafphase:	10–11 Stunden
Gesamtnachtschlaf:	10–11 Stunden
Gesamtschlafdauer/24 Stunden:	10–12 Stunden

ter nach hinten verlegt wird. Die meisten Kleinkinder wachen gegen 7.30 Uhr auf und gehen gegen 21 Uhr (plus/minus 30 Minuten) zu Bett.

Laut der amerikanischen Umfrage zum Thema »Schlaf« aus dem Jahr 2004 ruft etwa die Hälfte der Kleinkinder und ein Drittel der Vorschulkinder in manchen Nächten nach den Eltern (fünf bis zehn Prozent mehrmals pro Nacht). Die meisten Eltern (etwa 60 Prozent) betreten das Zimmer des Kindes, um es zu beruhigen und bleiben meistens 15 Minuten, bis das Kind wieder eingeschlafen ist. Und die meisten Eltern brauchen anschließend mindestens 15 Minuten, um selbst zur Ruhe zu kommen und wieder einschlafen zu können.

Ein dickes Minus: Schlafmangel

Übergewicht hat sich zu einer wahren Seuche entwickelt! Es ruiniert unsere Gesundheit und macht uns anfälliger für schwere Erkrankungen wie Diabetes, Herzinfarkt, Krebs, Rücken- und Hüftbeschwerden und Depressionen. Und es zeichnet sich immer deutlicher ab, dass Gewichtsprobleme früh auftreten – vielleicht sogar schon im Babyalter.

In einer mit mehr als 1000 Kindern durchgeführten Studie fanden kanadische Forscher heraus, dass 26 Prozent der Klein- und Vorschulkinder, die zu wenig Schlaf (weniger als zehn Stunden pro Nacht) bekamen, später übergewichtig oder sogar fettleibig wurden (im Gegensatz zu 15 Prozent der Kinder, die zehn Stunden schliefen, und zehn Prozent der Kinder, die mehr als elf Stunden schliefen). Mit anderen Worten: Das Risiko dieser Kinder war auf das Doppelte oder Dreifache erhöht!

Zu einem ähnlichen Ergebnis kam eine in den USA durchgeführte Auswertung medizinischer Studien zum Thema Kinderschlaf und Übergewicht.

Darüber hinaus trifft auf übermüdete Kinder Folgendes zu:

- Sie treiben weniger Sport (weil sie zu müde sind).

- Sie haben ein stärkeres Verlangen nach Zucker, Fett und leeren Kalorien.

- Sie essen mehr aus einem Impuls heraus, auch wenn sie nicht hungrig sind.

- Sie nehmen aufgrund erschöpfungsbedingter Stoffwechselentgleisungen (Insulinresistenz, Leptinmangel etc.) zu.

Erschöpfung und Übergewicht können zu einem wahren Teufelskreis werden. Bei übergewichtigen Kindern lagert sich zudem mehr Fett im Halsbereich ab. Das führt zu Schnarchen und häufigerem Aufwachen, wodurch die betroffenen Kinder noch müder werden!

Die gute Nachricht ist, dass Sie Ihr Kind vor einem lebenslangen Kampf gegen das Übergewicht bewahren können, wenn Sie jetzt handeln. Das können Sie tun:

- Essen Sie in der Familie möglichst keine Fertiggerichte oder Fastfood (es enthält mehr Fett, Zucker und Salz).

- Essen Sie alle mehr Obst, Gemüse, Bohnen und Vollkornprodukte.

- Versuchen Sie dafür zu sorgen, dass Ihr Kind mindestens zehneinhalb Stunden Schlaf pro Nacht bekommt. Bieten Sie ihm nur selten süße Getränke an. (Saft enthält genauso viel Zucker wie Erfrischungsgetränke!)

- Verringern Sie den Fernsehkonsum (während der Mahlzeiten sollten Sie nicht fernsehen).

- Fördern Sie Aktivitäten im Freien.

- Nehmen Sie mindestens fünf Mahlzeiten pro Woche mit der ganzen Familie ein.

Zeit für den Umzug ins große Bett?

Ihre Entscheidung bezüglich der Schlafstätte Ihres Kleinen wird sehr von seinen neuen körperlichen Fähigkeiten abhängen.

Es macht Spaß, ihm dabei zuzusehen, wie er erst steht, dann läuft, dann rennt … aber es macht weniger Spaß, wenn er anfängt, sich über den Rand seines Gitterbetts zu stürzen. Daher ist der Übergang zum »großen« Bett angezeigt, bevor Ihr Kind die Kunst der Gitterbettflucht beherrscht.

Der Abschied vom Kinderbett ist ein wichtiger Meilenstein mit bittersüßem Beigeschmack. Mehr als 90 Prozent der 18 Monate alten Kinder schlafen in einem Kinderbett. Doch dieser Anteil geht bis zum zweiten Geburtstag auf etwa 80 Prozent und bis zum dritten Geburtstag auf 40 Prozent zurück.

Da Sie nicht im Voraus wissen können, in welcher Nacht Ihr kleiner Abenteurer zum ersten Mal einen »Fluchtversuch« unternehmen wird, sollten Sie nach seinem ersten Geburtstag die Matratze an den unteren Rand des Bettes rücken und darauf achten, dass keine Spielsachen oder Babynestchen im Bett liegen, auf die Ihr Kind steigen könnte. Der obere Rand des Bettgitters sollte auf Höhe seines Schlüsselbeins sein, wenn Ihr Kind am Gitter steht. Der Boden im Kinderzimmer sollte mit einem weichen Teppich (auf einer rutschfesten Matte) ausgelegt sein, da ein Sturz aus dieser Höhe zu ernsten Verletzungen führen kann.

Wenn Sie für den Wechsel bereit sind, denken Sie daran, dass müde, unruhige Kleinkinder besonders unflexibel sind und Veränderungen hassen. Gewöhnen Sie Ihr Kind an das neue Bett, indem Sie es tagsüber, wenn Ihr Kind offener für Neues ist, regelmäßig für ruhiges Spiel, Massage oder den Mittagsschlaf nutzen.

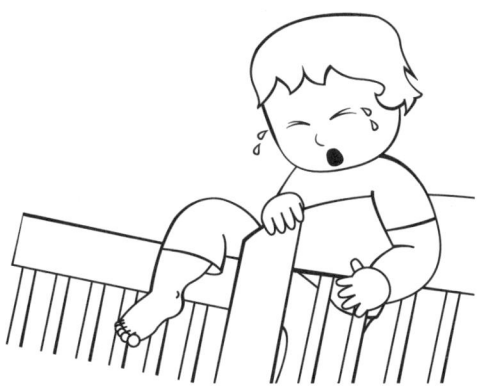

Ihrem Kind fällt der Wechsel außerdem leichter, wenn Sie andere vertraute Schlafreize (wie Schmusegegenstände, weißes Rauschen, das Zubettgehritual, Schlaflieder und Lavendel) beibehalten.

Hier einige Tipps dazu, wie Sie Ihrem Kind den Umzug schmackhafter machen können:

- Erfinden Sie Geschichten oder lesen Sie aus Büchern vor, die das Schlafen in einem großen Bett zum Thema haben.

- *Loben* Sie Ihr Kind tagsüber *indirekt* dafür, wie gut es seine Sache macht.

- Gehen Sie mit Ihrem Kind Bettwäsche einkaufen.

- Gestalten Sie ein *Schlafbuch*, das Bilder von schlafenden Familienmitgliedern (und Haustieren!) enthält und das Sie jeden Tag gemeinsam mit Ihrem Kind anschauen können. (Mehr zu *Schlafbüchern* auf Seite 298f.)

Sicherheit ist oberstes Gebot!

Müdigkeit führt dazu, dass Kinder völlig aufgekratzt sind – und das erhöht wiederum die Unfallgefahr. Ebenso wie ein müder Jongleur beginnt, seine Reifen fallen zu lassen, werden müde Kleinkinder impulsiv und tollpatschig und neigen zu Missgeschicken.

Bei Vorschulkindern passieren die meisten Unfälle rund um das Bett (neben dem schon erwähnten Herausfallen aus dem Gitterbett) beim Herumhüpfen auf dem Bett oder Herausfallen aus einem Stockbett. Versuchen Sie, die Regel »Kein wildes Herumhüpfen auf dem Bett« möglichst rigoros durchzusetzen, und lassen Sie einen Vierjährigen auf keinen Fall im oberen Teil eines Stockbetts schlafen. Leider werden viele Kinder wegen Stürzen aus einem Stockbett in die Notaufnahme eingeliefert (meist sind Kinder zwischen drei und fünf Jahren betroffen, die dann häufig Kopfverletzungen erleiden).

Beachten Sie Folgendes:

- Kinder unter sechs Jahren sollten in einem Stockbett nicht oben schlafen.

- Es sollte ein Nachtlicht im Zimmer brennen, damit Kinder, die aus dem oberen Bett herunterklettern, sehen, wo sie hintreten.

- Kinder sollten auf dem oberen Bett nicht spielen.

- Stockbetten sollten nicht in der Nähe von Deckenventilatoren oder anderen Deckenvorrichtungen stehen.

Achten Sie auch darauf, dass keine Latten oder Stäbe vorhanden sind, zwischen denen sich Ihr Kind den Kopf einklemmen kann. Zudem sollten Brandmelder, Feuerlöscher und ein Fluchtplan vorhanden sein.

Wenn Sie diese Regeln einhalten, müsste Ihr Kleines sicher schlafen (was auch Ihrem eigenen Schlaf zuträglich sein dürfte).

Wenn Sie schwanger sind, empfiehlt es sich, Ihr Kleinkind einige Monate vor der Geburt des Babys aus dem Kinderbett ins große Bett zu verlegen (sofern Ihr erstes Kind dafür alt genug ist). Wenn Ihr Baby schon auf der Welt ist, sollten Sie Ihr älteres Kind eventuell noch eine Weile im Gitterbett schlafen lassen. Aber Vorsicht: Wenn Sie Ihr Kleinkind ins große Bett umziehen lassen und eine Woche später das Baby in sein altes Kinderbett legen, wird Ihr Kleinkind möglicherweise eifersüchtig – als ob Sie seinen geliebten Besitz einem Eindringling überlassen würden!

Sobald Ihr Kind im großen Bett schläft, kann es jederzeit aufstehen. Das bedeutet erstens, dass das Zimmer wirklich kindersicher sein muss (das betrifft zum Beispiel Steckdosen, Vorhangschnüre und scharfkantige Ecken), und zweitens, dass Sie verhindern müssen, dass es nachts durch die Wohnung geistert.

Verwenden Sie ein Türgitter. Falls Ihr Kind darüber klettert, müssen Sie möglicherweise etwas Zeit darauf verwenden, es darauf zu trainieren, in seinem Zimmer zu bleiben, oder sogar die Tür schließen. Erklären Sie Ihrem Kind, dass das Gitter ihm hilft, nach dem Singen, Lesen und Gutenachtsagen in seinem

Zimmer zu bleiben und die ganze Nacht sicher und zufrieden zu schlafen.

Wenn Ihre kleine Sportskanone über das Türgitter steigt, müssen Sie womöglich eine Türsicherung verwenden.

Wie schläft Ihr Kleinkind?

Ehe Sie irgendetwas am Schlaf Ihres Kindes verändern, führen Sie etwa eine Woche lang ein Tagebuch, um eine Vorstellung vom Schlafverhalten Ihres Kleinen zu bekommen.

Machen Sie sich Notizen zum Tagesablauf und zu den Schlafmustern Ihres Kindes:

- Wann wacht es morgens auf?

- Wie häufig und wie heftig sind seine emotionalen Ausbrüche?

- Wann und wie lange schläft es tagsüber?

- Wird es abends anhänglich? Ängstlich? Hyperaktiv?

- Wann ist Schlafenszeit, und wann beginnt beziehungsweise endet das Zubettgehritual?

- Ist das Zubettbringen unproblematisch oder ein regelrechter Kampf?

- Wann verlassen Sie das Kinderzimmer, nachdem Sie Ihr Kind ins Bett gelegt haben?

- Fällt es ihm schwer, zur Ruhe zu kommen? Falls ja, was tun Sie dagegen, und wie gut hilft das?

- Warten Sie, bis es eingeschlafen ist?

- Wacht Ihr Kind nachts auf und ruft nach Ihnen? Falls ja, wann und wie lange?

- Wie reagieren Sie darauf? Hilft das?

Notieren Sie auch andere wichtige Vorkommnisse wie Verabredungen zum Spielen, Kindergartenbesuche, Mahlzeiten und Stuhlgang. Im Anhang dieses Buches finden Sie ein Beispieltagebuch.

Diese Art von Aufzeichnungen hilft Ihnen herauszufinden, was vor sich geht, was zu tun ist und welche Fortschritte Sie im Hinblick auf die Behebung von Schlafproblemen machen. Das ist eine große Hilfe bei der Anwendung der Techniken aus den nächsten beiden Kapiteln.

Bewährte Schlaftipps für Kleinkinder

- Ihr Kind erwirbt gerade einige ziemlich eindrucksvolle Fähigkeiten (gehen, rennen, sprechen – argumentieren!), aber in vielerlei Hinsicht steht es auch noch ganz am Anfang seiner Entwicklung!

- *Besondere Zeit:* Kinder lieben dieses Ritual!

- *Fastfood-Regel:* Sie können Ihr Kind viel leichter von *Ihrer* Sichtweise überzeugen, wenn Sie ihm vorher zeigen, dass Sie *seine* Sichtweise nachvollziehen.

- **Kleinkindsprache:** Die Kleinkindsprache verstehen Kinder auch in Aufregung.

- **Geduldübungen:** Eine einfache Methode, um ihrem impulsiven Kleinen zu helfen, (ohne Protest) warten zu lernen.

- **Zauberatem:** Tiefes Atmen hilft, Stress zu reduzieren und Selbstkontrolle zu lernen.

- **Indirektes Lob:** Diese Methode verstärkt das Lob in den Augen ihres Kindes.

- **Handmarkierungen und Sternposter:** Schlüssel zu vielen Schlafstrategien, die Sie in Kürze kennenlernen werden.

- **Den Clown spielen:** Das ist eine lustige Art, die Kooperationsbereitschaft zu fördern.

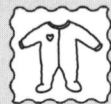

So helfen Sie Ihrem Kind, zur Ruhe zu kommen

Man kann von Kindern viel lernen. Beispielsweise, wie viel Geduld man hat.

Franklin B. Jones

Wichtige Punkte:

- Überreizung, Beschwerden, Eigensinn, schlechte Schlafreize und die falsche Schlafenszeit können zu Problemen beim Zubettgehen führen.

- Erleichtern Sie sich das Zubettbringen durch bewährte Techniken wie *Kleinkindsprache, Geduldübungen, Clownspielen* und *indirektes Lob*, mit denen Sie tagsüber Geduld und Kooperationsbereitschaft Ihres Kindes fördern.

- Reduzieren Sie die Kämpfe zur Schlafenszeit, indem Sie ein eigenes Schlafbuch (mit Bildern jedes einzelnen Schritts seines Zubettgehrituals) für Ihr Kind gestalten, das Sie sich tagsüber gemeinsam ansehen.

- Bereiten Sie das Zubettbringen *eine Stunde* vor Beginn des eigentlichen Rituals vor.

- Dank neuer Rituale – vom Schlaflied bis hin zum *Bettgeflüster* – wird Ihr Kind sich bald auf das Zubettgehen freuen.

- Sie können Ihrem Kind mithilfe von Kompromissen und kreativen Anreizen helfen, das *Geben und Nehmen* zu lernen.

- Wenn sich Ihr Kind weigert, im Bett zu bleiben, versuchen Sie es mit *Glitzer interruptus* (meiner Lieblingsmethode des tränenfreien Schlaftrainings).

- Wenn alles andere fehlschlägt, können Sie eine weitere Schlaftrainingsmethode anwenden: Forderungen »ausbremsen«, *Hochnehmen/Hinlegen* oder »*Immer länger*«.

Tränen und Trotzanfälle: Warum wehrt sich Ihr Kleinkind gegen den Schlaf?

Wenn alles gut läuft, kann das Zubettbringen ein reines Vergnügen sein. Aber wenn es nicht gut läuft, kann es leicht passieren, dass einem vor dem Sonnenuntergang zu grauen beginnt: Ihrem aufgedrehten Kind hinterherzulaufen, es in den Schlafanzug zu zwingen und die Kinderzimmertür zu schließen, während es auf der anderen Seite schreit – Aaaargh!

Viele unserer kleinen Energiebündel wehren sich gegen das Zubettgehen. Sie können sich einfach nicht vom Herumrennen, Klettern und Anfassen lösen. Mit etwa 18 Monaten kommen sie in eine Phase, in der »Nein!« ihr Lieblingswort ist. Und je müder sie werden, desto unflexibler, überdrehter und reizbarer werden sie. Laut der amerikanischen Umfrage zum Thema »Schlaf« aus dem Jahr 2004 zögern ein Drittel der Kleinkinder – und die Hälfte der Vorschulkinder – das Zubettgehen hinaus. Viele Kinder wehren sich geradezu dagegen.

Neben diesem normalen Widerstand gibt es noch ein paar weitere häufige Gründe für die Abneigung gegen den Zapfenstreich:

- Ihr Kind ist überreizt – zu aufgedreht vom Fernsehen oder Herumtoben oder von Inhaltsstoffen bestimmter Nahrungsmittel.

- Ihr Kind fühlt sich durch etwas gestört – helles Licht, laute Geräusche oder Missempfindungen (Zahnungsbeschwerden, Wärme, Kälte, eine verstopfte Nase oder ein kratziger Schlafanzug, zu spätes Abendessen und so weiter).

- Ihr Kind ist neugierig und eigensinnig und will nicht in sein Zimmer gehen, weil es sehen möchte, was die anderen Familienmitglieder tun.

- Ihr Kind ist von Ihrer Unterstützung abhängig – hat noch nicht gelernt, einzuschlafen, ohne von Ihnen gewiegt, gefüttert und im Arm gehalten zu werden.

- Ihr Kind durchläuft gerade eine ängstliche Phase, will nicht allein sein und schlägt sich mit einem Sammelsurium von Befürchtungen herum.

- Sie haben die falsche Schlafenszeit gewählt: Sie bringen Ihr Kind zu früh (es ist noch nicht müde) oder zu spät zu Bett (es ist übermüdet und aufgedreht).

Was auch immer der Grund ist: Es gibt viele Möglichkeiten, Ihrem Kind zu helfen, diese Stolpersteine aus dem Weg zu räumen. Eine der besten Möglichkeiten besteht darin, *den Tag über* Kompetenzen für das Zubettgehen zu erwerben.

Zubettgehrituale für Kleinkinder

Zweifellos ist ein gut geplantes Zubettgehritual der Schlüssel zu gutem Schlaf. Aber gute Zubettgehrituale fallen nicht einfach vom Himmel. Sie erfordern etwas Planung – und diese Planung beginnt *schon morgens.*

Schritt 1 – Tagsüber die Voraussetzungen für guten Schlaf schaffen

Es dürfte kaum überraschen, dass die Hauptursache für Auseinandersetzungen zur Schlafenszeit die normale Neigung von Kleinkindern zum Austesten von Grenzen ist, besonders wenn es sich um temperamentvolle, eigensinnige Kinder handelt. Kleine Kinder können sehr trotzig, unflexibel und widerspenstig werden, wenn sie am Ende des Tages übermüdet sind. (Und natürlich sind auch wir selbst dann unter Umständen mürrischer und ungeduldiger!)

Deshalb ist die Schlafenszeit die *schlechteste* Zeit, um mit widerspenstigen Kindern umzugehen. Der restliche Tag eignet sich dazu viel besser.

Zunächst einmal sollten Sie alles Naheliegende tun, um Ihr Kind gesund und aktiv zu halten:

- Sorgen Sie dafür, dass es genügend Sonne, frische Luft und Gelegenheit zum Spielen im Freien bekommt.

- Bieten Sie ihm eine gesunde Ernährung (kein Koffein, wenig Zucker, keine künstlichen Farb- und Geschmacksstoffe und viele Ballaststoffe zur Vermeidung von Verdauungsproblemen).

• Achten Sie darauf, dass es einen Mittagsschlaf hält, der allerdings nicht so lang sein sollte, dass es abends nicht müde ist.

Außerdem sollte es Ihr Ziel sein, tagsüber eine so gute Beziehung zu Ihrem Kind aufzubauen, dass es abends kooperationsbereit ist. Wenden Sie daher tagsüber all die im letzten Kapitel besprochenen (und noch ein paar weitere) Tricks an, um Folgendes zu erreichen:

• Ihrem Kind das Gefühl zu geben, Sieger zu sein.

• Ihrem Kind zu helfen, sich in Geduld zu üben.

• Ihr Kind mithilfe von »durch die Hintertür« vermittelten Botschaften und einem *Schlafbuch* zum Experten in Sachen Einschlafen zu machen.

Ihrem Kind das Gefühl geben, Sieger zu sein

Wie bereits erwähnt, fühlen sich unsere Kleinen oft wie Dauer-Verlierer! Sie sind schwächer und langsamer, kommen nicht an hoch oben liegende Dinge ran und können sich nicht so gut ausdrücken wie andere.

Darum stapft Ihr Kind gern in Pfützen herum und lässt das Wasser hoch aufspritzen oder sagt »Buh!« und freut sich, wenn Sie erschrecken. Und darum kämpft es immer wieder gegen die Grenzen an, die Sie ihm setzen – es will einfach auch ab und zu mal gewinnen!

Doch wenn Sie etwa zehn Mal täglich gegenüber Ihrem Kind den *Clown spielen* (wie im letzten Kapitel empfohlen), helfen Sie ihm, sich stark, schnell und klug zu fühlen, wodurch sich innerhalb weniger Tage seine Kooperationsbereitschaft erhöht.

Außerdem empfehle ich Ihnen, im Laufe des Tages folgende kleinen Tricks anzuwenden:

- Setzen Sie die Fastfood-Regel und die Kleinkindsprache ein, wenn Ihr Kind aufgewühlt ist (siehe Seite 264f. und 265ff.).

- Kommentieren Sie erwünschtes Verhalten. (Eine kleine *Warnung*: Es empfiehlt sich, zurückhaltend zu loben. Statt überschwänglich zu jubeln, genügt es zu sagen: »Heute hast du deine Spielsachen aber schnell weggeräumt.«)

- Verstärken Sie die Wirkung dieser positiven Aufmerksamkeit durch *indirektes Lob* sowie *Handmarkierungen* oder *Sternposter* (beides siehe Seite 270ff.).

- Geben Sie Ihrem Kind Wahlmöglichkeiten (»Ich weiß, dass es dir gerade viel Spaß macht, aber wir müssen gehen. Willst du noch zwei Minuten bleiben oder sofort gehen?«)

Ihrem Kind helfen, sich in Geduld zu üben

Wenn Sie fünfmal täglich *Geduldübungen* durchführen und außerdem einige Male *Zauberatem* üben, unterstützen Sie Ihr Kind dabei, Geduld und Selbstbeherrschung zu lernen, was ihm auch hilft, zur Schlafenszeit schneller zur Ruhe zu kommen.

Ihr Kind zum Experten in Sachen Einschlafen machen

Kinder hassen Belehrungen. Sie tun viel eher das, was sie bei anderen sehen, als das, was man ihnen sagt. Darum sparen Sie sich die Belehrungen und vermitteln Sie wichtige Lektionen durch die *Hintertür.*

Ich habe dieses Konzept bereits erwähnt, würde es aber gern

etwas ausführlicher erläutern, weil ich es für sehr hilfreich bei der Erziehung von Kleinkindern halte. Wir halten alle an der *Vordertür* unseres Verstandes Wache und weisen Botschaften zurück, durch die wir uns herumkommandiert fühlen ... und sogar Lob, das uns übertrieben oder unaufrichtig erscheint. Aber wir alle (Kinder wie Erwachsene) glauben dem, was wir zufällig mithören – also Informationen, die unseren Verstand durch die »Hintertür« erreichen.

Drei gute Möglichkeiten, Ihr Kind durch die »Hintertür« zu Freundlichkeit und Kooperation anzuregen, ohne dass es sich dazu genötigt fühlt, sind *indirektes Lob*, Spielen mit Puppen und Märchen.

Indirektes Lob beziehungsweise indirekte Kritik (siehe Seite 270ff.) bedeutet, Ihr Kind mithören zu lassen, wie Sie einer anderen Person gegenüber ein Verhalten Ihres Kindes kommentieren, in dem Sie es bestärken oder das Sie einschränken möchten.

Ihr Kind hört mit, wenn Sie mit anderen Leuten reden. Nutzen Sie diese Gelegenheiten, um Botschaften zu übermitteln, durch die erwünschtes Verhalten gefördert und unerwünschtes zurückgedrängt wird. Wenn Sie fünf- bis zehnmal täglich indirektes Lob oder indirekte Kritik aussprechen, können Sie mit Sicherheit innerhalb einer Woche Veränderungen beobachten!

Eine weitere Möglichkeit, Botschaften durch die Hintertür »an das Kind zu bringen«, ist das *Spielen mit Puppen*. Kleine Kinder nehmen oft lieber Ratschläge von Puppen als von Mama oder Papa an! Ihrem Kind macht es großen Spaß, beim Spielen mit Puppen die Rollen zu tauschen.

Eine weitere Möglichkeit, Botschaften durch die Hintertür zu vermitteln, besteht darin, eigene Märchen mit versteckten Lektionen zu erfinden. Kinder lieben Märchen und wollen sie immer wieder und wieder hören, wodurch die versteckten Botschaften langsam, aber sicher (und ganz ohne Nörgeln und Drohen) ankommen.

Also kuscheln Sie sich mit Ihrem kleinen Engel tagsüber in die Sofaecke und erzählen Sie ihm die Geschichte von Benny, dem Hasen (Tiergestalten eignen sich besonders gut!), der sich beeilt, seinen Schlafanzug anzuziehen, damit er noch Zeit hat, sich ein Bilderbuch anzuschauen.

Gestalten Sie ein Schlafbuch!

Ein weiterer Trick, der im Hinblick auf ein reibungsloses Zubettgehen Wunder wirkt, ist das gemeinsame Anschauen des persönlichen *Schlafbuchs* Ihres Kindes.

Gehen Sie mit Ihrem Kind in ein Bastelgeschäft und kaufen Sie Sticker, farbiges Bastelpapier und einen Ordner (damit Sie nach Belieben Seiten hinzufügen oder herausnehmen können). Zuhause können Sie gemeinsam die Ordnerdeckel bekleben und schmücken.

Malen Sie auf die erste und letzte Seite des Buchs ein lachendes Gesicht und schreiben Sie darunter: »Die 4 Regeln guten Schlafs«. Sie können natürlich Ihre eigenen Regeln aufstellen, aber hier sind einige Beispiele:

- Saubere Hände

- Weg mit den Bakterien auf den Zähnen

- Der Schlafanzug fühlt sich gut an!

- Im Bett fühl ich mich rundum wohl

Machen Sie im Lauf der nächsten Tage Fotos: Sie und Ihr Kind beim Einkaufen von Bettwäsche, das Sternposter Ihres Kindes, die Familie beim Abendessen, Ihr Kind und sein Papa beim Spielen vor dem Zubettgehen, Ihr Kind beim Anziehen des Schlafanzugs und beim Zähneputzen, Sie beim Einschalten des weißen Rauschens, Sie und Ihr Kind beim *Bettgeflüster*, Küsse von Mama und Papa, Ihr Kind im Bett, Ihr schlafendes Kind, Ihr Kind beim Aufwachen.

Fotografieren Sie auch die anderen Familienmitglieder und Ihre Haustiere bei den Vorbereitungen zum Schlafengehen sowie beim Schlafen.

Setzen Sie unter jedes Bild eine Bildunterschrift:

- »Maja beim Wegschrubben der Bakterien auf den Zähnen«

- »Papa und Theo beim Vorlesen lustiger Geschichten – das macht Spaß!«

- »Tina fallen die Augen zu«

Schauen Sie das Buch tagsüber zusammen mit Ihrem Kind an, und fragen Sie es: »Und was kommt als Nächstes?«, damit Ihr Kleines mit dem Ablauf des Rituals vertraut wird. Fragen Sie Ihr Kind im Lauf des Tages aus heiterem Himmel, ob es Ihnen helfen kann, die vier Regeln im Gedächtnis zu behalten. Das gemeinsame Anschauen dieses Buchs hilft Ihrem Kleinen, abends entgegenkommender zu werden.

Schritt 2 – Ein schönes Zubettgehritual entwickeln

Falls Sie noch kein Einschlafritual etabliert haben, ist jetzt der richtige Zeitpunkt dafür. Und so funktioniert es:

Das Einstimmungsritual (30–60 Minuten)

Während sich der Abend dem Ende zuneigt, geben Sie Ihrem Kind Signale, die auf die bevorstehende Schlafenszeit hinweisen:

- Gedämpfte Beleuchtung

- Ruhige Spiele (kein Herumtoben)

- Kein Fernsehen

- Weißes Rauschen im Hintergrund

- Falls Sie glauben, dass Ihr Kind Zahnungsbeschwerden haben könnte, fragen Sie Ihren Arzt nach einem milden Schmerzmittel.

Das Zubettgehritual (20–30 Minuten)

Das Zubettgehritual sieht bei jeder Familie anders aus. Wichtig ist, dass das Ritual angenehm, liebevoll, beruhigend und immer gleich ist.

Amerikanische Wissenschaftler fanden heraus, dass Eltern, die ein drei Schritte umfassendes Zubettgehritual (Bad, Massage und ruhiges Kuscheln oder Singen von Schlafliedern) einführten, innerhalb von zwei Wochen Erfolge zu verzeichnen hatten. Ihre (sieben Monate bis drei Jahre alten) Kinder schliefen schneller ein und schliefen länger! Ein zusätzlicher Vorteil war, dass die Kinder seltener nach ihren Eltern riefen oder das Bett verließen.

Neben Bad und Massage gibt es noch zahlreiche andere Rituale, für die sich Eltern entscheiden. Fordern Sie Ihr Kind bei herannahender Schlafenszeit nicht durch Fragen wie »Bist du müde?« zum Widerspruch heraus. Leiten Sie das Zubettgehen stattdessen lieber mit einem »Zeit fürs Bett, Kinder!« ein. Machen Sie ein Handzeichen für »Schlafenszeit« und beginnen Sie einen Countdown, bevor Sie anfangen, ein *Schlafenszeitlied* zu singen. (Erfinden Sie einfach selbst einen kurzen Text.)

Machen Sie beim Singen eine Geste, die »schlafen« ausdrückt, indem Sie beispielsweise die Hände zusammenlegen und den Kopf darauf betten.

Bereiten Sie vor dem Beginn des Zubettgehrituals das Kinderzimmer vor:

- Gedämpftes Licht

- Kühle Temperatur (19 bis 22 °C)

- Warmes Bett (Wärmflasche oder in der Mikrowelle erhitzbares Weizensäckchen, das herausgenommen wird, wenn das Kind zu Bett geht)

- Angenehmer Duft (ein Tropfen Lavendelöl auf der Matratze oder am Kopfteil)

- Nachtlicht

- Traumfänger oder Bild von Mama und Papa, das Ihren Schatz die ganze Nacht behütet

Allen Kindern macht es Spaß, ihren Spielsachen gute Nacht zu sagen. Gebete, Schlaflieder und Gutenachtgeschichten sind wunderbare Bestandteile des Einschlafrituals. Und auch ein Schnuller oder ein Schluck Wasser kann dazu beitragen, den Sandmann herbeizurufen.

(Bieten Sie Ihrem Kind Wasser oder Kräutertee an, aber meiden Sie zur Schlafenszeit die Entstehung von Karies fördernde Säfte oder zuckerhaltige Erfrischungsgetränke. Begrenzen Sie auch das Stillen oder Trinken aus der Flasche auf etwa 30 Minuten, da Milch und Flaschennahrung ebenfalls das Wachstum von Kariesbakterien fördern.)

Schmusegegenstände wie eine Decke oder ein Teddybär sind beim Zubettgehritual gute Verbündete. Betrachten Sie sie als Begleiter auf dem Weg zu mehr Reife und Unabhängigkeit. Diese treuen Freunde werden auch als Übergangsobjekte bezeichnet, weil sie Kindern den Mut geben, sich von Mama und Papa zu entfernen und den Schritt aus der Familie in die große, weite Welt zu wagen. Wenn Ihr Kind kein Lieblingsschmuseobjekt hat, wählen Sie für sich selbst einen weichen, kuscheligen Gegenstand aus, den Sie den ganzen Tag mit sich herumtragen. Innerhalb von einigen Wochen wird vielleicht das Interesse Ihres Kindes geweckt, weil es das Schmuseobjekt mit Ihrer zärtlichen Zuwendung in Verbindung bringt, und es beginnt selbst eine Beziehung zu ihm aufzubauen.

Achten Sie darauf, dass sich am Schmusegegenstand keine Knöpfe oder anderen Kleinteile befinden, die abreißen und verschluckt werden könnten. Und halten Sie einen Ersatz bereit, falls der erste Gegenstand abhandenkommt oder gewaschen werden muss. Setzen Sie nie den Entzug eines Schmusegegenstands als Strafe ein. Das führt nicht zu besserem Verhalten, sondern kann Groll und Unsicherheit auslösen.

Und vergessen Sie nicht den vertrauten Schlafreiz des weißen Rauschens. Doch wenn das Gehirn Ihres Kindes aktiver wird, funktionieren leisere Geräusche möglicherweise nicht mehr, und Sie brauchen intensiveres weißes Rauschen (am besten eine Mischung aus höheren und tieferen Frequenzen).

Weißes Rauschen ist ein noch besserer Schlafreiz als ein Kuscheltier, weil es bei Verlust leicht zu ersetzen ist und das spätere Entwöhnen einfacher ist (Tipps zum Entwöhnen siehe Seite 228).

Andere Vorschläge für das Zubettgehritual:

- Ein warmes Bad (bei gedämpftem Licht)

- Eine Massage mit Kokosöl (streichen Sie von den Augenbrauen über die Stirn bis zum Haaransatz, wobei Sie die Augen Ihres Kindes sanft öffnen, was bei ihm den Wunsch weckt, sie zu schließen)

- Verteilen von »Zauberstaub« im Zimmer (klingt verrückt, funktioniert aber)

Und zu guter Letzt kommt noch mein Lieblingsritual für Kleinkinder: das *Bettgeflüster*, siehe Kasten Seite 304f.

Schnuller abgewöhnen?

Saugen ist für kleine Kinder sehr befriedigend und gehört deshalb zu den »5 S«. Aber Eltern werden ständig dazu gedrängt, ihrem Kind den Schnuller abzugewöhnen. Falls Sie sich in dieser Hinsicht unter Druck gesetzt fühlen, lassen Sie sich von mir ein wenig den Rücken stärken.

SO MACHEN SIE IHR KLEINKIND GLÜCKLICH
Bettgeflüster – die Macht positiver Gedanken

Eine der schönsten Erfahrungen mit Kindern ist das Kuscheln vor dem Einschlafen. Sanftes Wiegen oder Massieren und einlullende Schlaflieder sind wunderbare Möglichkeiten, Ihrem Kind am Ende eines langen, anstrengenden Tags Zuwendung zu geben.

Und eine weitere schöne Möglichkeit, den Tag abzuschließen, ist ein Ritual namens *Bettgeflüster*.

In den letzten Augenblicken vor dem Einschlafen ist der Geist Ihres Kindes offen wie ein kleiner Schwamm für Ihre liebevollen Worte. Das *Bettgeflüster* nutzt diese Chance, den schläfrigen Verstand Ihres Kindes mit Dankbarkeit für all die schönen Dinge zu erfüllen, die es an diesem Tag erlebt hat, und es in Bezug auf das, was es am nächsten Tag tun und erleben wird, optimistisch zu stimmen.

So können Sie dieses Ritual bei Kindern ab einem Jahr einsetzen:

- Sobald Ihr Kind im Bett liegt, kuscheln Sie sich zu ihm.

- Lassen Sie einige seiner schönen Erlebnisse und positiven Verhaltensweisen des zu Ende gehenden Tages Revue passieren.

- Falls Sie Ihrem Kind Handmarkierungen geben, zählen Sie diese und versuchen Sie sich gemeinsam mit Ihrem Kind an den jeweiligen Anlass zu erinnern.

- Denken Sie an den nächsten Tag und zählen Sie ein paar schöne Dinge auf, die passieren könnten und die Ihr Kind tun könnte. (»Morgen kletterst du vielleicht bis ganz oben auf das Klettergerüst!«)

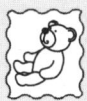

Erstens sollten Sie daran denken, dass Kinder in einigen Kulturen gestillt werden, bis sie vier Jahre alt sind. Zweitens haben manche Kinder einen starken, genetisch bedingten Impuls nach einem beruhigenden Objekt (Schnuller, Daumen, Teddy oder Schmusedecke), weshalb der Verzicht auf den Schnuller oft vermehrtes Daumenlutschen zur Folge hat.

Drittens kann der Schnuller (auch wenn es komisch klingt) zu einem der engsten Freunde Ihres Kindes werden.

Doch wenn Sie genug davon haben, den Schnuller aufzuheben, den Ihr Kind aus dem Bett wirft, oder wenn Ihr Kind ständig Ohrinfektionen bekommt (was mit dem Schnullergebrauch in Zusammenhang zu stehen scheint) oder Sie einfach dazu bereit sind, den Schnuller abzuschaffen, gehen Sie folgendermaßen vor:

- Wenden Sie täglich *Geduldübungen* und *Zauberatem* an, um Ihrem Kind zu helfen, sich beruhigen und Wünsche aufschieben zu lernen, ohne zu saugen.

- Regen Sie Ihr Kind dazu an, andere Schmusegegenstände, wie eine Decke, einen Teddy oder eines Ihrer Seidentücher, zu verwenden.

- Loben Sie Ihr Kind indirekt gegenüber seinen Stofftieren, wenn es den ganzen Morgen ohne Schnuller ausgekommen ist.

- Erzählen Sie Geschichten von einem Häschen, das sich von seinem Schnuller verabschiedete, das aber einen Zauberteddy hatte, der es jedes Mal glücklich machte, wenn es ihn umarmte.

- Schränken Sie die Schnullernutzung auf bestimmte Situationen wie die Schlafenszeit oder Stresssituationen ein, wenn Ihr Kind Beruhigung braucht.

- Legen Sie »schnullerfreie« Zeiten im Tagesablauf fest. Fangen Sie mit 30 Minuten an – nach dem Mittagsschlaf ist eine gute Zeit. Ich empfehle die Verwendung eines Küchenweckers, damit Ihr Kind Ihnen nicht ständig deswegen in den Ohren liegt.

- Behaupten Sie nicht, den Schnuller einem anderen Baby zu geben. Das kann Eifersucht wecken, wenn Ihr Kind ein Baby mit einem Schnuller sieht!

- Besprechen Sie mit Ihrem Kind, wann der Schnuller weggegeben werden soll. Wählen Sie einen besonderen Tag dafür aus, wie beispielsweise seinen Geburtstag (ich finde, der vierte Geburtstag eignet sich sehr gut dafür).

- Sorgen Sie dafür, dass es Ihrem Kind einen Vorteil bringt! Es wird sich leichter von seinem alten Freund trennen, wenn es im Austausch dafür etwas anderes bekommt (zum Beispiel ein Spielzeug, das Sie gemeinsam einkaufen gehen).

- Kleben Sie lustige Sticker neben den »Tschüss, Schnuller – hallo, (Namen des neuen Spielzeugs einfügen)«-Tag im Kalender. Lassen Sie Ihr Kind während des Countdowns zum großen Tag mit einem roten Stift die Tage durchstreichen.

Seien Sie positiv, aber machen Sie nicht allzu viel Aufhebens darum. Manche Kinder scheuen im letzten Augenblick davor zurück. Sie wollen Ihrem Kind ja nicht das Gefühl geben, ein Versager zu sein oder Sie enttäuscht zu haben.

Kindern helfen, Grenzen zu akzeptieren

Am Ende eines anstrengenden Tages reißt uns leichter der Geduldsfaden. Darum führen uns Auseinandersetzungen zur Schlafenszeit oft in Versuchung, unsere kleinen Schreihälse zu packen und zum Gehorsam zu zwingen. Doch das ist keine gute Idee. Wenn Sie Ihrem erschöpften Kind ein Ultimatum stellen, kann es sich in die Enge getrieben fühlen und sich erst recht zur Wehr setzen – besonders wenn es einen eigensinnigen Charakter hat, oder wenn es ein normales 18 Monate altes Kind ist, das sich wie ein schreckliches Zweijähriges aufführt.

Damit will ich nicht sagen, dass Sie ständig nachgeben sollten. Manchmal *müssen* Sie die Kontrolle übernehmen und Ihr Kind von der Straße auf den Bürgersteig zurückholen oder ihm die Schere aus der Hand nehmen. Aber der Abend ist der ungünstigste Zeitpunkt für Konflikte: Sie sind beide müde, Sie haben

Dinge zu erledigen – und Ihr Kleines hat nichts Besseres zu tun, als stundenlang zu schreien! Darum versuchen kluge Eltern einen diplomatischen Weg zu finden.

Konflikte am Abend lassen sich viel besser vermeiden, wenn Sie tagsüber etwas Zeit darauf verwenden, um die Kooperationsbereitschaft Ihres Kindes zu fördern. Dazu können Sie die bereits erwähnten Methoden – wie *Clownspielen, Geduldübungen, Schlafbuch* und so weiter – einsetzen.

Doch wie sehr Sie sich auch bemühen, wird es unweigerlich Auseinandersetzungen geben. In solchen Situationen hilft ein neuer Ansatz weiter: *Win-win-Lösungen.*

Geben und Nehmen – die Win-win-Lösung (für Kinder über zwei Jahre)

Am besten sind jene Konfliktlösungen, bei denen sich beide Seiten als Gewinner fühlen!

Stellen Sie sich vor, dass Ihr eigensinniger Dreikäsehoch jammert, weil er nicht ins Bett will. Mit den Spielzeugautos zu spielen, macht zu viel Spaß!

Um Bewegung in die Sache zu bringen, suchen Sie nach einer Möglichkeit, Ihnen beiden ein wenig von dem zu geben, was sie jeweils wollen:

- Erkennen Sie seine Gefühle in der *Kleinkindsprache* an: »Benny, du hast sooo viel Spaß! Du spielst soooo gern mit Autos! Ich wünschte, wir könnten den ganzen Abend damit spielen!«

- Sobald sich Ihr Kind beruhigt, sind Sie an der Reihe: »Aber Schatz, du kennst ja die Regel. Es ist Schlafenszeit, und du solltest dir jetzt deinen Schlafanzug anziehen und dich bettfertig machen.«

- Wenn es protestiert, bieten Sie einen Win-win-Kompromiss an: »Okay, du hast gewonnen! Ich weiß, dass du noch spielen willst, und du hast es heute Abend so toll gemacht: Du hast deine Hände gewaschen und deinen Teller in die Küche gebracht. Du kannst noch fünf Minuten spielen, bis der Küchenwecker klingelt und uns sagt, dass es Zeit ist, im Bett Geschichten vorzulesen. Alles was du vorher tun musst, ist, deinen Schlafanzug anziehen und deine Zähne putzen. Einverstanden?«

- Wenn Sie sich einigen, schauen Sie sich dabei in die Augen und besiegeln Sie das Ganze mit einem Handschlag.

Eine großartige Möglichkeit, eine Win-win-Lösung mit einem älteren Kleinkind oder Vorschulkind zu finden, besteht darin, eine Familiensitzung abzuhalten (siehe Kapitel »Willkommen im hektischen Leben kleiner Kinder«).

Sie können zum Beispiel mit ihm ausmachen, dass er zwei Spielchips zur Verfügung bekommt, die er entweder gegen abendliche Aufmerksamkeit oder aber gegen ein kleines Geschenk austauschen kann, ganz wie es will. Kritisieren Sie Ihr Kind nicht dafür, falls es die Spielmarken nicht behält. Erinnern Sie es aber immer daran, dass es eine Wahl hat. Wenn es die Aufgabe heute nicht erledigt, klappt es vielleicht morgen.

Wenn Ihr Kind sich nicht auf die Abmachung einlässt oder seine Zusage nicht einhält, können Sie versuchen, ihm eine zweite Chance zu geben (»Willst du noch zwei Minuten spielen, bevor du deinen Schlafanzug anziehst und die Zähne putzt?«). Aber wenn es sich dann immer noch weigert, müssen Sie das Zähneputzen an diesem Abend vielleicht ausfallen lassen (Zähneputzen ist bei einem schreienden Kind sowieso schwierig). Teilen Sie Ihrem Kind mit, dass es Ihnen keine andere Wahl lässt, als es ins Bett zu tragen, damit es nicht lernt, dass Quengeln zum Ziel führt.

Wenn Sie Win-win-Lösungen mit allen Schlafreizen kombinieren, lassen sich viele Schlafprobleme innerhalb kurzer Zeit lösen. Hier noch einmal ein Überblick über die Tricks, die Sie in dieser Phase anwenden können, um Ihrem Kind das Zubettbringen zu erleichtern:

- Stärken Sie das Selbstvertrauen Ihres Kindes.

- Schieben Sie vor dem eigentlichen Zubettgehritual ein Vorbereitungsritual ein.

- Lassen Sie Ihr Kleines allen seinen Spielsachen gute Nacht sagen!

- Üben Sie mit dem Kind ein Zubettgehritual ein.

- Bieten Sie – sowohl tagsüber als auch abends – Kompromisse an, sodass am Ende alle Beteiligten etwas davon haben.

Der richtige Zeitpunkt für das Zubettgehen

Manchmal übersehen wir das Naheliegendste, wenn wir uns fragen, warum sich ein Kind gegen das Zubettgehen wehrt: Wir haben den falschen Zeitpunkt gewählt! Wenn Ihr Kind abends »Nein, nein, nein!« schreit, fragen Sie sich Folgendes:

Versuchen Sie Ihr Kind **zu früh** zu Bett zu bringen? Achten Sie auf folgende Zeichen:

- Ihr Kind wehrt sich 30 bis 60 Minuten gegen das Einschlafen.

- Es zeigt zur Schlafenszeit keinerlei Anzeichen von Müdigkeit.

- Es wacht mitten in der Nacht oder sehr früh am nächsten Morgen erholt und unternehmungslustig auf.

Versuchen Sie Ihr Kind **zu spät** zu Bett zu bringen? Achten Sie auf folgende Zeichen:

- Ihr Kind wehrt sich 30 bis 60 Minuten gegen das Einschlafen.

- Morgens fällt es ihm schwer, wach zu werden; es ist tagsüber sehr unruhig und schläft im Autositz oder Buggy ein.

- Es zeigt beim Zubettgehen deutliche Zeichen von Müdigkeit (Augenreiben, Blinzeln, Gähnen, Herumalbern und Aufgedrehtsein, schlechte Laune, Neigung zu Unfällen).

Wenn Sie glauben, dass Sie Ihr Kind zu früh ins Bett bringen, versuchen Sie das Zubettgehritual jeden zweiten oder dritten Tag um *15 Minuten* nach hinten zu verschieben.

Wenn Sie glauben, dass Sie Ihr Kind zu spät ins Bett bringen, versuchen Sie das Zubettgehritual jeden zweiten oder dritten Tag um *15 Minuten* vorzuziehen. Beide Ansätze sollten innerhalb von ein oder zwei Wochen Erfolg zeigen.

Reisen und Sommerzeit

Alles, was den Tag-Nacht-Rhythmus stört, kann zu Schlafproblemen führen. Das gilt auch für Reisen (besonders in Richtung Osten) oder das Vorstellen der Uhr auf Sommerzeit.

Wenn Sie mit Ihrem Kleinkind eine kurze Reise von weniger als fünf Tagen durch weniger als drei Zeitzonen unternehmen, versuchen Sie, die Zeit Ihrer Heimatzeitzone, Ihren normalen Tagesablauf und Ihre Zubettgehrituale beizubehalten.

Wenn Sie weiter und länger reisen, passen Sie sich möglichst schnell an die neue Zeitzone an, setzen Sie Ihr Kind möglichst viel dem Morgenlicht aus und sorgen Sie dafür, dass es sich viel bewegt, um die Melatoninausschüttung anzuregen. Bieten Sie ihm vertraute Zubettgehrituale an (einschließlich *weißen Rauschens*!) und nehmen Sie seine geliebten Schmusegegenstände mit. Dämpfen Sie eine Stunde vor dem Zubettgehen das Licht, verzichten Sie für zwei oder drei Abende auf das Fernsehen und vermeiden Sie späte Mahlzeiten.

Auf einer Reise nach Osten Zeitzonen zu durchqueren, ist schwieriger als das Reisen in die Gegenrichtung. Das liegt daran, dass wir nach unserer natürlichen inneren Uhr 25 bis 26 Stunden wach sein *wollen*, sodass es unserem Gehirn leichtfällt, mit ein oder zwei zusätzlichen Stunden umzugehen, doch unseren Tag um einige Stunden zu verkürzen, verursacht Jetlag, von dem wir uns erst nach einigen Tagen wieder erholen.

Wenn Sie eine Reise nach Osten durch mehrere Zeitzonen planen, sollten Sie die Schlaf- und Wachzeiten Ihres Kindes etwas vorverlegen. Fangen Sie eine Woche vorher damit an und ziehen Sie die Schlafens- und Weckzeiten jeden Tag oder alle zwei Tage um 15 Minuten vor (beginnen Sie mit früherem Aufstehen und setzen Sie alle Mahlzeiten und den Mittagsschlaf etwas früher an).

Wichtig für eine erfolgreiche Umstellung auf eine neue Zeitzone bei Reisen Richtung Osten sind viel Tageslicht und möglichst wenig Schlaf tagsüber. Wecken Sie Ihr Kind an den ersten beiden Tagen auf, wenn es seine normale Aufwachzeit um mehr als eine Stunde überzieht. Verlegen Sie seinen Mittagsschlaf vor, wenn es tagsüber sehr müde ist.

Fragen Sie Ihren Kinderarzt, ob Melatonin oder ein Antihistaminikum Ihrem Kind helfen könnte, auf einem Langstreckenflug zu schlafen. Testen Sie *jedes* Medikament vor der Reise!

Eine Möglichkeit, Ihrem Kind die Umstellung auf die Sommerzeit zu erleichtern, besteht darin, seine Schlafenszeit vor dem Tag der Umstellung allmählich vorzuverlegen. Ziehen Sie das Abendessen und die Schlafenszeit eine Woche vor dem Tag der Umstellung sowie drei Tage später, am Tag der Umstellung und wiederum drei Tage später um jeweils 15 Minuten vor.

Auseinandersetzungen zur Schlafenszeit beenden

Kleinkinder hassen das Schlafengehen, weil es im Wohnzimmer viel lustiger und im Kinderzimmer ziemlich langweilig ist!

Darum stürzen sich manche über das Bettgitter und tauchen blinzelnd in der Wohnzimmertür auf. Andere haben nach dem Löschen des Lichts immer wieder kleine Gastauftritte, weil sie angeblich durstig sind, Angst haben, aufs Klo müssen oder unbedingt von Papa geküsst werden wollen.

Wenn sich Ihr kleiner Künstler weigert, die Bühne zu verlassen, ist es Zeit, Ihr Zubettgehritual liebevoll, aber bestimmt, wieder auf Kurs zu bringen.

Denken Sie als Erstes daran, dass der Erfolg am Abend tagsüber vorbereitet sein will. Gehen Sie noch mal alle ab Seite 294 beschriebenen Schritte durch.

Probieren Sie dann einen der folgenden Schlaftrainingstricks aus. Beginnen Sie mit *Glitzer interruptus*.

Forderungen ausbremsen (Kind über 18 Monate)

Es gibt eine weitere *tränenfreie* Methode, die Sie bei willensstarken Kindern einsetzen können. Wenn Ihr Kind wie eine kleine Dampfwalze die von Ihnen gesetzten Regeln plattmacht, wenden Sie diese Methode (eine Variante der *Geduldübungen*) an, um unvernünftige Forderungen »auszubremsen«.

Machen Sie zunächst eine Woche lang fünfmal pro Tag *Geduldübungen* und setzen Sie zum Schlafen tagsüber und abends weißes Rauschen ein. Sobald sich Ihr Kind an all das gewöhnt

SO MACHEN SIE IHR KLEINKIND GLÜCKLICH
Glitzer interruptus

Die Schlafenszeit war für Papa Alex ziemlich frustrierend, weil die kleine Emma ihn wieder und wieder »Glitzer, glitzer, kleiner Stern« singen ließ, bis sie endlich einschlief.

»Sie besteht darauf, dass ich ständig ›Glitzer‹ singe!«, erzählte er. »Manchmal scheint sie eingeschlafen zu sein und ich versuche vorsichtig, von ihrem Bett aufzustehen. Aber wenn ich auch nur das kleinste Geräusch mache, kommt sofort die verschlafene Anweisung: ›Glitzer!‹, und dann weiß ich, dass ich noch mal 20 Minuten da sitze, bis sie tief schläft.«

Ich empfahl Alex einen kleinen Trick, der auf den *Geduldübungen* basiert. Ich ließ ihn eine Woche lang zwei Dinge tun, mit denen er ein erfolgreiches Zubettbringen vorbereitete:

- Alex setzte tagsüber und abends weißes Rauschen ein. Er begann etwa eine Stunde vor dem Zubettgehen, Regengeräusche abzuspielen und behielt dies die ganze Nacht bei, wobei er die Lautstärke jeden Abend etwas erhöhte, bis das Regengeräusch so laut wie ein Duschstrahl war.

- Er machte jeden Tag mit Emma *Geduldübungen*, sodass sie bald in der Lage war, ohne Quengeln eine Minute lang zu warten.

Nun war Alex bereit, die *Glitzer-interruptus*-Strategie anzuwenden: Am ersten Abend schaltete Alex das weiße Rauschen ein, kuschelte mit Emma und sang einige Minuten lang ihr Lied. Dann verkündete er: »Warte mal! Ich hab vergessen, Mami einen Kuss zu geben. Hier, halt so lang den Teddy. Ich bin gleich wieder da.« Und dann ging er für fünf Sekunden aus dem Zimmer.

Emmas Erfahrung mit den Geduldübungen gaben ihr die Sicherheit, so lange zu warten. Sie wusste, dass Papa gleich wieder da sein würde.

Alex kam zurück und flüsterte: »Gut gewartet!« Dann kuschelte er sich erneut zu Emma und fing wieder an zu singen. Nach einigen Minuten wiederholte er das »Warte mal!«-Ritual, ging aber dieses Mal für 15 Sekunden aus dem Zimmer.

Wieder hielt Emma es gut aus, und als Alex wiederkam, wiederholte er »Gut gewartet!« und sang für sie, bis sie eingeschlafen war.

Am nächsten Abend wiederholte Alex das Ganze, ging aber beim ersten Mal 30 Sekunden und beim zweiten Mal eine Minute aus dem Zimmer. Als er beim zweiten Mal auf Zehenspitzen wieder hereinkam, schlief Emma schon tief und fest. Und sie schlief die ganze Nacht durch!

Diese Methode funktioniert bei Kindern über 18 Monaten in 75 Prozent der Fälle (und sie hat auch schon ein paar Einjährigen geholfen, ganz ohne Tränen einzuschlafen!)

Falls Ihr Kind weint, wenn Sie aus dem Zimmer gehen, kehren Sie sofort zu ihm zurück, um es zu trösten – möglicherweise steht es unter einem besonderen Stress oder leidet unter Ängsten. Führen Sie in den nächsten Tagen Geduldübungen mit ihm durch, setzen zum Schlafen immer weißes Rauschen ein und achten darauf, dass es einen Schmusegegenstand zum Festhalten hat, wenn Sie aus dem Zimmer gehen. Als Nächstes bleiben Sie im Zimmer, während Sie *Glitzer interruptus* anwenden. Nachdem Sie »Warte mal!« gesagt haben, gehen Sie in eine Ecke des Zimmers, als ob Sie etwas suchen würden. Gehen Sie dann zum Bett zurück und loben Sie Ihr Kind für das geduldige Warten. Bleiben Sie allmählich länger im anderen Teil des Zimmers. Wenn Ihr Kind das nach einigen Tagen gut toleriert, versuchen Sie erneut, kurz aus dem Zimmer zu gehen.

Das ist keine Hinterlist. Zur Schlafenszeit sind alle müde und haben eine niedrige Frustrationshemmschwelle. Darum ist es zu diesem Zeitpunkt besser, Tricks anzuwenden, als auszutesten, wer den stärkeren Willen hat.

hat, können Sie anfangen, unvernünftige Forderungen »auszubremsen«.

Wenn Ihr müdes Kind im Schlafanzug ans Türgitter kommt und um etwas zu trinken bittet, gehen Sie zu ihm und sagen Sie: »Mama ist hier.« Hören Sie sich seine Bitte an und sagen Sie: »Natürlich, Schatz.« Aber dann heben Sie einen Finger und rufen Sie: »Warte mal! Ich hab was vergessen! Ich bin gleich wieder da!«. Sagen Sie Ihrem Kind, dass es sein Kuscheltier festhalten soll, bis Sie zurückkommen. (Ihm ist das alles von den *Geduldübungen* vertraut.) Gehen Sie für fünf Sekunden außer Sichtweite. Kehren Sie dann wieder zu Ihrem Kind zurück und fragen Sie unschuldig: »Tut mir leid, ich hab's ganz vergessen – was wolltest du noch mal?«, oder: »Ach, ich hab das Wasser vergessen! Tut mir leid – ich bin gleich wieder da!« Gehen Sie dann für zehn Sekunden weg, bringen aber dieses Mal das Wasser mit.

Wenn Ihr Kind Sie das nächste Mal ruft, wenden Sie wieder das Warteritual an, ziehen sich dieses Mal aber 15 Sekunden lang zurück. Fragen Sie bei Ihrer Rückkehr wieder, was Ihr Kind wollte, gehen Sie dann wieder hinaus und kehren Sie 30 Sekunden später mit dem Wasser zurück.

Im Lauf einiger Tage können Sie die Wartezeit auf eine und dann auf zwei Minuten ausdehnen. Irgendwann wird Ihr Kind feststellen, dass das abendliche Herbeirufen der Eltern zu einem recht langweiligen Spiel geworden ist. (Vielleicht wird es auch zu müde und schläft auf dem Boden ein, während es auf Ihre Rückkehr wartet. Legen Sie deshalb neben dem Türgitter ein Kissen und eine Decke hin, falls Ihr Kind an Ort und Stelle einschläft.)

Wenn Ihr Kleines ungeduldig wird und zu rufen anfängt, warten Sie fünf Sekunden, gehen Sie zu ihm zurück und erkennen Sie seine Frustration (in Ihrer besten *Kleinkindsprache*) an. Wiederholen Sie das »Warte mal!«-Ritual und verschwinden Sie für weitere 15 Sekunden.

Die nächste Stufe

Wenn diese einfachen Methoden nicht funktionieren und Ihr Kind immer noch beim Einschlafen Ihre Anwesenheit fordert, ist es vielleicht an der Zeit, eine etwas direktere Methode des Schlaftrainings in Erwägung zu ziehen.

Im Kapitel »So helfen Sie Ihrem Baby, länger zu schlafen«

habe ich zwei unterschiedliche Ansätze beschrieben, die *Hochnehmen/Hinlegen* und *Immer länger* (das ist die alte Methode der abgestuften Extinktion oder des Schreienlassens) genannt werden. Im Kleinkindalter können Sie einige Abwandlungen hinzufügen – beispielsweise mit Ihrem Kind zusammen tagsüber sein *Schlafbuch* anschauen, mit Puppen spielen und *Geduldübungen* und *Zauberatem* anwenden. Aber was immer Sie auch tun – Sie müssen sich auf zusätzlichen Widerstand von Seiten Ihres Kindes einstellen, wenn Sie sich für die Methode des *Schreienlassens* entscheiden. Sehen wir uns also beide Methoden in diesem Zusammenhang an.

Hochnehmen/Hinlegen – bei Kleinkindern

Bei der Methode Hochnehmen/Hinlegen (oder »Ausklingen lassen«) spielen Sie kräftiges weißes Rauschen im Kinderzimmer ab, sitzen ruhig neben dem Bett und reagieren auf das Weinen Ihres Kindes, indem Sie es hochnehmen – aber nur, bis es sich beruhigt hat.

Bleiben Sie im Zimmer, bis es tief und fest schläft. Stellen Sie dann im Lauf der nächsten Tage, während Ihr Kind allmählich weniger weint, Ihren Stuhl weiter weg vom Bett und näher bei der Tür auf (siehe dazu auch Seite 236).

Jetzt können Sie dieses Ritual durch *Glitzer interruptus* ergänzen. Machen Sie eine Woche lang fünfmal täglich Geduldübungen. Sagen Sie abends, wenn Ihr Kind leichter einzuschlafen scheint (und seltener hochgenommen werden muss): »Warte mal! Halt deinen Teddy fest! Ich bin gleich wieder da!« und gehen Sie kurz in eine andere Ecke des Zimmers oder ganz aus dem Zimmer.

Wenn Ihr Kind schon im großen Bett schläft, stellen Sie die Regel auf, dass Sie im Zimmer bleiben, solange es im Bett bleibt. Wenn es ständig aufsteht, besprechen Sie dieses Thema bei einer Familiensitzung (siehe Seite 272).

Sagen Sie bei dieser Sitzung in etwa Folgendes: »Ich weiß, dass du manchmal möchtest, dass Mama noch mal hereinkommt und bei dir bleibt, nachdem du zu Bett gegangen bist. Machen wir einen Plan. Wenn ich dich abends ins Bett gebracht habe, gebe ich dir zwei Karten. Wenn du mich rufst, weil du Durst hast, noch einen Kuss willst, Pipi machen musst oder sonst irgendwas willst, komme ich, aber dann musst du mir eine der Karten geben. Wenn du aber morgens deine Karten noch hast, kannst du sie gegen ein Geschenk eintauschen. Was hättest du gerne? Sterne? Schöne Sticker? Ein neues Zwanzig-Cent-Stück? Einen Keks?«

Immer länger oder Schreienlassen – bei Kleinkindern

Wenn Sie mit Ihrem Latein am Ende sind und schnell Hilfe brauchen, kann Schreienlassen angebracht sein. *Lesen Sie aber erst das Kapitel »Schlaftraining« auf Seite 233ff.*, bevor Sie die Methode ausprobieren. Seien Sie allerdings darauf gefasst, dass Kleinkinder und Vorschulkinder schwerer zu trainieren sein können.

Warum? Weil sie viel hartnäckiger sind. Sie können eine Stunde oder länger schreien und dabei möglicherweise sogar erbrechen! Und sobald sie nicht mehr im Gitterbett schlafen, können sie aufstehen und versuchen, das Kinderzimmer zu verlassen.

Um Ihre Erfolgschancen zu erhöhen, fangen Sie eine Woche vorher an, beim Schlafengehen weißes Rauschen einzusetzen. Halten Sie sich dann an die nachfolgenden Anweisungen.

Lassen Sie Ihr Kind, nachdem Sie die Tür geschlossen haben,

drei Minuten weinen und stecken Sie dann den Kopf zur Tür hinein, um sich zu vergewissern, dass alles in Ordnung ist. Sagen Sie: »Ich hab dich lieb, Schatz, aber es ist Zeit zum Schlafen – gute Nacht, schlaf gut!«

Manche Eltern haben festgestellt, dass ein längerer Aufenthalt im Zimmer funktioniert. Dadurch könnten Sie allerdings bei Ihrem Kind falsche Hoffnungen wecken, wodurch es zu weiterem Schreien ermutigt wird.

Warten Sie das nächste Mal nach dem Schließen der Tür fünf Minuten, dann zehn Minuten. Schauen Sie schließlich alle 15 Minuten ins Zimmer, bis Ihr Kind eingeschlafen ist. Wenn Ihr Kind mitten in der Nacht aufwacht, können Sie es stillen oder ihm eine Flasche geben – aber wenden Sie auch in diesem Fall die Methode *Immer länger* an.

Wenn Ihr Kind erbricht, machen Sie es sauber, sagen: »Ich hab dich lieb, Schatz, es ist alles in Ordnung, gute Nacht«, und verlassen das Zimmer.

Am ersten Abend können willensstarke Kleinkinder eine Stunde oder länger weinen – und in der zweiten Nacht möglicherweise noch länger (siehe *Erst wird es schlimmer, bevor es besser wird* auf Seite 240). Aber lassen Sie sich dadurch nicht beirren. Wenn Sie nach einer Stunde Weinen aufgeben und Ihr Kind hochnehmen, lernt es nur, dass hartnäckiges Schreien zum Erfolg führt.

Meistens ist die dritte Nacht schon viel besser, und ab der vierten wird Ihr Kind wahrscheinlich schnell ein- und die ganze Nacht durchschlafen. Wenn in der vierten Nacht jedoch immer noch keine Besserung eingetreten ist, sollten Sie sich fragen, ob Sie Ihr Kind eventuell zu früh oder zu spät ins Bett bringen, ob es besondere Stressfaktoren in seinem Leben gibt oder ob Sie widersprüchliche Signale aussenden, indem Sie zu viel mit ihm reden oder zu lange im Zimmer bleiben.

Wenn Ihr Kind sehr sensibel ist, braucht es vielleicht einen sanfteren Ansatz mit häufigerem Hineinschauen ins Zimmer und ein wenig Streicheln und gutem Zureden – oder eine der tränenfreien Methoden.

Ist Ihr Kind aber sehr willensstark und temperamentvoll, fühlt es sich durch zu viel Aufmerksamkeit ermutigt – dann sollten Sie Ihre Besuche eher kurz halten.

Wenn Sie die Methode des Schreienlassens anwenden müssen, versuchen Sie während dieser Bewährungsprobe das Ganze aus der richtigen Perspektive zu sehen (und sich Ihren Sinn für Humor zu bewahren). Machen Sie sich klar, dass sich diese mit Kindergeschrei erfüllten Abende zwar endlos hinzuziehen scheinen, aber bald vorbei sein werden. Und dann werden alle Familienmitglieder besser schlafen. Behalten Sie Ihr Ziel im Auge und entspannen Sie sich mit ein wenig *Zauberatem*. Sagen Sie sich immer wieder, dass Millionen von Eltern diese Erfahrung durchgestanden haben – und dass Sie das auch schaffen werden!

Bewährte Schlaftipps für glückliche Kleinkinder

- Gute Zubettgehrituale fangen schon morgens an.

- Mit den bewährten Tricks *(Fastfood-Regel, Kleinkindsprache, Clownspielen, Geduldübungen)* fördern Sie tagsüber die Kooperationsbereitschaft Ihres Kindes und schränken Auseinandersetzungen zur Schlafenszeit ein.

- Durch die Hintertür vermittelte Botschaften (*indirektes Lob*, Spielen mit Puppen und Märchen) erleichtern das Zubettbringen.

- Durch das gemeinsame Anschauen des *Schlafbuchs* lernt Ihr Kind, dass Schlafenszeit angenehm und kuschelig ist.

- Wenn Ihr Kind noch spielen will, fangen Sie eine Stunde vor der Schlafenszeit an, die ersten ankündigenden Signale zu geben – gedämpftes Licht, leises weißes Rauschen, kein Herumtoben mehr, kein Fernsehen.

- *Bettgeflüster* ist eine großartige Möglichkeit, den Tag zu beenden: für die schönen Erlebnisse zu danken und Hoffnung und Optimismus in Bezug auf das, was der nächste Tag bringen wird, aufzubauen.

- Familiensitzungen und faire Kompromisse *(Win-win-Lösungen)* sowie Anreize (zum Beispiel Sternposter) können sich zu Ihren Gunsten auswirken. Dieser auf Geben und Nehmen basierende Ansatz zeigt Ihrem Kind die Vorteile von Kompromissen auf und erleichtert das Zubettbringen.

- *Glitzer interruptus* ist meine Lieblingsmethode des tränenfreien Schlaftrainings. Sie basiert auf *Geduldübungen*, weißem Rauschen, Schmusegegenständen – und viel Liebe.

- Wenn sich Ihr Kind hartnäckig weigert, im Bett zu bleiben, versuchen Sie, seine Forderungen »auszubremsen« – eine weitere tränenfreie Variante der *Geduldübungen*.

So helfen Sie Ihrem Kind durchzuschlafen

Das Aufziehen von Kindern ist halb Freude und halb Guerillakrieg.

Ed Asner

Wichtige Punkte:

- Vom Hunger über Wachstumsschmerzen bis hin zu Parasiten – es gibt einige Störfaktoren, die Ihr Kind aus dem Traumland vertreiben können.

- Hexen! Monster! Für ein kleines Kind sind diese furchteinflößenden Geschöpfe sehr real und können schlaflose Nächte verursachen. Glücklicherweise können Sie diese Ängste durch Rollenspiele, Märchen und ein bisschen Zauberei zerstreuen.

- Ihr Kind dem nächtlichen Stillen und Schlafen im Elternbett zu entwöhnen, kann Ihnen zusätzliche Stunden Schlaf einbringen. Ein Trick besteht darin, die Forderung Ihres Kindes nach einer nächtlichen Mahlzeit »auszubremsen«.

- Auch die falsche (zu frühe oder zu späte) Schlafenszeit kann zu Schlafstörungen führen.

- Erfahren Sie, wie Sie Ihrer kleinen »Lerche« helfen können, ein wenig länger zu schlafen, oder wie Sie Ihren Langschläfer dazu bewegen können, etwas früher aufzuwachen.

- In diesem Alter können Sprechen im Schlaf, Schlafwandeln und Nachtangst auftreten. Diese Symptome sind völlig normal, lassen sich aber durch einige praktische Tipps eindämmen.

»Wach auf, Mama!« – Oh nein, nicht schon wieder!

Gemeinhin gelten zwar die Babymonate als die Zeit der Schlafprobleme, doch auch Kleinkinder und Vorschulkinder können derartige Probleme haben. Wenn Sie nichts unternehmen, verschlimmert sich die Sache wahrscheinlich noch.

Laut einer Schweizer Studie nimmt das nächtliche Aufwachen im Kleinkindalter sogar zu: 22 Prozent der Dreijährigen und etwa 50 Prozent der Vierjährigen wachen mindestens einmal pro Woche nachts auf. (Natürlich setzten die Familien, die an dieser Studie teilnahmen, kein weißes Rauschen und auch nicht all die anderen Trümpfe ein, die Sie jetzt im Ärmel haben!)

Nächtliches Aufwachen kann durch Probleme verursacht werden, mit denen Sie schon zu tun hatten: Zahnen, Wachstumsschübe oder die Abhängigkeit Ihres Kindes von berührungsbetonten Schlafreizen wie Wiegen oder Stillen.

Doch in diesen Jahren können auch neue Schlafprobleme auftreten. Der aktive Geist Ihres Kindes wird vielleicht von Sorgen und Ängsten heimgesucht, und sein Schlaf kann von Nachtängsten, Schlafapnoe oder Madenwürmern torpediert werden.

Wenn Sie dem nächtlichen Aufwachen Ihres Kindes ein Ende bereiten wollen, müssen Sie als Erstes herausfinden, was die Ursache ist.

Hauptgründe für nächtliches Aufwachen bei Kleinkindern

sind (1) Störfaktoren, (2) die mangelnde Fähigkeit zur Selbstberuhigung und daraus resultierende Abhängigkeit von Ihnen und (3) falsches Timing beim Zubettbringen.

Störfaktoren, die Kinder wach halten

Die ganze Nacht hindurch geht Ihr Kind etwa alle 60 Minuten in eine Leichtschlafphase über. In diesen Phasen können kleine Störfaktoren dazu führen, dass es hellwach wird. Diese Störungen können ihren Ursprung in der Außenwelt oder in seinem eigenen Körper haben.

Und wie bei der Prinzessin auf der Erbse genügen in der Leichtschlafphase Kleinigkeiten – kratzige Laken, das Ticken einer Uhr, der Geruch neuer Möbel, das Licht im Flur, ein Martinshorn in der Ferne –, um Ihr Kind aus dem Schlaf zu reißen und in helle Aufregung zu versetzen.

Eliminieren Sie deshalb weitestgehend alle äußeren Ablenkungen und drehen Sie das weiße Rauschen auf, um eindringende Geräusche und andere Störfaktoren, die Sie nicht völlig ausblenden können, zu überdecken. Wenn Ihr Kind weiterhin nachts aufwacht, sollten Sie überprüfen, ob es von inneren Störfaktoren aus dem Schlaf gerissen wird.

Hunger

Etwa 80 Prozent der Kleinkinder werden tagsüber noch gestillt oder bekommen eine Flasche, und oft wollen sie nachts auch noch einen Snack. Aber *wollen* ist nicht dasselbe wie *brauchen*!

Alle Kleinkinder sind in der Lage, nach ausreichender Nahrungsaufnahme im Lauf des Tages und einer kleinen Milchmahlzeit vor dem Zubettgehen acht bis zehn Stunden am Stück zu schlafen. Wenn Ihr Kind trotzdem nachts um zwei Uhr aufwacht und nach etwas zu trinken verlangt, können Sie ihm folgendermaßen helfen, diese Gewohnheit abzulegen:

- Erhöhen Sie tagsüber die Kalorienzufuhr. Obst und Gemüse sind gesund und kalorienarm. Ergänzen Sie die Ernährung Ihres Kindes durch kalorienreiche Avocados, Nussbutter oder Oliven- oder Leinöl *plus* drei Tassen Milch oder Milchprodukte pro Tag.

- Unterbinden Sie Ablenkungen wie Fernsehen während der Mahlzeiten, damit Ihr Kind sich auf das Essen konzentriert.

- Bieten Sie Ihrem Kind vor dem Schlafengehen einen Snack an (ein Ei oder Avocado mit Olivenöl), oder wecken Sie es um 23 Uhr zu einer aus Milch bestehenden *Traummahlzeit* auf (siehe Seite 214ff.).

- Schränken Sie die nachts aufgenommenen Kalorien ein. Begrenzen Sie die Stillmahlzeiten zwischen Mitternacht und sechs Uhr auf eine Brust beziehungsweise verdünnen Sie Flaschenmahlzeiten (geben Sie Ihrem Kind 170 Milliliter Milch mit 50 Milliliter Wasser und ersetzen Sie alle zwei Tage 50 Milliliter Milch durch Wasser.) Ihr Kind wird morgens hungriger sein und tagsüber mehr – und nachts weniger – essen.

- Setzen Sie die ganze Nacht kräftiges weißes Rauschen ein, um Ihr Kind von leichtem Hunger abzulenken.

- Legen Sie Ihrem Kind eine Flasche ins Bett. Dabei ist allerdings zu bedenken, dass eine Flasche mit kalter Milch oder Saft riskant ist, weil manche Kinder zur Beruhigung saugen, das heißt, sie behalten den Sauger stundenlang im Mund, was langfristig zu einer Schädigung der Zähne führen kann. Füllen Sie die Flasche daher lieber mit ungesüßtem Kräutertee (zum Beispiel Kamillentee).

Zahnen

Wenn die Eck- und Backenzähne durchbrechen, kann dies zu Beschwerden führen. Wie leichte Kopfschmerzen lassen sich auch Zahnungsschmerzen tagsüber ignorieren, können aber nachts heftig pulsieren.

Wenn Sie vermuten, dass Zahnungsbeschwerden die Ursache für das nächtliche Aufwachen Ihres Kindes sind, setzen Sie weißes Rauschen (in der Lautstärke eines Duschstrahls) ein, um Ihr Kind abzulenken. (Falls Sie in letzter Zeit kein weißes Rauschen verwendet hatten, führen Sie es behutsam – wie auf Seite 99f. beschrieben – ein.) Fragen Sie den Kinderarzt, ob Sie Ihrem Kind eine halbe Stunde vor dem Zubettgehen ein leichtes Schmerzmittel geben sollen.

Ein altes Hausmittel bei Zahnungsbeschwerden besteht darin, eine Ecke eines dünnen Waschlappens in Apfelsaft zu tauchen, diesen ins Gefrierfach zu legen und das Kind auf dem angefrorenen Waschlappen herumkauen zu lassen.

Trockener Hals und verstopfte Nase

Kleine Kinder sind oft erkältet. Sie können davon ausgehen, dass Ihr Kind gelegentlich Schlafstörungen wegen Kratzen im Hals oder einer verstopften Nase haben wird. (Beide Probleme treten besonders häufig im Winter bei trockener Heizungsluft auf.)

Wenn das der Fall ist, legen Sie ein zusammengefaltetes Handtuch unter das Kopfende der Matratze Ihres Kindes, damit es höher liegt, und lassen Sie einen Kaltluftbefeuchter laufen. Verwenden Sie nur destilliertes Wasser und reinigen Sie den Luftbefeuchter täglich, um Bakterienwachstum zu verhindern.

Achtung: Verwenden Sie keinen Heißluft-Verdampfer, da sich Ihr Kind daran verbrühen kann.

Versuchen Sie es mit einem Spritzer Kochsalzspray in jedes Nasenloch. Ein selbst hergestellter Sirup aus einigen Esslöffeln warmem Wasser mit etwas Honig und Zitronensaft (Zitronensaft enthält natürliche Schleimlöser) wirkt hustenstillend. Eine mit über 100 Kindern durchgeführte Studie ergab, dass Honig bei

---

Omas Erkältungssalbe verwendet ... Oder nicht?

Mit diesen alten, rezeptfrei erhältlichen Salben sind Generationen von Kindern eingerieben worden, um die Atemwege frei zu machen und die Brust zu wärmen. Doch eine Studie aus dem Jahr 2009 ergab, dass derartige Salben bei Kindern unter zwei Jahren die Schleimproduktion und die Entzündung verstärken sowie Atemprobleme verschlimmern können. Wenn diese Salben in die Augen gelangen, kann das zu starken, brennenden Schmerzen führen.

nächtlichem Husten wirksamer war als der Medikamentenwirkstoff Dextromethorphan.

Lassen Sie bei anhaltendem, krampfartigem oder keuchendem Husten vom Kinderarzt abklären, ob eine Asthmaerkrankung vorliegt. Wenn Ihr Kind schnarcht oder mit gestrecktem Hals schläft, fragen Sie den Arzt, ob schlafbezogene Atemstörungen (SBAS) der Grund dafür sein könnten. Im Kapitel »Warnsignale und Ausnahmesituationen« finden Sie weitere Informationen.

Harter Stuhl und Verdauungsprobleme

Verstopfung kann Kinder unruhig werden lassen und erhebliche Beschwerden verursachen. Wenn sich nachts der Darm zusammenzieht, um harten Stuhl auszustoßen, können sie davon aufwachen.

Wenn Sie glauben, dass Ihr Kind Verdauungsprobleme hat, achten Sie darauf, dass es sich ausreichend bewegt und genug trinkt. Fragen Sie den Kinderarzt nach Empfehlungen. Es könnte vorteilhaft sein, stopfende Nahrungsmittel (wie helles Brot, Reis, Nudeln und Gebratenes) zu reduzieren und den Anteil an ballaststoffreichen Nahrungsmitteln (Gemüse, Bohnen, Trockenfrüchte und Säfte, wie Pflaumen-, Möhren- oder Aloe-Vera-Saft) zu erhöhen.

Madenwürmer: juckende kleine, weiße Fäden

Dieses Problem tritt am häufigsten im Kleinkind- und Vorschulalter auf. Die einen Zentimeter langen Würmer sind harmlos, können aber die Ursache von Schlafproblemen sein.

Meist wachen davon betroffene Kinder 20 bis 40 Minuten nach

dem Einschlafen wieder auf, weinen oder schreien und klagen über Jucken oder Schmerzen am After.

Folgendermaßen können Sie feststellen, ob Ihr Kind von diesen Würmern befallen ist: Leuchten Sie mit einer Taschenlampe seinen After an. Dort sind möglicherweise kleine, weiße, fadenförmige Würmer zu sehen. Falls das der Fall sein sollte, tragen Sie eine kühlende Salbe auf seinem Po auf und gehen Sie am nächsten Tag mit ihm zum Arzt.

Selbst wenn Sie keine Würmer zu Gesicht bekommen, kann nächtliches Afterjucken auf dieses Problem hindeuten. Erkundigen Sie sich bei Ihrem Arzt, ob für Ihr Kind *und alle anderen Familienmitglieder* (außer Babys) eine medikamentöse Behandlung angezeigt ist. Madenwürmer sind leicht übertragbar, und Sie wollen ja nicht, dass sie monatelang in der Familie kursieren. (Auch in Kindertagesstätten und Kindergärten breiten sich die Würmer schnell aus. Informieren Sie die Einrichtung, damit die anderen Eltern gewarnt werden können.)

Reinigen Sie den Po und die Fingernägel Ihres Kindes gründlich, weil beim Kratzen am After mikroskopisch kleine Eier unter den Fingernägeln zurückbleiben, von wo aus sie später auf Spielsachen und andere Personen übertragen werden können.

Waschen Sie die Bettwäsche Ihres Kindes bei 60 Grad, um Wurmeier abzutöten.

Wachstumsschmerzen und andere Beschwerden in den Beinen

Wachstumsschmerzen betreffen bis zu 25 Prozent aller Kinder, meistens im Alter zwischen drei und zwölf Jahren. Diese starken

Schmerzen können über Monate hinweg nachts im Ober- oder Unterschenkel auftreten, ehe sie schlagartig ausbleiben.

Obwohl sie vergleichsweise häufig vorkommen, wissen wir nicht, wodurch diese Schmerzen verursacht werden. Sind diese Beschwerden wirklich auf das Wachstum zurückzuführen – oder auf das Herumhüpfen, Klettern und Rennen, mit dem normale Kinder den ganzen Tag beschäftigt sind? (Bei manchen Kindern scheinen die Beschwerden nur nach sehr aktiven Tagen aufzutreten.)

Wenn Ihr Kind über Schmerzen klagt, gehen Sie mit ihm zum Arzt. Er wird Ihnen einige der folgenden Fragen stellen, um herauszufinden, ob es sich um Wachstumsschmerzen oder um eine andere Erkrankung handelt:

- Treten tagsüber Schmerzen auf, oder humpelt das Kind?

- Betreffen die Schmerzen ein Gelenk?

- Treten die Schmerzen immer an derselben Stelle am selben Bein auf?

- Ist das Bein berührungsempfindlich?

- Ist eine Rötung oder Schwellung vorhanden?

Wenn Sie eine dieser Fragen mit »Ja« beantworten können, handelt es sich nicht um Wachstumsschmerzen. Die Behandlung von Wachstumsschmerzen geschieht durch Massage, Dehnübungen, Wärme und ein Schmerzmittel.

Hinweis: Eine andere Art von nächtlichen Schmerzen im Bein, die bei Ihrem Kind auftreten können, sind Muskelkrämpfe. Manche Kinder (und Erwachsene) bekommen im Schlaf schmerzhafte Krämpfe in den Füßen oder Beinen. Die Zehen Ihres Kindes krümmen sich dann schmerzhaft, und Sie können eventuell den zusammengezogenen Muskel in der Wade Ihres Kindes fühlen.

Die beste Behandlung bei Muskelkrämpfen besteht im Strecken des Muskels. Lassen Sie Ihr Kind umhergehen, oder drücken Sie seine Zehen nach oben, um die Wade und die Achillessehne zu dehnen. Wenn diese Krämpfe häufiger auftreten, geben Sie Ihrem Kind täglich ein Magnesiumpräparat, das Sie beim Abendessen oder vor dem Schlafengehen in warmer Milch verrühren (dies kann zu weichem Stuhl führen). Fragen Sie den Kinderarzt nach der richtigen Dosierung.

Ängste: eine starke Beeinträchtigung – des Geistes

Nur wenige Erwachsene haben Erinnerungen an die Zeit, als sie ein Jahr alt waren und allein in einem dunklen, kalten Zimmer Angst hatten, weil sie von Mama und Papa getrennt waren. Aus der Perspektive eines Kleinkindes muss eine solche Erfahrung furchteinflößend sein.

Sobald Ihr Kleinkind lostappt und die Welt zu erkunden beginnt, muss es sehr verwirrend und beängstigend für es sein, wenn es plötzlich feststellt, dass es allein ist. Das gilt besonders für sensible und vorsichtige Kinder. Kein Wunder, dass die Frage »Wo ist Mama?« sich plötzlich zu blankem Entsetzen steigern kann.

Trennungsängste sind sehr verbreitet. Sie erreichen ihren Höhepunkt im Alter zwischen 15 und 30 Monaten. Nach Reisen, Krankheiten oder größeren Veränderungen wie einem Umzug, einem neuen Kindergarten oder der Geburt eines Geschwisterchens treten sie besonders häufig auf.

Aber Trennungsängste sind nicht die einzigen Ängste, von denen kleine Kinder gepackt werden. Mit zwei oder drei Jahren gibt es in ihrem Leben noch viele andere Dinge, die sie beunruhigen – vom Donner über Hunde bis hin zu Monstern, Dinosauriern und Käfern.

Dreijährigen wird zunehmend bewusst, dass sie kleiner, schwächer und langsamer als fast alle anderen (mit Ausnahme von Babys) sind. Kein Wunder, dass sie plötzlich anfangen, sich über Einbrecher, Hexen und böse Menschen Gedanken zu machen.

Neue Ängste können hinzukommen, wenn ein Kind sich von den Eltern unter Druck gesetzt fühlt (beispielsweise wegen Problemen bei der Sauberkeitserziehung).

Ältere Kinder erleben Ängste aufgrund von *Projektion*. Sie wissen, dass sie nicht beißen oder schlagen sollen, aber der Wunsch, es zu tun, wallt immer noch in ihnen auf. Um die Versuchung, »etwas Böses zu tun«, von sich wegzuschieben, projizieren sie den Impuls auf eine bunte Truppe imaginärer Bösewichter. (»Das Monster hat mir mein Spielzeug weggenommen und versucht, mich zu beißen!«)

Sensible Kinder leiden häufiger unter Ängsten – und diese Ängste sind meistens ausgeprägter und halten länger an. (Wenn Ihr Kind sehr draufgängerisch ist, wünschen Sie sich andererseits vielleicht, es wäre ein bisschen ängstlicher – und würde nicht einfach so zum Spaß von der Rutsche springen!)

Kleine Kinder fühlen sich jedenfalls verletzlicher, was nie gekannte Ängste auslösen kann. Wenn Sie Ihrem Kind helfen wollen, diese Ängste zu überwinden, müssen Sie in kleinen Schritten sein Selbstvertrauen stärken. Nachfolgend einige Tipps, wie dieser Prozess erfolgreich verlaufen kann.

Die Angst anerkennen – ohne zu verurteilen

Spielen Sie die Ängste Ihres Kindes nicht herunter, wenn es mit Ihnen darüber spricht. (»Schatz, es ist einfach nur ein böser Traum – siehst du, da ist kein böser Mann im Schrank.«) Und natürlich sollten Sie auf keinen Fall die Augen verdrehen, lachen oder Ihr Kind einen Angsthasen nennen!

Warum? Weil aus Ängsten Panik werden kann, wenn ein Kind dazu gezwungen wird, sich mit dem Gegenstand seiner Angst zu konfrontieren, oder wenn es lächerlich gemacht wird.

Das dürfte Sie kaum überraschen. Ängste sind oft irrational. Sie existieren vielleicht nicht in der Wirklichkeit, sind aber in unserer Fantasie sehr real. Und je stärker wir unter Druck gesetzt werden, desto ängstlicher und gestresster werden wir.

Darum ist es meistens auch völlig sinnlos, Ängste mit Logik ausräumen zu wollen (»Schatz, es gibt in Wirklichkeit keine Monster!«). Logik funktioniert bei verängstigten Kindern nicht besser als bei verängstigten Erwachsenen. (Stellen Sie sich vor, Sie würden einem Erwachsenen durch den Hinweis, dass mehr Menschen bei Autounfällen als bei Flugzeugabstürzen ums Leben kommen, seine Flugangst nehmen wollen.)

Die beste Möglichkeit, Ihrem Kind zu helfen, besteht darin, das zu wiederholen, was es zu Ihnen sagt. Wenden Sie die *Fastfood-Regel* und die *Kleinkindsprache* an (siehe Seite 264f. und 265ff.), um ihm zu zeigen, dass Sie es verstehen.

Wenn sich Ihr Kind beruhigt hat, kann es Ihre beschwichtigenden Worte besser aufnehmen: »Mama und Papa sind hier; wir passen auf dich auf. Deine Puppe ist auch bei dir. Soll ich das Licht im Flur anlassen?«

Tagsüber das Selbstvertrauen stärken

Furchteinflößende Dinge sind bei Tageslicht weniger erschreckend. Darum können Sie Ihrem Kind tagsüber helfen, sich seinen Ängsten zu stellen und mutig zu sein.

Indirektes Lob

Lassen Sie Ihr Kind mithören, wenn Sie seinem Teddy zuflüstern, dass Sie froh darüber sind, dass es mit Ihnen über seine Ängste gesprochen hat. Und loben Sie es auch indirekt für seine kleinen Heldentaten – wenn es beispielsweise den Hund des Nachbarn gestreichelt oder auf die Rutsche geklettert ist.

Rollenspiel

Tun Sie abwechselnd mit Ihrem Kind so, als ob Sie Angst hätten. Spielen Sie beispielsweise das Kind, während Ihr Kind einen Hund darstellt. Lassen Sie zuerst Ihr Kind groß und furchteinflößend sein, während Sie selbst Angst haben, aber versuchen Sie das Spiel so enden zu lassen, dass Sie einander helfen. (Tun Sie beispielsweise so, als ob der Hund Angst vor Schatten habe. Sie könnten sagen: »Ach, du dummer Hund! Benny hat keine Angst vor Schatten. Siehst du? Er kann mittendurch laufen!«)

Lassen Sie Ihr Kind entscheiden, ob es das Kind spielen will (das dem Hund sagt, dass es nicht nett ist, Kinder zu erschrecken, und dass er lernen soll, die Pfote zu geben, statt zu beißen) oder ob es der Hund sein will (der bellen und schreien kann, dem aber gesagt wird, dass er eine Auszeit bekommt und dass keiner mit ihm spielen will, wenn er gemein ist).

Puppenspiel

Wenn Ihr Kind Angst vor dem Alleinsein hat, können Sie auch das im Rollenspiel darstellen. Lassen Sie eine Puppe die Mutter und eine andere das ängstliche Kind darstellen. Sagen Sie: »Ich vermisse Mami! Ich will Mami!« Dann sieht die Puppe Mama und sagt: »Ach, da bist du ja! Ich wusste, dass du wieder kommst!«

Wenn Ihr Kind Angst vor Donner hat, machen Sie mit einem dünnen Blech abwechselnd Donnergeräusche. Produzieren Sie Ihren eigenen Sturm und lassen Sie die Puppen abwechselnd der furchterregenden Sturm und das mutige Kind sein.

Märchen

Erfinden Sie Märchen wie dieses: »Es war einmal ein kleines Froschmädchen, das sich Sorgen machte, wenn seine Mutter von der Seerose weghüpfte. Aber es hatte einen Teddybär, der auf es aufpasste, bis seine Mama zurückkam!«

Bücher

Lesen Sie Ihrem Kind beruhigende Bücher über die Dinge vor, die ihm Angst machen. »Siehst du, Schatz, wie klein eine Ameise ist, und schau, wie groß du bist! Außerdem fressen Ameisen Blätter. Sie finden Kinder eklig!« Malen Sie mit Ihrem Kind zusammen ein Bild von einer Ameise. Lassen Sie Ihr Kind das Bild zusammenknüllen, wobei Sie sagen: »Böse Ameisen! Geht weg! Macht Lukas keine Angst!«

Kreative Lösungen

So wie wir uns vielleicht mit einer Dose Pfefferspray in einer dunklen Gasse sicherer fühlen, fühlen sich auch Kinder mit greifbaren Verteidigungsobjekten sicherer. Fragen Sie Ihr Kind: »Was hättest du lieber, um dich zu beschützen – deinen Teddy oder eine Taschenlampe?« Einer meiner kleinen Patienten hatte Angst vor Monstern unter seinem Bett. Der Vater stellte einfach mit seinem Sohn zusammen Kisten unter das Bett, sodass für die Monster kein Platz mehr war!

Sie können auch ein Familienfoto neben dem Bett Ihres Kindes aufstellen. Oder kleben Sie ein selbst gemaltes Bild von einem Kind, das den Bösewichtern die Zunge herausstreckt, an die Wand.

Glitzer interruptus

Und zu guter Letzt können Sie *Glitzer interruptus* (siehe Seite 315ff.) anwenden. Diese und all die anderen Methoden, die ich erwähnt habe, helfen Ihrem Kind dabei, nächtliche Ängste loszuwerden. Und dann gibt es da noch einen großartigen Trick zum Überwinden von Ängsten – Zauberei!

Begründete Ängste

Selbst die fröhlichsten Kinder haben Ängste. Doch wenn die Ängste Ihres Kindes aus heiterem Himmel auftauchen, versuchen Sie herauszufinden, ob es Probleme gibt, um die Sie sich kümmern sollten. Wird Ihr Kind im Kindergarten von einem anderen Kind drangsaliert – oder versteht es sich nicht mit dem neuen Babysitter? Wurde Ihr Kind durch einen heftigen Sturm traumatisiert? Hat es einen gruseligen Film gesehen oder einen

Versuchen Sie es mit einer Zaubervorstellung!

Zauberei ist eine meiner Lieblingsmethoden zur Ermutigung von Kindern. Denn *geheim* und *Zauberei* sind zwei Wörter, die Kleinkindern und Vorschulkindern ein Gefühl von Macht geben. Für Kinder ist Zauberei real. Sie glauben ja auch an den Nikolaus und den Osterhasen! In ihrer Vorstellung ist ein Stein mit Superkräften ein realer Schutz.

Beschützen Sie Ihr ängstliches Kind, indem Sie ihm einen Zaubergegenstand geben, dem Sie Ihre magischen Mama- oder Papakräfte verliehen haben (zum Beispiel eine Kette, einen Schal, einen Handschuh oder eine Mütze). Sagen Sie Ihrem Kind, dass es diesen Gegenstand bei sich tragen und immer, wenn es das Gefühl haben will, dass Sie bei ihm sind, anschauen oder berühren soll.

Oder beenden Sie das Zubettgehritual mit einem Zauberspruch (»Abrakadabra, simsalabum, Monster verschwindet und dreht euch nicht um.«), einem Zauberlied (»Mama liebt dich, Papa liebt dich, Lilly ist in Sicherheit!«) oder einem Zauberspray (Wasser mit etwas Orangenöl in einer kleinen Sprühflasche).

Und schließlich: Was könnte wirksamer sein als ein Zauberanzug? Sagen Sie zu Ihrem Kind: »Lass uns abends immer deinen unsichtbaren Superzauberanzug anziehen, dann können dich die Monster nicht sehen. Komm, wir üben es jetzt.« Ziehen Sie ihm dann den Zauberanzug an, indem Sie es vom Kopf bis zu den Zehen berühren und viel Aufhebens darum machen, jede Stelle abzudecken.

Streit zwischen Ihnen und Ihrem Partner mit angehört? Hat es zugehört, als Sie sich über einen Einbruch in der Nachbarschaft unterhalten haben?

Sie können Ihr Kind fragen, wovor es Angst hat, aber bedrängen Sie es nicht zu sehr. Kindern fällt es oft schwer, ihre Ängste in Worte zu fassen. Wenn Ihr Kind in den Kindergarten geht, fragen Sie die Erzieherinnen, wie es dort zurechtkommt.

Reduzieren Sie etwaigen Druck, unter dem Ihr Kind leidet, beispielsweise im Zusammenhang mit dem Toilettentraining. Achten Sie darauf, Ihr Kind nicht zu spät zu Bett zu bringen, weil manche Kinder ängstlicher werden, wenn sie übermüdet sind.

Wenn die Ängste Ihres Kindes sich verschlimmern oder sein Verhalten tagsüber beeinflussen, sprechen Sie mit dem Kinderarzt über die Möglichkeit, der Sache mithilfe eines Kinderpsychologen auf den Grund zu gehen. Zu den Warnsignalen gehören extreme Trennungsängste, exzessives Daumenlutschen oder erneutes Einnässen oder Einkoten, nachdem Ihr Kind bereits den Topf benutzt hatte. Auch wenn Ihr Kind öfter in körperliche Auseinandersetzungen verwickelt ist, widerspenstiger wird oder im Kindergarten häufiger auffälliger wird, ist das ein Grund zur Besorgnis.

Entwöhnung von Schlafreizen

Wir sind alle Gewohnheitstiere – das gilt auch für Kleinkinder.

Wiegen und Stillen vor dem Einschlafen sind kein Problem, solange Ihr Kind nachts durchschläft. Etwa 40 Prozent der Eltern von Kleinkindern und Vorschulkindern genießen jeden Abend auf diese Weise die Nähe zu ihrem Kind.

Doch ein Kind, das immer in den Schlaf gewiegt oder gestillt wird, ist möglicherweise beunruhigt, wenn es mitten in der Nacht ganz allein aufwacht.

Wenn Ihr Kind nachts aufwacht und nicht aus eigener Kraft wieder einschlafen kann, ist es an der Zeit, ihm zu helfen, etwas unabhängiger von Ihnen zu werden.

Studien haben gezeigt, dass im Alter zwischen 18 und 30 Monaten insbesondere folgende Gewohnheiten zu Schlafproblemen führen können:

- Füttern bei nächtlichem Aufwachen

- Wiegen außerhalb des Bettes

- Mitnehmen des Kindes ins Elternbett

Einjährige, die noch gestillt werden und im Elternbett schlafen, wachen oft mehrmals in der Nacht auf. Und Zweijährige, die noch gestillt werden und im Elternbett schlafen, wachen ungefähr alle fünf Stunden auf. Kinder, die noch gestillt werden, aber nicht im Elternbett schlafen, wachen nach etwa sieben Stunden auf, und mit der Flasche ernährte Babys, die nicht im Elternbett schlafen, wachen nach etwa 9,5 Stunden auf.

Natürlich besteht die beste Methode zur Überwindung schlechter Gewohnheiten darin, sie gar nicht erst entstehen zu lassen. Das bedeutet beispielsweise, ein Baby beim Insbettlegen jedes Mal ganz kurz aufzuwecken (die *Weck-Schlaf-Technik*). Eltern, die diese Technik anwenden, können ihr Kleines getrost bis zur tiefen Entspannung wiegen und stillen und ihm dennoch helfen, die Fähigkeit zur Selbstberuhigung zu entwickeln.

Doch wenn Sie diesen Abschnitt lesen, bedeutet das wahrscheinlich, dass Sie herauszufinden versuchen, wie Sie Ihrem nun schon etwas älteren Kind helfen können zu lernen, ohne Ihre Unterstützung wieder einzuschlafen.

Glücklicherweise gibt es vieles, was Sie tun können, um liebevoll die Selbstständigkeit Ihres Kindes zu fördern und Ihnen beiden zu einem besseren und längeren Schlaf zu verhelfen.

Verzicht auf nächtliche Mahlzeiten

Ein Kleinkind ein- bis dreimal pro Nacht zu füttern, ist völlig normal. Unsere Vorfahren haben das jahrtausendelang praktiziert.

Allerdings mussten unsere Vorfahren auch nicht um 9 Uhr für eine dringende Besprechung im Büro sein – und sie hatten Freunde und Angehörige, die ihnen bei der Kinderbetreuung und der täglichen Arbeit zur Hand gingen. In unserer heutigen Welt kann ständiger Schlafmangel zermürbend und (wenn man im Straßenverkehr unterwegs ist) sogar gefährlich sein.

Glücklicherweise kann man Einjährigen die nächtlichen Mahlzeiten (selbst wenn es sich um Stillmahlzeiten handelt) leicht abgewöhnen. (Ihre Brustdrüsen können ihre Produktion entsprechend anpassen, indem sie nachts weniger und tagsüber mehr Milch produzieren.) Dass Ihr Kind bereit ist, auf nächtliches Trinken zu verzichten, erkennen Sie daran, dass es nur eine kleine Menge aus der Flasche nimmt oder ganz kurz an Ihrer Brust nuckelt, bevor es wieder einschläft. Das deutet darauf hin, dass es nachts nicht wirklich Nahrung braucht, sondern Sauger oder Brust eher als Schnuller benutzt.

Um diese ungelegenen Mahlzeiten für Sie und Ihr Baby zu beenden, müssen Sie tagsüber und nachts etwas dafür tun.

Tagsüber

Wenden Sie alle Methoden an, die Sie bisher kennengelernt haben, um Selbstvertrauen, Geduld und Kooperationsbereitschaft Ihres Kindes zu fördern: *Geduldübungen, Zauberatem,* ein Sternposter, Rollenspiele, das *Schlafbuch* und so weiter (siehe Seite 267 bis 274 und 298f.).

Abends und nachts

Legen Sie eine Schlafenszeit mit einem Zubettgehritual fest: die ganze Nacht weißes Rauschen, ein Schmusegegenstand, ein Nachtlicht und ein wenig Lavendelöl auf dem Kissen. Achten Sie darauf, das Zimmer zu verlassen, solange Ihr Kind noch wach ist.

Wenn Ihr Kind mitten in der Nacht aufwacht, lässt sich das Stillen vielleicht vermeiden, wenn Papa das Zwei-Uhr-Kuscheln übernimmt. Wacht es weiterhin auf und verlangt nach einer Mahlzeit, versuchen Sie seine Forderung »auszubremsen« (siehe Seite 314 bis 318).

Führen Sie eine Woche lang tagsüber *Geduldübungen* durch, und setzen Sie die ganze Nacht weißes Rauschen ein.

Wenn Ihr Kind dann um zwei Uhr aufwacht, beruhigen Sie es sofort, zögern aber (wenn möglich) die Mahlzeit um ein oder zwei Minuten hinaus. Und wenn Sie die Flasche bringen – oder Ihr Nachthemd aufzuknöpfen beginnen –, sagen sie: »Oh, warte mal! Einen Augenblick, Schatz!« und gehen in eine Ecke des Zimmers, als ob Sie etwas suchen würden. Kehren Sie nach fünf Sekunden zurück, und geben Sie Ihrem Kind die Milch. Dehnen Sie im Lauf der nächsten Woche die Zeit, die Sie mit »Suchen« verbringen, allmählich auf mehrere Minuten aus, bis Ihr Kind während der Wartezeit einschläft.

Klingt das, als ob Sie Ihr Kind überlisten würden? Das tun Sie tatsächlich, aber es funktioniert! Denken Sie daran, dass es die nächtlichen Mahlzeiten nicht mehr braucht. Dass es nachts nach Ihnen ruft, ist nur eine Gewohnheit.

Verzicht auf das gemeinsame Schlafen im Elternbett

Wir sind an die Vorstellung gewöhnt, dass Eltern mit Babys, die noch gestillt werden, das Bett teilen. Aber das Ganze fängt wieder von vorn an, wenn die Kinder zwei Jahre alt sind. Es kann im Urlaub sein, während einer Krankheit oder in einer Stresssituation (neuer Kindergarten, Umzug, Scheidung der Eltern). Und überraschenderweise ist das Schlafen im Elternbett bei den Vierjährigen am häufigsten.

Das gemeinsame Schlafen mit einem Kleinkind oder Vorschulkind kann sehr schön sein, solange Sie und Ihr Partner es *beide* angenehm finden.

In einer kürzlich durchgeführten Studie zeigte sich, dass das Schlafen im Elternbett keinerlei nachteiligen Auswirkungen auf kognitive Funktionen oder Verhalten der Kinder hatte.

Das gemeinsame Schlafen im Elternbett ist in diesem Alter auch viel sicherer als in den ersten Monaten. Sie sollten allerdings darauf achten, dass Ihr Schlafzimmer kindersicher ist. Achten Sie auf Schnüre, elektrische Geräte, scharfe Ecken, Steckdosen, Fenster, scharfkantige Gitter, Dinge im Abfalleimer, Münzen oder Büroklammern auf dem Fußboden, Plastiktüten im Kleiderschrank und so weiter. Und bewahren Sie keine Medikamente im Nachttisch auf.

Damit sich alle bei diesem Arrangement wohlfühlen können,

denken Sie über ein größeres Bett nach, stellen ein kleines Bett neben Ihres oder legen eine Matratze mit einer Matte und einem Schlafsack für Ihr Kind auf den Boden.

Irgendwann wird allerdings der Tag kommen, an dem es Zeit ist, Ihrem Kind das Schlafen im Elternzimmer abzugewöhnen. Hier einige sanfte, aber wirksame Methoden, die dabei hilfreich sein können.

Tagsüber

Gönnen Sie Ihrem Kind Rituale wie die *besondere Zeit*, eine Massage oder Kekse und Milch am Nachmittag. Stärken Sie sein Selbstvertrauen, indem Sie ihm Wahlmöglichkeiten anbieten (»Sollen wir Müsli oder Eier zum Frühstück essen?«) und den Clown spielen (siehe »Willkommen im hektischen Leben kleiner Kinder«).

Wenden Sie auch folgende das Selbstvertrauen fördernde Methoden an:

- Spielen Sie mit Ihrem Kind Verstecken. Dabei lernt es, dass Sie wieder auftauchen, nachdem Sie weggegangen sind.

- Wenden Sie *Geduldübungen* und *Zauberatem* an, um die Fähigkeit Ihres Kindes zu fördern, mit Frustrationen umzugehen und kurze Trennungen auszuhalten (siehe Seite 267ff. und 269f.).

- Spielen Sie tagsüber mit ihm auf seinem Bett, um es mit diesem Möbelstück vertraut zu machen.

- Indirektes Lob. Lassen Sie Ihr Kind mithören, während Sie seinem Teddy oder seinen Puppen »erzählen«, wie schön es ist, im eigenen Bett zu schlafen.

- Jeden Tag mit Ihrem Kind sein Schlafbuch anzuschauen, trägt dazu bei, die richtigen Erwartungen aufzubauen.

- Stellen Sie das Schlafengehen mit Puppen dar (siehe dazu Seite 336f.).

Abends

Auf viele Kinder wirkt ein dunkles Schlafzimmer wie eine gruselige, dunkle Höhle. Ihr Kind kann besser mit seiner neuen Selbstständigkeit umgehen, wenn Sie es davon überzeugen, dass sein Zimmer ein gemütliches Nest ist.

Schalten Sie den Fernseher aus. (Er sollte nicht im Kinderzimmer stehen – Kinder, in deren Zimmer ein Fernsehgerät steht, leiden doppelt so häufig unter nächtlichen Ängsten!)

Erleichtern Sie den Übergang zur Nacht, indem Sie etwa eine Stunde vor dem Zubettgehen das Licht dämpfen und leises weißes Rauschen abspielen. Massieren Sie Ihr Kind, singen Sie Schlaflieder, wenden Sie *Bettgeflüster* an und verwenden Sie einen Schmusegegenstand.

Schlafen Sie in den ersten drei oder vier Nächten neben dem Bett Ihres Kindes. Sobald es gut in seinem Bett schläft, legen Sie Ihre Matratze etwas weiter weg. Wenn Ihr Kind das akzeptiert hat, legen Sie sie noch weiter weg, dann direkt vor die Tür und schließlich auf die andere Seite der Tür. Sehen Sie nach dem Ausschalten des Lichts alle zehn bis fünfzehn Minuten nach Ihrem Kind, um ihm zu zeigen, dass Sie an es denken.

Wenn es bereit ist, allein in seinem Zimmer zu bleiben, lassen Sie anfangs noch die Tür offen. Verwenden Sie ein Türgitter, um sicherzustellen, dass es in seinem Zimmer bleibt, und legen Sie eine Matte mit Kissen und Decke neben die Tür, falls es lieber bei der Tür als im Bett schläft.

Seien Sie flexibel. Es kann durchaus sein, dass Sie erst Fortschritte erzielen, aber dann wieder einige harte Nächte mit Rückschlägen erleben. Das ist in Ordnung. Für ein ängstliches Kind kann es schon schwierig sein, auch nur fünf Minuten allein zu bleiben; Ihr Hauptziel sollte darin bestehen, die Ängste Ihres Kindes zu verringern und ihm zu helfen, sich sicher genug zu fühlen, um die Schlafenszeit wieder als etwas Schönes zu erleben.

Machen Sie nicht zu viel Aufhebens um Erfolge! Das kann sich nachteilig auswirken, wenn sich Ihr Kind unter Druck gesetzt fühlt, weil *Ihnen* die Sache offenbar so wichtig ist. Außerdem kann es ihm das Gefühl geben, ein Versager zu sein, wenn es wieder Rückschritte macht. Reagieren Sie positiv, aber zurückhaltend. Loben Sie Ihr Kind tagsüber *indirekt* für seine Fortschritte, aber zeigen Sie keine allzu überschwängliche Freude.

Gehen Sie in dieser Phase nicht abends außer Haus. Wenn Ihr Kleines schläft, muss eine Person da sein, der es zu hundert Prozent vertraut (kein neuer Babysitter). Beim Aufwachen einen fremden Menschen vorzufinden, kann alles Erreichte wieder zunichtemachen.

Zu frühes oder zu spätes Zubettbringen

Die meisten Kleinkinder werden gegen 21 Uhr (plus/minus eine halbe Stunde) zu Bett gebracht, aber ein Verschieben nach hinten oder Vorziehen kann zu häufigerem nächtlichem Aufwachen führen!

Zu späte Schlafenszeit?

Übermüdete Kinder sind oft hyperaktiv. Statt zur Ruhe zu kommen, werden sie noch aufgedrehter!

Das führt zum Widerstand gegen das Zubettgehen, und die Erinnerung an diese Auseinandersetzungen kann die ganze Nacht hindurch nachwirken und Ihr Kind sogar aus einer der Leichtschlafphasen aufwecken.

Anzeichen dafür, dass Ihr Kind zu spät zu Bett geht:

- Ihr Kind ist zur Schlafenszeit überdreht, reizbar und verletzungsanfällig.

- Es widersetzt sich dem Zubettgehen mit Ausreden, Klagen und Trotzreaktionen.

- Es wirkt den ganzen Tag über müde (gähnt und starrt vor sich hin, schläft im Auto oder beim Essen ein)

Wenn das der Fall ist, sollten Sie tagsüber optimale Voraussetzungen für ein erfolgreiches Zubettgehen schaffen!

Fördern Sie die Geduld und Kooperationsbereitschaft Ihres Kindes (beispielsweise mit einem Sternposter und einem Anreizprogramm für das Zubettgehen – siehe Seite 270–273), und beginnen Sie etwa eine Stunde vor dem eigentlichen Zubettgehritual mit einem Einstimmungsritual (siehe Seite 300).

Ziehen Sie das Zubettgehritual Ihres Kindes um eine halbe Stunde vor. (Sorgen Sie dafür, dass es eine angenehme Zeit für Ihr Kind ist – mit Schmusegegenständen, weißem Rauschen, *Bettgeflüster* und so weiter).

Zu frühe Schlafenszeit?

Weshalb verursacht eine zu frühe Schlafenszeit nächtliches Aufwachen? Für die meisten Kleinkinder ist es zu viel verlangt, von sieben Uhr abends bis sieben Uhr morgens durchzuschlafen. Das ist mehr Schlaf, als sie brauchen.

Anzeichen dafür, dass Ihr Kind zu früh zu Bett geht:

- Ihr Kind ist zur Schlafenszeit nicht müde (kein Gähnen, Blinzeln, Vor-sich-hin-Starren).

- Es ruft in den ersten 30 bis 60 Minuten immer wieder nach Ihnen oder erscheint in der Tür.

- Es wacht mitten in der Nacht erholt und unternehmungslustig auf.

Wenn das der Fall zu sein scheint, passen Sie nach und nach seinen Tagesablauf an. Verschieben Sie die Mahlzeiten, den Mittagsschlaf und den Beginn des Zubettgehrituals um 15 Minuten und dann alle drei Tage um weitere 15 Minuten.

Innerhalb von ein oder zwei Wochen liegt die Schlafenszeit dann bei 20 Uhr oder 20.30 Uhr. Ihr Kind sollte seinen Widerstand gegen das Zubettgehritual aufgegeben haben, schnell einschlafen und nachts nicht mehr aufwachen.

Frühaufsteher und Langschläfer

Auch wenn Ihr Kind schnell ein- und die ganze Nacht durchschläft, gibt es zwei letzte Hürden, die zu einem Problem werden könnten: zu frühes oder zu spätes Aufwachen.

Die meisten Kleinkinder wachen gegen 7.30 Uhr auf, aber die mögliche Zeitspanne reicht von 5.30 Uhr bis 8 Uhr. Etwa ein Drittel aller Kleinkinder und Vorschulkinder wacht mehrmals pro Woche morgens vor den Eltern auf.

Es kann anstrengend sein, wenn Kinder so früh aufstehen. Die häufigsten Gründe für zu frühes Aufwachen:

- Sie gehen zu früh zu Bett.

- Sie schlafen tagsüber zu viel.

- Sie werden vom Morgenlicht und den Morgengeräuschen aufgeweckt.

- Sie brauchen von Natur aus nicht viel Schlaf. (Gott bewahre!)

Bei zu frühem Schlafengehen befolgen Sie die Anweisungen im vorherigen Abschnitt. Das sollte das Problem rasch lösen.

Wenn der Mittagsschlaf Ihres Kindes länger als zwei Stunden dauert, fangen Sie an, ihn zu verkürzen, indem Sie es eine Viertelstunde vor dem voraussichtlichen Ende sanft wecken. Ich weiß, dass es sich nicht gut anfühlt, ein schlafendes Kind zu wecken, aber eventuell ist das die einzige Möglichkeit, es dazu zu bringen, morgens später aufzustehen.

Zu frühes Aufwachen kann auch ein Zeichen dafür sein, dass Ihr Kind bereit ist, auf ein Nickerchen tagsüber zu verzichten (nur noch ein- statt zweimal oder gar nicht mehr tagsüber zu schlafen). Versuchen Sie, es tagsüber mehr zu beschäftigen und es dazu zu bewegen, den Mittagsschlaf auszulassen. Wenn es dadurch unruhiger und reizbarer wird, ist es zu dieser Veränderung noch nicht bereit.

Manche Kleinkinder wachen bei Tagesanbruch auf, sobald die ersten Lichtstrahlen durch das Fenster hereinfallen. In diesem Fall können Vorhänge ein allzu frühes Aufwachen verhindern. Ein kräftiges weißes Rauschen kann ebenfalls dazu beitragen, dass die betroffenen Kinder das Licht ignorieren.

Und schließlich gibt es Kinder, die die Veranlagung zu einem geringeren Schlafbedürfnis geerbt haben. Wie Erwachsene, die mit sechs Stunden Schlaf pro Nacht auskommen, fühlen sich diese Kinder mit zehn (statt zwölf bis 14) Stunden Schlaf pudelwohl.

Wenn Ihr Kind trotz aller Bemühungen weiterhin um fünf Uhr morgens aufwacht, können Sie sich vielleicht mit folgenden Tricks etwas zusätzlichen Schlaf erkaufen:

- Regen Sie Ihr Kind dazu an, allein zu spielen, indem Sie ihm seine Lieblingsspielsachen, etwas warme Milch und sanfte Musik (oder eine spezielle DVD) geben, die es nur in diesen frühen Morgenstunden bekommt.

- Richten Sie in seinem Zimmer einen besonderen Platz (ein Zelt oder einen großen Karton mit Kissen und Spielsachen) ein, indem Ihr Kind es sich frühmorgens mit einer Flasche warmer Milch gemütlich machen kann.

- Praktizieren Sie *Geduldübungen* und *Zauberatem* und verwenden Sie Stickerposter oder Spielchips als Anreize dafür, dass das Kind in seinem Zimmer bleibt (siehe Seite 270–273).

- Verändern Sie das weiße Rauschen. Versuchen Sie es mit einem intensiveren Geräusch wie dem Surren eines Föhns oder dem Prasseln von Regen auf einem Dach.

- Holen Sie Ihr Kind zu sich ins Bett, damit es dort noch eine Stunde an Sie gekuschelt schlafen kann.

Vielleicht haben Sie aber auch das gegenteilige Problem. Geht Ihr Kind erst um Mitternacht zu Bett, um dann bis um 10 Uhr zu schlafen? Etwa zehn Prozent der Eltern von Kleinkindern und 20 Prozent der Eltern von Kindern im Vorschulalter klagen darüber, dass ihre Kinder morgens schwer wach zu bekommen sind.

Die häufigsten Gründe für zu spätes Wachwerden:

- Die Kinder gehen zu spät zu Bett.

- Sie haben Schlafstörungen.

- Sie schlafen tagsüber nicht genug.

- Sie brauchen von Natur aus viel Schlaf.

Wenn Ihr Kind zu spät (nach 21.30 Uhr) zu Bett geht, sollten die im vorherigen Abschnitt beschriebenen Strategien helfen (siehe Seite 348).

Achten Sie auch darauf, dass Ihr Kind tagsüber ausreichend an der frischen Luft ist und kein Koffein zu sich nimmt. Signalisieren Sie ihm, dass die Schlafenszeit bevorsteht, indem Sie eine Stunde vor dem eigentlichen Zubettgehritual das Licht dämpfen, weißes Rauschen abspielen und kein Herumtoben und Fernsehen mehr zulassen.

Fragen Sie den Kinderarzt, ob es hilfreich sein könnte, Ihrem Kind ein oder zwei Wochen lang Melatonin zu verabreichen (siehe Seite 407), um seinen Tag-Nacht-Rhythmus geringfügig zu verschieben.

Wenn Ihr kleiner Langschläfer erschöpft ist, obwohl er zur richtigen Zeit zu Bett geht, wird sein Schlaf möglicherweise immer wieder von kurzen Wachzeiten unterbrochen. Das könnte auf äußere Störfaktoren, aber auch auf gesundheitliche Probleme, wie Asthma oder Schlafapnoe, zurückzuführen sein, von denen im Kapitel »Warnsignale und Ausnahmesituationen« die Rede ist.

Aber was tun, wenn es schwierig ist, Ihr Kind zum Mittagsschlaf hinzulegen, weil Ihr Tag so hektisch ist, oder weil Ihr Kind fast schon zu alt dafür ist? Dann braucht es vielleicht die zusätzliche Stunde Schlaf am Morgen. Wenn das der Fall ist und Sie nicht außer Haus berufstätig sind, lassen Sie Ihr Kind ausschlafen, und nutzen Sie diese Zeit für sich selbst.

Von Alpträumen zu Nachtängsten

Im Kleinkind- und Vorschulalter können ungewöhnliche Schlafstörungen, wie Sprechen im Schlaf oder Nachtängste, auftreten. Ich habe diese Kuriositäten – auch Parasomnien genannt – bereits im Kapitel »Eine wissenschaftliche Exkursion in den Schlafozean« erwähnt (siehe Seite 30f.). Sie treten meistens im NREM-Schlaf auf, wenn ein Teil des Gehirns Ihres Kindes im Tiefschlaf bleibt, während andere Teile in den Leichtschlaf aufsteigen.

Sehen wir uns diese beunruhigenden, aber völlig harmlosen nächtlichen Ereignisse genauer an.

Schlafwandeln – ein merkwürdiger Anblick

Sprechen im Schlaf und Schlafwandeln können einen ziemlich aus der Fassung bringen, wenn man nicht damit rechnet.

Wenn Kinder im Schlaf sprechen, setzen sie sich – mit offenen, glasigen Augen – auf und geben kurze, zusammenhanglose Sätze von sich. Wenn sie angesprochen werden, halten sie möglicherweise inne, wenden sich der betreffenden Person zu und murmeln etwas Unverständliches (ältere Kinder können auch klare Sätze wie »Nein, nein, geh weg!« sagen), sehen ihr aber nicht in die Augen. Sie scheinen durch sie hindurch zu sehen!

Während die meisten Eltern dem Sprechen im Schlaf keine große Bedeutung beimessen, kann das Schlafwandeln ziemlich beunruhigend sein. Ihr Kind geht – mit offenen Augen – durch das Zimmer, über den Flur oder versucht sogar, das Haus zu verlassen, und ist doch ganz und gar im Traumland.

Schlafwandeln tritt bei bis zu 20 Prozent der Kinder auf und kann schon im Kleinkindalter beginnen (ist allerdings im Alter zwischen acht und zwölf Jahren am häufigsten). Es kann monate- oder sogar jahrelang anhalten.

Es dauert jeweils etwa fünf bis 15 Minuten und tritt normalerweise in den ersten Schlafstunden auf. Schlafwandler sind schwer aufzuwecken und kehren entweder in ihr Bett zurück, wo sie friedlich weiterschlafen, oder wachen verwirrt auf, ohne sich an das Ereignis zu erinnern.

Glücklicherweise verletzen sich Schlafwandler nur selten. Trotzdem soll es schon vorgekommen sein, dass Eltern ihre schlafwandelnden Kinder im Vorgarten gefunden haben, wo sie gerade versuchten, das Gartentor zu öffnen. Daher empfiehlt es sich, Tür- und Fenstersicherungen anzubringen.

Wenn Sie Ihr Kind beim Schlafwandeln finden, führen Sie es behutsam und ohne viel zu sprechen zu seinem Bett zurück. Singen scheint in diesem Fall beruhigender zu wirken als Sprechen. Drehen Sie das weiße Rauschen etwas lauter auf und singen Sie ein vertrautes Schlaflied, um Ihr Kind dazu zu bewegen, ins Bett zurückzukehren.

Schlafwandeln lässt sich nur schwer verhindern, aber es gibt Tricks, mit denen Sie es einschränken können. Bieten Sie Ihrem Kind keine Schokolade oder andere Stimulanzien an. Dazu zählen Antihistaminika, abschwellende Mittel und koffeinhaltige Getränke. Versuchen Sie außerdem, seinen Schlaf auszudehnen (längerer Mittagsschlaf, früheres Zubettgehen). Falls das Schlafwandeln oder Sprechen im Schlaf jede Nacht auftritt, wecken Sie Ihr Kind eine Stunde nach dem Einschlafen. (Die Parasomnie kann möglicherweise durch »Zurücksetzen« des Schlafzyklus gestoppt werden.)

Schlaftrunkenheit und Nachtängste

Bei Schlaftrunkenheit murmelt Ihr Kind vor sich hin oder weint und schlägt um sich und scheint aufgewühlt oder erregt zu sein. Vielleicht schreit es sogar auf und stößt Sie weg. Diese Episoden dauern meistens nur ein oder zwei Minuten und enden damit, dass das Kind wieder in den Tiefschlaf sinkt.

Nachtängste sind eine extreme Version der Schlaftrunkenheit. Sie bieten einen erschreckenden Anblick. Das betroffene Kind schreit auf oder schreit anhaltend, biegt den Rücken durch, und sein Gesicht hat einen panikartigen Ausdruck. Möglicherweise schwitzt es und atmet schwer, sein Herz rast, und es starrt in die

Zähneknirschen – noch ein eigenartiges Schlafverhalten

Mit anhören zu müssen, wie Ihr zweijähriges Kind seine Zähne gegeneinander reibt, kann unangenehmer als das Kratzen von Fingernägeln über eine Tafel sein.

Es ist ein Ammenmärchen, dass Zähneknirschen ein Zeichen für Würmer im Darm sind. Es gehört zu den Phänomenen, die im tiefen NREM-Schlaf auftreten können.

Zähneknirschen (oder Bruxismus) kann im Alter von einem Jahr anfangen und zu Schlafstörungen, Abnutzung (oder sogar Bruch) der Zähne und Schmerzen im Kiefer führen. Das Verhalten kann durch koffeinhaltige Nahrungsmittel und Getränke, wie Schokolade, Eistee und Cola, ausgelöst werden. Bei Kindern mit bekannten neurologischen Störungen, wie beispielsweise Zerebralparese, tritt Zähneknirschen besonders häufig auf.

Bei den meisten Kindern verliert sich das Symptom im Teenageralter. Bis dahin können Stress reduzierende Zubettgehrituale das Problem etwas mildern. Manchmal verschreiben Ärzte auch Aufbissschienen.

Dunkelheit, ohne Sie wahrzunehmen! Eltern sind oft verunsichert, weil die betroffenen Kinder wach zu sein scheinen, aber völlig unerreichbar sind. Tatsächlich schlafen sie jedoch tief.

Man spricht von Nachtängsten, obwohl wir nicht wissen, ob die Kinder dabei intensive Ängste erleben. Wir wissen nur, dass nichts von dem, was Eltern während einer solchen Episode tun, in irgendeiner Weise hilfreich zu sein scheint. Anfälle von

Nachtangst dauern fünf bis 15 Minuten (gelegentlich auch länger). Am Ende schlafen die Kinder friedlich weiter oder wachen verwirrt auf, ohne sich an irgendetwas zu erinnern, während die Eltern oft noch stundenlang unter Schock stehen!

Im Gegensatz zum Sprechen im Schlaf und Schlafwandeln tritt Schlaftrunkenheit häufiger bei Kindern unter fünf Jahren auf. Unter Nachtangst leidet etwa eines von 20 Kindern (selten im Kindergartenalter, meist im Schulalter). Parasomnien scheinen in manchen Familien gehäuft vorzukommen. Das heißt, wenn Sie Ihre eigenen Eltern mit Nachtängsten zu Tode erschreckt haben, bekommen Sie es jetzt vielleicht zurückgezahlt!

Es ist gut zu wissen, dass diese sonderbaren Verhaltensweisen keine Gefahr darstellen. Aber besonders angenehm sind sie auch nicht. Im Folgenden einige Ratschläge, mit deren Hilfe Sie sie vielleicht eindämmen können.

Meiden Sie vor allem die bereits erwähnten Stimulanzien und versuchen Sie, Stressfaktoren (wie beispielsweise Gewaltdarstellungen im Fernsehen und in Comicheften) zu reduzieren.

Halten Sie einen festen Zeitplan für den Mittagsschlaf und das Zubettgehen am Abend ein (zu spätes Zubettgehen kann Episoden auslösen). Setzen Sie die ganze Nacht über starkes weißes Rauschen ein. Erwähnen Sie beim *Bettgeflüster*, dass das Gehirn Ihres Kindes so entspannt sein kann, dass es wahrscheinlich sehr schöne Träume haben und bis zum Morgen durchschlafen wird. Geben Sie ein oder zwei Tropfen Lavendelöl auf die Matratze.

Drehen Sie während einer Episode das weiße Rauschen lauter, singen Sie ein Schlaflied oder wiederholen Sie einfache Sätze wie »Es ist alles in Ordnung, Papa ist hier«. Irgendwann wird sich Ihr Kind wieder hinlegen.

Wenn derartige Schlafstörungen bei Ihrem Kind aufgetreten sind, weisen Sie die Oma oder den Babysitter darauf hin, bevor Sie ihnen Ihr Kind zum ersten Mal zur Betreuung überlassen. Aber sprechen Sie nicht in Gegenwart Ihres Kindes darüber, da es dadurch verunsichert oder in Verlegenheit gebracht werden könnte. Und informieren Sie Ihren Kinderarzt (besonders, wenn die Störungen nach Mitternacht auftreten), damit er andere Ursachen ausschließen kann.

Alpträume

Während Schlafwandeln und Nachtängste (die NREM-Parasomnien) eine Mischung aus Aktivität und Schauspiel darstellen, sind Albträume (die REM-Parasomnie) ein Schauspiel ohne von außen erkennbare Aktivität. Wie schon erwähnt, können die Befehle des Gehirns an die Muskeln im REM-Schlaf eine Sperre an der Gehirnbasis nicht überwinden. Das heißt, auch wenn sich im Traum die Ereignisse überschlagen, bleibt der Körper ruhig und sogar schlaff.

Bei Erwachsenen kreisen Albträume oft um Erinnerungen, aber bei Kleinkindern beziehen sie sich auf das bedrohliche Hier und Jetzt (wütende Erwachsene, laute Lastwagen, böse Hunde und so weiter).

Im Gegensatz zu Nachtängsten sind Albträume für Kinder wirklich belastend. Wenn man daran denkt, wie real Träume manchmal für uns Erwachsene sind, kann man sich vorstellen, wie real und beängstigend sie für ein Kleinkind sein müssen! Sie können dazu führen, dass sich Kinder vor dem Einschlafen oder sogar vor dem Aufenthalt im Kinderzimmer fürchten.

Albträume sind weit verbreitet und können schon mit zwei oder drei Jahren beginnen. Sie treten aus demselben Grund wie manche Ängste in diesem Alter zum ersten Mal auf:

- Die Kinder fühlen sich verletzlicher.

- Sie erleben in der Realität oder im Fernsehen mehr beängstigende Dinge.

- Sie halten Wut zurück, weil wir von ihnen zu erwarten beginnen, dass sie aggressive Impulse mehr und mehr unter Kontrolle haben. Diese unterdrückten Gedanken und Handlungen können sich nachts in gewalterfüllten, beängstigenden Träumen Bahn brechen.

Bei Nachtangst stoßen Kinder ihre Eltern weg oder ignorieren sie, während sie sich bei Alpträumen heftig an sie klammern. Manche Kinder schlafen nach einem Alptraum aus eigener Kraft wieder ein, aber viele brauchen dann besonderen Zuspruch. Seien Sie darauf gefasst, sich entweder zu Ihrem Kind ins Bett zu kuscheln oder es mit in Ihr Bett zu nehmen.

Wenn sich Ihr Kind an einen Traum von einem furchteinflößenden Monster erinnert, malen Sie mit Ihrem Kind zusammen Bilder davon, und lassen Sie Ihr Kind darauf herumtrampeln oder das Bild zusammenknüllen. Oder erfinden Sie eine Geschichte von jemandem, der einen beängstigenden Traum hat, und lassen Sie die Geschichte gut enden. Oder machen Sie mit Ihrem Kind Rollenspiele, in denen Sie das ängstliche Kind sind und Ihr Kind das große Monster spielt – und dann tauschen Sie die Rollen, sodass Ihr Kind das mutige Kind darstellt und Sie das böse Monster sind, das in Wirklichkeit ein Angsthase ist!

Bewährte Schlaftipps für glückliche Kleinkinder

- Ängste sind für viele Schlafstörungen im Kleinkind- und Vorschulalter verantwortlich. Spielen Sie sie nicht herunter, sondern wenden Sie bewährte Methoden (wie *Kleinkindsprache*, Rollenspiele, Märchen, Zauberei und *Glitzer interruptus*) an, um Ihrem Kind den Mut zu geben, mit seinen Ängsten umzugehen.

- Sie können Ihrem Kind helfen, alte Gewohnheiten abzulegen und seine Fähigkeit zur Selbstberuhigung stärken, indem Sie die *Weck-Schlaf-Technik* anwenden.

- Entwöhnen Sie Ihr Kind den nächtlichen Mahlzeiten, indem Sie *tagsüber die Kalorienzufuhr erhöhen, Traummahlzeiten* anbieten und seine Forderungen »ausbremsen«.

- Entwöhnen Sie Ihr Kind dem Schlafen im Elternbett mithilfe des *Schlafbuchs*, des *Zauberatems* und der *Geduldübungen*, mit denen Sie tagsüber sein Selbstvertrauen stärken, und indem Sie dafür sorgen, dass sein Zimmer abends einladend und gemütlich wirkt.

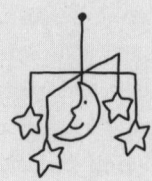

Häufige Fragen zum Schlaf in dieser Zeit

1. *Warum wachen manche Kleinkinder so schlecht gelaunt auf?*
Genau wie Erwachsene stehen manche Kleinkinder mit dem falschen Fuß auf. Das trifft besonders auf Kinder mit sensiblem, vorsichtigem Naturell zu.

Wenn Ihr Kind den ganzen Tag Zeichen von Müdigkeit zeigt (mangelnde Energie, Einschlafen im Auto, dunkle Ringe unter den Augen, häufiges Gähnen), versuchen Sie herauszufinden, woran es liegen könnte:

- Geht es zu spät ins Bett?

- Wird sein Schlaf durch Geräusche, Licht oder andere Faktoren (wie Zahnungsbeschwerden) gestört?

- Wird es durch sein eigenes Schnarchen nachts immer wieder wach?

Wenn es nur beim Aufwachen mürrisch, aber den Rest des Tages guter Laune ist, liegt es vielleicht am Hungergefühl (manche Kinder werden extrem unruhig, wenn ihr Blutzucker vor Tagesanbruch den Tiefststand erreicht).

2. Ich kann es kaum erwarten, mit meinem 18 Monate alten Kind zu spielen, wenn ich um 20 Uhr nach Hause kommen, aber dann ist es meistens schon müde und quengelig. Irgendwelche Tipps?

Nach Hause zu kommen und mit seinem Kind zu spielen, ist eine schöne Belohnung für einen harten Arbeitstag. Aber bei Ihnen hört es sich an, als ob das dafür verfügbare Zeitfenster bei Ihrer Heimkehr schon fast geschlossen sei.

Vielleicht lässt sich der Mittagsschlaf Ihres Kindes etwas nach hinten verschieben, sodass es bei Ihrer Heimkehr nicht schon völlig übermüdet ist. Oder lassen Sie Ihr Kind von jemand anderem zu Bett bringen, ehe Sie nach Hause kommen, und verlegen Sie Ihre Spielzeit mit ihm in die Morgenstunden.

3. Ich wiege und singe meinen Zweijährigen jeden Abend in den Schlaf, aber der Kinderarzt meint, dass ich ihm eine schlechte Gewohnheit beibringe. Soll ich damit aufhören?

Ihr Kind in den Schlaf zu singen und zu wiegen ist eine schöne Tradition. Sie sollten sich aber darüber im Klaren sein, dass dieses Ritual sich in zweierlei Hinsicht nachteilig auswirken kann:

- Sie sind die einzige Person, die Ihr Kind zu Bett bringen kann. Es könnten Situationen eintreten, in denen Sie zur Schlafenszeit Ihres Kindes nicht verfügbar sind (beispielsweise weil Sie krank sind oder verreisen müssen). Bringen Sie Ihr Kind deshalb dazu, sich an andere Schlafreize zu gewöhnen (Schmusegegenstände und vertrautes weißes Rauschen sind ideal) und gelegentlich eine andere Person beim Zubettgehritual zuzulassen.

- Ihr Kind wacht häufig auf und verlangt dann, dass Sie es wieder in den Schlaf wiegen. Um dieses Problem zu umgehen, sollten Sie darauf achten, dass es beim Hinlegen noch nicht eingeschlafen ist. Auf diese Weise lernt es, sich selbst zu beruhigen. Wenn es doch einschläft, bevor Sie es hinlegen, wenden Sie die *Weck-Schlaf-Technik* (siehe Seite 117ff.) an.

4. Können Sie mir einen Rat geben, wie ich meinen dreijährigen Zwillingen helfen kann, schneller einzuschlafen? Sie kichern und plaudern (oder streiten) noch eine Stunde lang, nachdem ich das Licht ausgeschaltet habe.

Sich ein Zimmer zu teilen, ist für Zwillinge (oder ältere und jüngere Geschwister) wunderbar. Wer will schon allein schlafen? Miteinander zu reden und herumzualbern, gehört zu den schönsten Erinnerungen an die Nachtstunden, die Geschwister teilen. Aber natürlich hält all das Lachen, Reden und Streiten den Sandmann fern! Hier einige Tricks, mit denen Sie die Faxen nach dem Zubettgehritual eindämmen können.

Tagsüber:

- Versuchen Sie dafür zu sorgen, dass Ihre Kinder (auch bei schlechtem Wetter) viel an der frischen Luft spielen.

- Fördern Sie mit *Geduldübungen, Zauberatem* und *Clownspielen* (siehe Seite 267–270 und 273f.) ihre Kooperationsbereitschaft und ihre Fähigkeit, Impulse zu unterdrücken.

- Halten Sie eine Familiensitzung zur Festlegung von Regeln für die Schlafenszeit ab. Fragen Sie Ihre Kinder nach ihrer Meinung und ihren Vorschlägen, und finden Sie eine *Win-win-Lösung.* »Sollt ihr, wenn das Licht aus ist, noch fünf oder zehn

Minuten reden dürfen?«. Stellen Sie vor der Kinderzimmertür einen Küchenwecker auf, der nach Ablauf der vereinbarten Zeit klingelt.

- Verwenden Sie Handmarkierungen, Sternposter oder Gutscheine zur Belohnung für das Einhalten der aufgestellten Regeln.

- Umgehen Sie Auseinandersetzungen zur Schlafenszeit durch gemeinsames Anschauen des *Schlafbuchs*, *indirektes Lob* für gutes Benehmen und Rollenspiele mit Puppen, um Ihren Kindern das gewünschte Verhalten zu vermitteln.

Nachts:

- Bereiten Sie die Kinder auf die Schlafenszeit vor, indem Sie eine Stunde vor dem Zubettbringen das Licht dämpfen, leises weißes Rauschen abspielen, den Fernseher ausschalten und kein Herumtoben mehr zulassen.

- Bieten Sie Schmusegegenstände an, und spielen Sie die ganze Nacht über intensives weißes Rauschen ab. Ein stilles, dunkles Zimmer fordert Kinder zum Kichern und Reden heraus. Weißes Rauschen dagegen beruhigt sie und hält sie vom Reden ab.

- Singen Sie mit Ihrem jüngeren Kind, oder praktizieren Sie *Bettgeflüster*, bis es einschläft (lassen Sie Ihr älteres Kind währenddessen mit einer Taschenlampe ein Buch anschauen). Wenn das jüngere Kind schläfrig wird, können Sie mit dem älteren zusammen lesen.

- Wenn das jüngere Kind protestiert, versuchen Sie seine Forderung »auszubremsen« (siehe Seite 314f.). Erkennen Sie seinen

Wunsch an und tun Sie, als ob Sie wieder zu seinem Bett gehen wollten, erinnern sich dann aber, dass Sie noch das Lesen mit dem älteren Kind beenden müssen. Wenden Sie diesen Trick eine Minute lang an und dehnen Sie die Wartezeit immer weiter aus.

- Wenn sich die Kinder streiten, versuchen Sie, keine Partei zu ergreifen.

- Probieren Sie unterschiedliche Schlafenszeiten aus. Das funktioniert sogar bei Zwillingen. Falls nicht, können Sie immer noch zum alten Ritual zurückkehren.

Wenn es trotz aller Bemühungen immer noch Probleme gibt, schlafen Sie eine Zeitlang im Kinderzimmer, oder lassen Sie das schwierigere Kind ein oder zwei Wochen lang in einem kleinen Zelt oder auf einer Matte auf dem Boden im Elternzimmer schlafen.

5. Wenn ich meine Zweijährige zu Bett bringe, endet es immer damit, dass ich eine halbe Stunde bei ihr schlafe. Ist das in Ordnung?

Es ist in Ordnung, solange Ihre Tochter bis morgens durchschläft. Wenn sie dagegen nachts aufwacht und wieder nach Ihnen ruft, sollten Sie ein intensives weißes Rauschen einsetzen und die *Weck-Schlaf-Technik* anwenden. Wecken Sie Ihr Kind kurz, bevor Sie aus dem Zimmer gehen, damit es lernt, mithilfe von weißem Rauschen und einem Schmusegegenstand wieder einzuschlafen.

6. Ab wann kann ich gefahrlos Kopfkissen und Decken verwenden?
Der plötzliche Kindstod tritt nach dem sechsten Monat kaum noch und nach dem ersten Lebensjahr gar nicht mehr auf. Danach können Sie auf jeden Fall Kissen und Decken verwenden. Allerdings schlafen die meisten Kinder auch ohne sie sehr gut. Solange Ihr Kind noch im Gitterbett schläft, genügt eine Decke. Nach dem Umzug ins große Bett kann ein kleines, flaches Kissen hinzukommen.

7. Als mein Kind drei Tage lang krank war, ging ich jede Nacht mehrfach zu ihm, um es zu beruhigen. Jetzt geht es ihm wieder besser, aber es wacht immer noch auf. Habe ich etwas falsch gemacht?
Keine Sorge – wenn ein Kind krank ist, ist es wichtig, regelmäßig nach ihm zu sehen, und es ist völlig normal, in diesem Fall die eigenen Regeln zu übertreten. Nachdem sich Ihr Kind erholt hat, können Sie es mithilfe von Schlaftraining (siehe Seite 233ff.) wieder an feste Regeln gewöhnen.

8. Wie erreiche ich es, dass meine 15 Monate alte Tochter sich von ihrem Papa zu Bett bringen lässt?
Das Kleinkindalter kann für Väter ein Wechselbad der Gefühle sein. Im Alter zwischen einem und zwei Jahren (dem Höhepunkt der Trennungsängste) wollen viele Kinder nur von Mama zu Bett gebracht werden. Aber das kann sich dann im Alter zwischen zwei und vier Jahren ins totale Gegenteil verkehren! Dann fangen viele Kinder an, die Mutter zurückzuweisen, und sind vom Spielen mit Papa begeistert!

Glücklicherweise gibt es Möglichkeiten, Ihrem Kind zu helfen, das Zubettbringen durch Papa (oder Oma oder den Babysitter) zu akzeptieren. Generell ist es ratsam, diesen Prozess tagsüber zu beginnen, denn heftige Auseinandersetzungen unmittelbar vor dem Zubettgehen sind nicht wünschenswert. Folgendes können Sie tun:

- Zeigen Sie Ihrem Kind beim Spielen mit Stofftieren, wie Papa Bär das Bärenbaby zu Bett bringt.

- *Loben* Sie Ihr Kind *indirekt* dafür, wenn es sich von Papa zu Bett bringen lässt.

- Lassen Sie Papa (oder Oma) oft mit Ihrem Kind spielen – und den *Clown spielen* –, um eine Beziehung zu ihm aufzubauen.

- Sorgen Sie dafür, dass das *Schlafbuch* Fotos enthält, die Ihr Kind beim Kuscheln mit Papa zeigen.

- Setzen Sie alle bekannten Schlafreize ein.

- Und schließlich sollten Sie darauf achten, dass Papa keinen starken Geruch an sich hat. Kleine Kinder reagieren sehr empfindlich auf Gerüche. Deshalb sollte Ihr Partner sich die Zähne putzen, sich die Hände waschen und vielleicht ein Kleidungsstück von Ihnen über seiner Schulter liegen haben, damit Ihr Kind ein wenig von Ihrem vertrauten Duft schnuppern kann.

Erfrischender Mittagsschlaf und Ausnahmesituationen

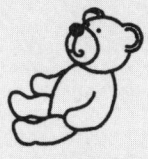

Hier erfahren Sie, wie Sie Ihrem Kind helfen können, zwei wichtige Veränderungen zu bewältigen: den Übergang von zwei Tagschlafphasen zu nur noch einer und den völligen Verzicht auf den Tagschlaf.

Im Kapitel »Warnsignale und Ausnahmesituationen« geht es um einige besondere Probleme, die Sie und Ihr Kind um den Schlaf bringen könnten.

Mittagsschlafprobleme gar nicht erst aufkommen lassen

> *»Ein Tag ohne Mittagsschlaf ist wie ein Kuchen ohne Zuckerguss.«*
> Terri Guillemets

Wichtige Punkte:

- Die Schlafphasen im Tagesablauf Ihres Kindes nehmen allmählich ab – erst schläft es tagsüber mehrmals, dann nur noch einmal, dann gar nicht mehr. Das Ende des Mittagsschlafs markiert den Übergang zum Vorschulalter.

- Wenn Ihr Kind in Ihren Armen einschläft, rütteln Sie es beim Hinlegen sanft, damit es kurz aufwacht *(Weck-Schlaf-Technik)*.

- Dieselben Schlafreize (wie weißes Rauschen und Schmusegegenstände), die den Nachtschlaf fördern, lassen sich auch auf den Mittagsschlaf anwenden.

- Hauptgrund für den Widerstand gegen den Mittagsschlaf ist Übermüdung oder Überreizung. Beide Probleme sind leicht zu beheben.

- Zu viel Schlaf tagsüber kann zu nächtlichen Schlafproblemen führen, aber Sie können Maßnahmen ergreifen, um die Hauptschlafzeit wieder in die Nacht zu verlegen.

Mittagsschlaf – eine schöne Zeit

Der Mittagsschlaf ist ein unbezahlbarer Verbündeter, wenn es darum geht, Ihr Kind gesund und glücklich zu erhalten. Er stärkt sein Gedächtnis, bringt Energie und Friedfertigkeit zurück, fördert die Aufmerksamkeit, stärkt das Immunsystem und trägt dazu bei, dass die Stresshormone Cortisol und Adrenalin auf niedrige Werte sinken.

Wenn Sie ein wirklich ausgeglichenes Kind haben, können Sie eventuell problemlos seinen Schlafzeitplan verändern oder sogar hin und wieder ein Nickerchen ausfallen lassen, wenn Sie unterwegs sind, doch kluge Eltern wissen, dass der Mittagsschlaf etwas Heiliges ist. Ebenso wenig, wie Sie mitten in der Nacht ins Kino gehen würden, sollten Sie die Spielzeit mit Ihrem Kind auf die Zeit seines Mittagsschlafs legen. Diese seligen Oasen der Ruhe werden eine nach der anderen verschwinden. Aber wann genau das der Fall sein wird, ist einer der am wenigsten vorhersehbaren Aspekte des Schlafs Ihres Kindes.

Das Ende des Mittagschlafs

Wenn ich ein Symbol für die frühen Jahre der Kindheit entwerfen müsste, wäre es das Bild eines Zweijährigen beim Mittagsschlaf. In den Vorschuljahren wird sich der Tagesablauf Ihres Kindes verändern – genauer gesagt, wird sich sein Leben verändern! Es wird das Haus verlassen und in die Welt hinausgehen – um nicht ins Land des Mittagsschlafs zurückzukehren, bis es selbst Kinder hat (oder alt geworden ist).

Wann genau findet dieser wichtige Übergang statt? Nun, bis zum Alter von zwei Jahren machen fast alle Kinder einen Mittagsschlaf. Bis zum Alter von 6 Jahren verringert sich die Anzahl der Kinder, die tagsüber schlafen, dann sehr stark. Danach macht kaum ein Kind noch Mittagsschlaf.

Ihr Kind vollzieht diesen Übergang zum Vorschulalter also in mehreren Schritten. Je älter es wird, desto seltener schläft es tagsüber. Doch zwischen sechs und 24 Monaten geht es ziemlich bunt durcheinander! Manche Kinder in diesem Alter schlafen noch wie Babys, während andere in Bezug auf ihr Schlafverhalten schon im Vorschulalter angekommen sind. Aber wenn wir uns die Durchschnittswerte anschauen, bekommen wir zumindest eine ungefähre Vorstellung. Mit folgenden Phasen können Sie – mehr oder weniger – rechnen:

Mit *drei Monaten* schläft Ihr Kind tagsüber wahrscheinlich noch dreimal: vormittags, nachmittags und am frühen Abend. Um diese Schlafzeiten herum können Sie einen flexiblen Tagesablauf planen und Ihrem Kind so die Vorhersehbarkeit geben, die Babys in diesem Alter brauchen.

Um seine Fähigkeit zur Selbstberuhigung zu fördern, sollten Sie darauf achten, dass seine Augen noch offen sind, wenn Sie es hinlegen. Wenn es in Ihren Armen eingeschlafen ist, rütteln Sie es beim Hinlegen sanft (*Weck-Schlaf-Technik,* siehe Seite 117ff.).

Ihr Baby wird viel besser schlafen, wenn Sie es in den ersten vier Monaten auch tagsüber zum Schlafen pucken und weißes Rauschen einsetzen und es vielleicht sogar in eine automatische Schaukel mit *voller Liegeposition* legen. (Holen Sie vorher das Einverständnis Ihres Kinderarztes ein.)

Sie sollten allerdings darauf achten, dass Ihr Baby tagsüber nicht zu lang schläft! Die Schlafphasen sollten nicht länger als etwa zwei Stunden dauern – besonders, wenn Sie Ihrem vier bis fünf Monate alten Baby gerade den Schlaf am frühen Abend abzugewöhnen versuchen. Mehr als dreistündige Tagschlafphasen verkürzen definitiv den Nachtschlaf.

Sie selbst sollten nach Möglichkeit zu diesen Zeiten ebenfalls ein Nickerchen machen.

Mit *sechs bis zwölf Monaten* wird Ihr Kind wahrscheinlich nur noch zweimal tagsüber schlafen. Diese Schlafphasen dauern normalerweise eine Stunde (maximal zwei Stunden), aber manchen Kindern reichen auch 30 Minuten. Die meisten Eltern finden das Einhalten eines festen Zeitplans (Zeitpunkt und Dauer des Schlafs) mit zwei Schlafphasen einfacher.

Mit *zwölf bis 24 Monaten* schläft Ihr Kind wahrscheinlich nur noch einmal am Tag.

Wenn Ihr Kind das Kleinkindalter erreicht, werden Sie für den Mittagsschlaf ausgesprochen dankbar sein. Kleinkinder sind derart überschäumende Energiebündel, dass diese ein bis zwei Stunden Mittagsruhe für ihre Betreuungspersonen sehr wichtig sind, um sich vom Vormittag zu erholen und auf den Nachmittag vorzubereiten. Weißes Rauschen und Schmusegegenstände leisten im Hinblick auf regelmäßige Schlafzeiten weiterhin wertvolle Dienste.

Womit ist zu rechnen, wenn Ihr Kleines in einer Kindertagesstätte betreut wird? Manche Kinder können wegen der Ablenkungen in der Kita oder im Kindergarten nicht einschlafen und kommen gerädert nach Hause. Andere dagegen schlafen in der Kita besonders schnell ein, weil sie die anderen Kinder nachahmen. Wieder andere schlafen in der Tagesstätte gut, aber lassen am

Wochenende – wegen all der Aktivitäten zu Hause – den Mittagsschlaf aus.

Wenn Ihr Kleinkind in der Tagesstätte Probleme mit dem Einschlafen hat, setzen Sie auch dort, wenn möglich, das weiße Rauschen und Schmusegegenstände ein.

Ist Ihr Kind bereit, tagsüber mit einer Schlafphase auszukommen?

Manche Eltern betrachten den Übergang zu einer einzigen Tagschlafphase als enorme Leistung! Aber wozu die Eile? Das Schlafen am Tag ist etwas sehr Schönes, und ausreichendes Schlafen am Tag fördert den Nachtschlaf. Andererseits kann zu viel Schlaf am Tag die Schlafenszeit am Abend hinauszögern und zu nächtlichem Aufwachen führen.

Die meisten Kleinkinder verzichten im Alter zwischen zwölf und 24 Monaten auf die zweite Tagschlafphase. Doch die Übergangszeit ist oft holprig. Manche Kleinkinder geben den Schlaf am Vormittag, andere den Schlaf am Nachmittag auf, und manche wechseln auch ab (schlafen an einem Tag vormittags und am nächsten nachmittags)!

Betrachten Sie es als Glücksfall, wenn Ihr Kind vormittags zufrieden spielt, nachdem es den Vormittagsschlaf weggelassen hat. Oft lassen Kleinkinder den Vormittagsschlaf aus, obwohl sie ihn eigentlich noch brauchen. Und dieser innere Zwiespalt lässt sie dann übermüdet und sehr unruhig werden.

Es kann passieren, dass Ihr Kind einige Wochen lang zwischen einer und zwei Tagschlafphasen hin- und herpendelt – so, als ob es eineinhalb Schlafphasen brauchen würde! Viele Eltern stellen fest, dass die beste Strategie für den Umgang mit dieser Übergangsphase das Einführen einer Ruhephase am Vormittag (mit weißem Rauschen, einem Schmusegegenstand und Vorlesen oder Massieren) ist. Wenn Ihr Kind sehr unruhig ist, lassen Sie es 20 Minuten einer Episode der Sesamstraße oder eines Naturvideos (keine Zeichentrickfilme!) sehen.

Wenn Ihr Kind tagsüber nur noch einmal schläft, aber anfängt, morgens zu früh aufzuwachen, und tagsüber übermüdet zu sein scheint (reizbar ist, vor sich hin starrt, sich die Augen reibt, beim Essen einschläft, tollpatschiger als sonst ist), kehren Sie für ein oder zwei Monate wieder zu zwei Tagschlafphasen zurück.

Wenn Ihr Kind schließlich endgültig mit einem Nickerchen am Tag auskommt, fällt dieser Mittagsschlaf wahrscheinlich etwas länger aus und Mittagessen, Abendessen und Schlafenszeit verschieben sich etwas nach vorne.

Ist Ihr Kind bereit, tagsüber ohne Schlaf auszukommen?

Wie große, schwerfällige Vögel, die beim Versuch, sich in die Lüfte zu erheben, einige Male auf den Boden zurücksinken, brauchen manche Kleinkinder Wochen, bevor sie schließlich den Absprung schaffen und sich ganz vom Mittagsschlaf verabschieden. Sie kämpfen beim Spielen gegen den Schlaf an und nicken sofort ein, wenn sie ins Auto gesetzt werden. Sie drehen nachmittags beim Spielen total auf, sind irgendwann in Tränen aufgelöst und kippen während des Abendessens im Hochstuhl nach vorn.

Etwa 20 Prozent aller Zweijährigen schlafen tagsüber nicht mehr, wobei man davon ausgehen kann, dass deren Eltern heilfroh wären, wenn sie diese kleine Pause im Tagesablauf hätten! Mit drei Jahren schlafen 43 Prozent der Kinder tagsüber nicht mehr. Dieser Anteil steigt bei den Vierjährigen auf 74 Prozent und bei den Fünfjährigen auf 85 Prozent.

Wenn Ihr Kind in der Kita noch schläft, aber zu Hause nicht mehr, ist das ein frühes Anzeichen dafür, dass die Tage des Mittagsschlafs gezählt sind.

Die meisten Kinder lassen sich für diesen letzten Schritt einige Wochen Zeit (in denen sie an einigen Tagen schlafen und an anderen nicht). Irgendwann wird Ihr Kind endgültig zu einer *Ruhezeit* am Nachmittag übergehen.

Wenn Ihr Kind den Mittagsschlaf aufgegeben hat, können Sie damit rechnen, dass ihm abends früher die Puste ausgeht. Stellen Sie sich darauf ein, das Abendessen und das Zubettbringen eine Stunde vorzuziehen.

Mit vier Jahren geht Ihr Kind erstaunlicherweise früher zu Bett als mit 18 Monaten! Das ist nötig, um nach dem Verzicht auf den Mittagsschlaf weiterhin zehn bis zwölf Stunden Schlaf pro Tag zu bekommen. (Wundern Sie sich nicht, wenn Ihr Kind in dieser Übergangsphase morgens etwas früher als gewöhnlich wach wird.)

Häufige Mittagsschlafprobleme und ihre Lösung

Manche Kinder schlafen tagsüber zu wenig, andere zu viel, und manche schlafen zur falschen Zeit. Am problematischsten ist der zu kurze Tagschlaf.

Möglicherweise kämpft Ihr Kind so heftig gegen das Schlafen am Tag an, dass Ihnen sein Zimmer irgendwann wie eine Arena vorkommt. Aus folgenden Gründen wehren sich Kinder gegen den Mittagsschlaf:

- Übermüdung

- Ablenkung und Überreizung (Lärm, Licht, Fernsehen, Herumtoben, Koffein oder bestimmte Medikamente)

Im Folgenden sehen wir uns die einzelnen Probleme – und ihre Lösungen – etwas näher an.

Übermüdet – »Ich kann nicht mehr!«

Ob Ihr kleiner Wirbelwind tagsüber genug schläft, erkennen Sie letztlich daran, wie müde er im Lauf des Tages wird. Schläft er im Auto ein? Nickt er vor der eigentlichen Mittagsschlafzeit ein? Ist er beim Abendessen schlecht gelaunt und hat trübe Augen?

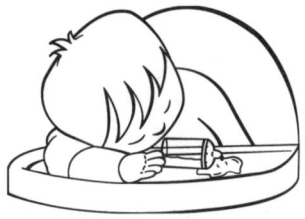

Falls ja, versuchen Sie Ihr Kind 20 Minuten früher zum Mittagsschlaf hinzulegen. Manchen Kindern geht es besser, wenn sie nach zwei oder drei

Stunden Spielen zum Schlafen hingelegt werden – *auch wenn sie noch nicht müde wirken.*

Das lässt sich mit einem Erwachsenen vergleichen, der sich zum Abendessen hinsetzt, bevor ihm ein Hungergefühl bewusst ist, aber in diesem Augenblick feststellt, dass er tatsächlich hungrig ist. Sie können die Bereitschaft Ihres Kindes fördern, tagsüber zu schlafen, indem Sie sein Schlafbedürfnis »voraussehen«.

Überreizt

Manchmal werden selbst passionierte Mittagsschläfer zu sehr von Reizen überflutet, um zu schlafen. Wenn Ihr Nachwuchs gerade mit Papa herumgetobt hat oder über die Muttermilch (oder durch ein Stück Schokolade) eine kleine Dosis Koffein bekommen hat, bemerkt er vielleicht gar nicht, wie erschöpft er ist.

Wie aktivieren Sie bei Ihrem hellwachen kleinen Wirbelwind den Schlafmodus?

Verbringen Sie mehrmals am Tag mit Ihrem Kind einige Zeit mit ruhigen Spielen in seinem Zimmer. (Manche Kinder weigern sich, in ihr Zimmer zu gehen, weil sie wissen, dass das das Ende des Spielens bedeutet.) Dann bringt Ihr Kind sein Zimmer nicht nur mit Schlafen in Verbindung.

Gehen Sie 30 Minuten vor der geplanten Mittagsschlafzeit zu ruhigen Aktivitäten über und spielen Sie im Hintergrund leises weißes Rauschen ab – als unterbewusstes Signal, das auf den bevorstehenden Schlaf hindeutet.

Verdunkeln Sie für den Mittagsschlaf das Zimmer, und setzen

Sie ein intensiveres weißes Rauschen ein. Wenn es in Ihrer Wohnung sehr geräuschvoll zugeht, muss das weiße Rauschen sogar lauter als ein Duschstrahl sein. (Denken Sie daran, dass Ventilatoren, Luftfilter und Meeresrauschen völlig wirkungslos sein können, weil sie nicht intensiv genug sind, um Störgeräusche auszublenden.)

Zu viel Schlaf? Oder zur falschen Zeit?

Zwar klagen die meisten Eltern eher darüber, dass ihre Kinder tagsüber zu wenig schlafen, aber manche Kinder schlafen tatsächlich zu viel – oder zu unpassenden Zeiten, die sich nicht mit dem Tagesablauf ihrer Eltern vereinbaren lassen.

Normalerweise schlafen Kinder tagsüber ein oder zwei Stunden pro Schlafphase. Wenn Ihr Kind länger schläft, aber der Nachtschlaf davon nicht beeinträchtigt wird, kann man Sie nur beglückwünschen! Sie haben einen Volltreffer gelandet! Meistens gehen aber Kinder, die tagsüber viel schlafen, abends später zu Bett oder wachen nachts öfter auf. Dagegen ist nichts einzuwenden, wenn es sich gut in Ihren Tagesablauf einfügt. Doch wenn Sie einen Teil des Tagschlafs gerne in die Nacht verlegen würden, lässt sich das recht einfach erreichen.

Nehmen wir beispielsweise an, dass Ihr Kind tagsüber mehrmals schläft und um 20 Uhr zu Bett geht, dann aber erst um 21.30 Uhr einschläft. Versuchen Sie, seinen Mittagsschlaf um 15 Minuten zu verkürzen (damit es abends müder ist) und sein Zubettgehritual um 21 Uhr zu beginnen. Wenn das gut funktioniert, verkürzen Sie den Mittagsschlaf weiter und ziehen die Schlafenszeit abends um weitere 15 Minuten vor. Damit sollten

Wie das Temperament dem Mittagsschlaf im Weg stehen kann

Ausgeglichene Kinder verkraften normalerweise alles: späten Mittagsschlaf, kurzen Mittagsschlaf, Mittagsschlaf unterwegs. Aber andere Kinder sind nicht so pflegeleicht.

Sensible Kinder brauchen immer dieselben Bedingungen. Sie wehren sich möglicherweise gegen einen Mittagsschlaf zur falschen Zeit, am falschen Ort (bei einem Nachbarn, im Auto) oder mit den falschen Schlafreizen (ohne die gewohnte Bettwäsche, Puppe oder Geräuschkulisse).

Temperamentvolle Kinder wehren sich oft gegen den Mittagsschlaf, weil sie gerade zu viel Spaß haben. Wenn das nach Ihrem Kind klingt, ermöglichen Sie ihm einen allmählichen Übergang vom Spielen zum Nickerchen. Geben Sie ihm eine Vorwarnung: »Mittagsschlaf in drei Minuten!«

sich seine Schlafzeiten in Ihren Tagesablauf einfügen lassen. (Dass Sie seinen Mittagsschlaf zu stark verkürzt haben, erkennen Sie daran, dass Ihr Kind am frühen Abend unruhig wird.)

Die bewährten Schlafreize nicht vergessen!

Was abends funktioniert, funktioniert auch tagsüber. Wenden Sie alle Schlafreize, von denen bereits die Rede war, auch tagsüber an.

Das weiße Rauschen am Abend ist für kleine Kinder eine Art Geräusch-Teddybär. Aber da tagsüber meistens mehr störende Geräusche und Ablenkungen vorhanden sind, muss das weiße

Rauschen für den Mittagsschlaf eine Stufe höher eingestellt werden. Es sollte etwas lauter als nachts sein.

Mit einer Handy-App, einem MP3-Player oder einem tragbaren CD-Player können Sie das beruhigende Geräusch überall mit hin nehmen. Wenn Ihr Kind dieses Geräusch hört, weiß es: »Ah, es ist Schlafenszeit.«

Sie dürfen ruhig kreativ sein. Eine Mutter erzählte mir, dass sie beim Spazierengehen mit dem Kinderwagen eine elektrische Zahnbürste als Schlafreiz verwendete!

Schmusegegenstände (wie Schnuller oder Schmusedecken und Plüschtiere) können für den Mittagsschlaf ebenfalls hilfreich sein. Achten Sie darauf, dass die Stofftiere keine Knopfaugen oder anderen abnehmbaren Kleinteile haben, die verschluckt werden oder in der Nase stecken bleiben könnten.

Und vergessen Sie die anderen Schlafreize nicht: Schlaflieder, zugezogene Vorhänge, ein Tropfen Lavendelöl auf der Matratze oder am Bettrahmen und eine kurze Massage.

Einige zusätzliche Tricks zur Förderung des Mittagsschlafs

Ein weiteres großartiges Mittel zur Förderung des Mittagsschlafs ist *Glitzer interruptus* (siehe Seite 315ff.). (Denken Sie daran, weißes Rauschen einzusetzen und vorher eine Woche lang mehrmals am Tag *Geduldübungen* durchzuführen.)

Praktizieren Sie *Bettgeflüster*, wenn Ihr Kind sich hinlegt. Zählen und besprechen Sie etwaige Handmarkierungen. Rufen Sie einige der schönen Erlebnisse des Tages in Erinnerung. *Loben* Sie Ihr Kind *indirekt*, indem Sie einem seiner Stofftiere zuflüstern, wie gut es eine neue Aufgabe bewältigt hat.

Flechten Sie im Gespräch mit Ihrem Kind oder mit seinen Spielsachen ein Schlaflied oder Schlüsselwörter ein, die es mit Schlafen assoziiert. Sagen Sie beispielsweise: »Komm, wir legen dein Hündchen und Ferkel Ferdinand zum Schlafen hin – sie kuscheln sich so gern zum Schlafen aneinander.«

Und vergessen Sie nicht, dass Ihr Kind beim Hinlegen noch wach sein sollte, damit es seine Fähigkeit zur Selbstberuhigung trainieren kann.

Häufige Fragen zum Mittagsschlaf

1. Mein vier Monate altes Baby schläft tagsüber nie länger als 30 Minuten. Wie kann ich seinen Tagschlaf verlängern?

Ihr neugieriges Baby will wahrscheinlich nichts von den spannenden Aktivitäten in Ihrem Haushalt verpassen! Um es zu längerem Schlaf anzuregen, sollten Sie den Raum kühl halten und Ablenkungen reduzieren (zum Beispiel das Handy ausschalten). Setzen Sie einen Schmusegegenstand und intensives weißes Rauschen (in der Lautstärke eines Duschstrahls) ein. Und wenn Ihr Baby Bewegung liebt und sich durch Rütteln, Wiegen und Herumtanzen beruhigen lässt, versuchen Sie es (gepuckt, angeschnallt und *in vollständiger Liegeposition*) in einer auf höchster Stufe laufenden elektrischen Schaukel schlafen zu lassen. (Auf Seite 104ff. finden Sie Sicherheitshinweise zur Verwendung von Schaukeln.)

Achten Sie auch darauf, dass es keine Stimulanzien (wie Schokolade oder koffeinhaltige Getränke) erhält.

2. Sind kurze, unregelmäßige Nickerchen genauso wertvoll wie regelmäßige Schlafphasen?

Ich gebe zu, dass manchen Kindern ein paar fünfzehnminütige Schläfchen im Auto genügen. Aber vielen Kleinkindern reicht das nicht. Bei diesen Kindern führt kurzer, unregelmäßiger Schlaf zu schlechter Laune.

Durch kurzen, unregelmäßigen Schlaf bekommen Kinder oft nicht den Tiefschlaf, den sie brauchen, um sich ausgeruht und erholt zu fühlen. Diese kurzen Schlafphasen sind mit dem unvollständigen Aufziehen eines Aufziehspielzeugs zu vergleichen. Die Kinder werden dadurch zwar wieder aktiv, aber nach ein paar Minuten ist der Energieschub auch schon wieder vorbei.

Dieses Muster lässt sich meistens leicht durchbrechen. Schieben Sie das erste Nickerchen etwas hinaus (indem Sie den Buggy oder Autositz oder sonstigen Ort, der eine einschläfernde Wirkung auf Ihr Kind hat, meiden). Sorgen Sie dafür, dass Sie zur Mittagsschlafzeit zu Hause sind, damit Ihr Kind ein oder zwei Stunden schlafen kann, wenn es müder wird.

3. Was soll ich tun, wenn mein Baby eine Schlafphase verpasst?

Zunächst einmal brauchen Sie sich keine Sorgen zu machen, wenn das gelegentlich passiert. Kinder verpassen immer mal wieder ihre Schlafzeit. Manchmal ist zu Hause so viel los, dass sie einfach durchmachen. Oder sie fangen an, aus dem Mittagsschlaf »herauszuwachsen« und ihn jeden zweiten Tag auszulassen.

Wenn Ihr Kind seinen Mittagsschlaf verpasst, müssen Sie eine Ermessensentscheidung treffen. Generell ist es am besten, wenn Sie die nächste Schlafphase abwarten, sie aber 30 bis 60 Minuten vorziehen. Doch wenn Ihr Kind so müde ist, dass es unruhig wird oder sich weh tut, ist es Zeit für einen ausgiebigen Schlaf. In diesem Fall ist es sinnvoll, früh zu Abend zu essen und an diesem Abend die Schlafenszeit vorzuziehen.

4. Ist es in Ordnung, wenn mein Kind im Laufstall schläft?

Natürlich. Sie sollten den Laufstall dann allerdings nicht für »disziplinarische« Zwecke verwenden, da ihn Ihr Kind sonst nicht mehr als wertvollen Rückzugsort, sondern als Gefängnis ansieht.

5. Mein 15 Monate alter Sohn wehrt sich heftig gegen den Mittagsschlaf. Soll ich ihn hinlegen und sich in den Schlaf weinen lassen?

Das Schreienlassen ist tagsüber schwer anzuwenden, da wirklich hartnäckige Kinder 30 bis 60 Minuten durchhalten können. Am Ende ist die vorgesehene Schlafzeit vorbei, alle sind schlechter Laune, und der Rest des Tages leidet auch darunter.

Wenn Sie das Schreienlassen abends anwenden, würde ich es tagsüber vermeiden. Sobald Ihr Kind den Nachtschlaf im Griff hat, wird sich der Tagschlaf wahrscheinlich von allein regeln. Falls nicht, empfehle ich die Methode *Glitzer interruptus* (siehe Seite 315ff.). Sie ist für alle Beteiligten angenehmer.

6. Muss die Wohnung zur Mittagsschlafzeit völlig still sein?

Manche Eltern gehen zwar während des Mittagsschlafs ihres Kindes auf Zehenspitzen durchs Haus und fürchten, dass jedes Kichern oder Niesen ihren Nachwuchs aufwecken könnte. Tatsächlich finden Babys und Kleinkinder normale Geräusche in der Wohnung beruhigend.

Doch stellen Sie Ihr Handy auf lautlos, da ein schrilles Geräusch wie ein klingelndes Telefon ein schlafendes Kind aufschrecken lassen kann. Behalten Sie auch das weiße Rauschen bei, da es Ihrem Kind helfen kann, nach dem Klingeln an der Haustür oder dem Hundegebell vor dem Fenster wieder einzuschlafen.

Denken Sie lieber an das Licht, statt sich wegen Geräuschen zu sorgen. Normalerweise muss das Zimmer nicht vollkommen abgedunkelt sein. Aber manche Kinder sind sehr lichtempfindlich und können schlecht einschlafen, wenn Licht durch die Vorhänge hereinfällt. Wenn Sie glauben, dass das bei Ihrem Kind der Fall ist, kaufen Sie schwere Übergardinen, die fast kein Licht durchlassen – oder decken Sie das Fenster mit einem großen Stück Pappe oder einer schwarz bemalten Plexiglasscheibe ab.

7. Mir fällt es schwer, mein Kind ins Bett zu legen, wenn es hellwach und mitten im Spielen ist. Ist es in Ordnung, den Mittagsschlaf hinauszuzögern, bis es müde ist?

Davon war schon im Zusammenhang mit dem Nachtschlaf die Rede. Für den Mittagsschlaf gilt dasselbe: Warten Sie nicht, bis Ihr Kind »müde aussieht«. Es wird länger schlafen und zufriedener sein, wenn es im Bett liegt, *bevor* es übermüdet ist. Wenn Sie Ihr Kind gähnen und sich die Augen reiben sehen, haben Sie den richtigen Zeitpunkt schon fast verpasst.

8. Kann das Auslassen des Mittagsschlafs meinem 18 Monate alten Kind helfen, nachts besser zu schlafen?

Um genau zu wissen, wie sich das Auslassen des Mittagsschlafs auf Ihr Kind auswirkt, sollten Sie darauf achten, was passiert, wenn es das nächste Mal einen ganzen Tag ohne Schlaf durchsteht. Höchstwahrscheinlich wird es beim Abendessen unruhig und zur Schlafenszeit weinerlich und gereizt sein.

Man nennt das den »Vulkaneffekt«, weil sich der Stress Ihres Kindes immer weiter aufbaut, bis es am Ende in die Luft geht. Das ist nicht angenehm, und es zeigt, weshalb die Stress abbauenden Nickerchen so wichtig sind.

Bewährte Schlaftipps für glückliche Kleinkinder

- In den ersten vier Monaten profitieren Babys bei allen Schlafphasen vom Pucken und weißen Rauschen. Manche bewegungsliebenden Babys müssen sogar (in Absprache mit dem Kinderarzt) in der elektrischen Schaukel schlafen.

- Legen Sie Ihr Kind immer hin, während es noch wach ist, um seine Fähigkeit zur Selbstberuhigung zu fördern. Wenn es in Ihren Armen eingeschlafen ist, rütteln sie es beim Hinlegen kurz wach *(Weck-Schlaf-Technik)*.

- Da die häusliche Geräuschkulisse tagsüber meistens lauter als nachts ist, braucht Ihr Baby wahrscheinlich ein intensiveres weißes Rauschen (in der Lautstärke eines Duschstrahls, rau wie ein Föhn) als nachts.

- Weißes Rauschen wirkt sich im gesamten Kleinkindalter (auch in der Tagesstätte) schlaffördernd aus.

- Wenn sich Ihr Kind gegen den Mittagsschlaf wehrt, können Sie seine Kooperationsbereitschaft durch weißes Rauschen, Geduldübungen und *Glitzer interruptus* fördern.

Warnsignale und Ausnahmesituationen

Jeder schwierige Augenblick birgt das Potenzial in sich, mir die Augen und das Herz zu öffnen.

Myla Kabat-Zinn

Wichtige Punkte:

- Gesundheitliche Probleme – vom Asthma bis hin zu Krampfanfällen – können Ihr Kind wach halten. Glücklicherweise können Sie Maßnahmen ergreifen, um zu verhindern, dass diese Schlafräuber Ihre Nacht ruinieren.

- Schnarchen klingt bei Kindern vielleicht süß, aber es ist oft ein Zeichen für eine schlafbezogene Atemstörung (SBAS) – ein häufiges, manchmal ernstes, aber behandelbares Problem.

- Ausnahmesituationen, wie Urlaubsreisen, können den Schlaf Ihres Kindes beeinträchtigen, aber es gibt einige gute Möglichkeiten, um es wieder auf Kurs zu bringen.

- Medikamente sind bei der Lösung von Schlafproblemen die letzte Zuflucht. Falls Ihr Arzt sie empfiehlt, fragen Sie ihn, ob Sie Ihrem Kind stattdessen Melatonin verabreichen können.

- Es gibt viele Möglichkeiten, ihre Schlaflosigkeit zu kurieren, damit sie den Übergang vom Schafezählen zum seligen Schlummer schaffen.

Wenn das Unvorhergesehene passiert

In den Monaten vor der Geburt unserer Kinder träumen wir vom Elternglück: Wir stellen uns vor, wie wir ein süßes Baby im Arm wiegen, mit einem Kleinkind herumtoben oder Fingerfarbenbilder an den Kühlschrank heften.

Aber dann entdecken wir bald, dass mit diesen Freuden gewisse Herausforderungen Hand in Hand gehen. Und wenn unsere kleinen Kinder uns am meisten brauchen, lernen wir, wie stark wir sind.

Aber damit wir unser Bestes geben können, müssen unsere Kinder schlafen – damit wir ebenfalls Schlaf finden.

In diesem Kapitel befasse ich mich mit gesundheitlichen Problemen, die den Schlaf beeinträchtigen – von Erkrankungen auf Urlaubsreisen bis hin zu Asthma und Schnarchen. Außerdem erläutere ich Möglichkeiten zur Reduzierung der Schlafprobleme bei Autismus und Aufmerksamkeitsdefizit-/Hyperaktivitätssyndrom (ADHS) sowie zur Überwindung Ihrer eigenen Schlaflosigkeit.

Alarmsignale – gesundheitliche Probleme

In vorherigen Kapiteln war bereits von Erkältungen, der Grippe und einigen anderen verbreiteten Schlafräubern die Rede. Jetzt wollen wir uns mit einigen weiteren gesundheitlichen Problemen befassen, die den Schlaf beeinträchtigen (und Sie in manchen Fällen zu Tode erschrecken) können. Glücklicherweise sind alle diese Erkrankungen behandelbar.

Allergien, Asthma und Säurereflux

Husten verschlimmert sich oft nach dem Zubettgehen. Nachts verursacht Krupp Hustenkrämpfe. Erkältungen, Nebenhöhlenentzündungen und Allergien lassen den Schleim in den Rachen fließen und lösen einen feuchten, schleimigen Husten aus. Nächtlicher Husten (entweder trocken und keuchend oder feucht und tief in der Brust sitzend) kann auch ein Zeichen von Asthma oder einer Reizung durch Säurereflux sein. Sehen wir uns die einzelnen Probleme im Detail an.

Allergien, Erkältungen und Nebenhöhlenentzündungen

Alle Kinder bekommen Schnupfen, 40 Prozent leiden unter Allergien und viele gelegentlich unter Nebenhöhlenentzündungen. Ich fasse alle diese Erkrankungen zusammen, weil sie eines gemeinsam haben: Sie verursachen einen feuchten nächtlichen Husten aufgrund von Schleim, der in den Rachen fließt.

Erkältungen mit klarem Sekret kann sich Ihr Kind im Kleinkindalter alle zwei Monate zuziehen. (Strategien zum Umgang mit Erkältungen finden Sie auf Seite 139ff.) Nebenhöhlenentzündungen verursachen dunkle Ringe unter den Augen, grünes oder gelbes Nasensekret, Fieber und Schlappheit. Hier ist auf jeden Fall ärztlicher Rat einzuholen.

Auch Allergien lösen klaren Sekretfluss aus (manchmal mit Niesen, Husten und Juckreiz in der Nase), aber sie dauern an und erfordern eine ärztliche Diagnose und Behandlung. Wenn der nächtliche Husten Ihres Kindes über Wochen anhält, kann es sich um eine Allergie handeln.

Manche Kinder sind zwar gegen bestimmte Nahrungsmittel (wie Milchprodukte oder Weizen) allergisch, aber am häufigsten treten Allergien gegen in der Luft vorhandene Stoffe auf. Die Hauptschuldigen:

- Staub (in Matratzen, Decken, Kissen oder Teppichen)

- Schimmel in den Wänden oder Schränken

- Rauch von Zigaretten, Kaminen, Kerzen oder Holzöfen

- Dämpfe aus frischer Farbe, neuen Teppichen, Luftverbesserern oder Möbeln aus Spanplatten

- Pollen

Wenn Sie den Kinderarzt fragen, empfiehlt er möglicherweise folgende erste Maßnahmen:

- **Luft reinigen.** Belüften Sie den Raum ausreichend. Waschen Sie den Teppich, entfernen oder waschen Sie Stofftiere, ersetzen Sie Federkissen und Decken durch Bettzeug aus allergikergeeigneten Materialien und besorgen Sie sich milbendichte Überzüge für Matratze und Kissen Ihres Kindes. Fragen Sie den Kinderarzt nach der Möglichkeit, einen HEPA-Filter (High Efficiency Particulate Airfilter) oder einen Entfeuchter zu verwenden. (Viele Krankenkassen übernehmen die Kosten für die Anschaffung dieser Gerätschaften, wenn ein ärztliches Rezept vorliegt.)

- **Auf das Rauchen verzichten.** Rauchen hat eine sehr schädliche Wirkung auf alle Familienmitglieder. Es kann die verschiedensten Gesundheitsprobleme, von Erkältungen über Nebenhöhlenentzündungen bis hin zu Emphysemen und Krebs, auslösen! Auch wenn Ihr Kind nicht zu Hause ist, sollte nicht geraucht werden. Rauch hängt noch nach Stunden in den Vorhängen und Wänden.

- **Sekretfluss stoppen.** Wie bereits erwähnt, kann Sekret aus einer entzündeten Nase in den Rachen fließen und Husten oder Keuchen auslösen. Fragen Sie den Arzt nach Möglichkeiten, einen allergischen Sekretfluss zu stoppen. Dazu gehören orale Antihistaminika, rezeptpflichtige Nasensprays (Steroide, abschwellende Mittel oder Mastzellenstabilisatoren), Veränderungen der Umgebung, Ausschlussdiäten und Desensibilisierung.

Asthma – der nächtliche Husten, der sich deutlich verschlimmern kann

Winzige Muskelstränge öffnen und schließen die Atemwege in der Brust. Bei Asthma spannen sich diese Muskeln zu stark an – entweder alle auf einmal (beim Asthmaanfall) oder nacheinander.

Wenn die Blockade weniger als 50 Prozent beträgt, treten normalerweise keinerlei Symptome auf. Eine Blockade von mehr als 50 Prozent führt zu trockenem nächtlichem Husten. Falls die Atemwege sich noch mehr verengen, spüren die Kinder ein Engegefühl in der Brust, entwickeln einen feuchten Husten und erzeugen – besonders beim Ausatmen – ein hohes, keuchendes Geräusch.

Während eines Asthmaanfalls wird jeder Atemzug länger und mühsamer. Möglicherweise bläht Ihr Kind die Nasenlöcher auf und saugt die Luft so stark an, dass die kleine Vertiefung zwischen den Schlüsselbeinen bei jedem Atemzug sichtbar nach innen gezogen wird.

> ***Eingeatmete Gegenstände:*** **nächtlicher Husten, der eine soffortige operative Behandlung erforderlich macht**
> Wenn der Husten Ihres Kindes plötzlich auftritt und trotz aller Bemühungen nicht besser wird, lassen Sie vom Kinderarzt abklären, ob ein Fremdkörper wie eine Nuss, ein Plastikteil oder ein Steinchen die Ursache sein kann.

Asthma tritt häufiger nachts auf, besonders wenn das Kinderzimmer sehr staubig ist oder das Bettzeug Allergene wie Federn oder unsichtbare Hausstaubmilben enthält.

Ich versuche Erkrankungen nach Möglichkeit ohne Medikamente zu behandeln, aber bei Verdacht auf Asthma zögere ich nicht, Medikamente einzusetzen. Ich unterbinde die Sache in einem frühen Stadium (beim ersten Auftreten von Husten), statt zu warten, bis die Lunge eines Kindes so eng wird, dass es keucht.

Obwohl verstärkte Unruhe eine mögliche Nebenwirkung von Asthmamedikamenten ist, fördern sie am Ende meistens den Schlaf, weil sie die Hustenkrämpfe und die durch die erschwerte Atmung verursachten Angstgefühle reduzieren.

Brennender Nachthusten wegen Säurereflux

Vom Säurereflux (auch gastroösophageale Refluxkrankheit genannt) war bereits die Rede. Hier nochmals ein kurzer Überblick.

Bei den meisten Babys kommt es zu ein wenig Säurereflux; wir sprechen dann von »Spucken«. Dieses Symptom erreicht seinen Höhepunkt mit vier Monaten und tritt mit einem Jahr meistens nicht mehr auf. Es verursacht zwar keine starken Schmerzen oder Schreianfälle, kann aber Atemprobleme wie Nachthusten, Heiserkeit und Keuchen auslösen. Das ist der Fall, wenn die Magensäfte in den Rachen aufsteigen, in die Lunge gelangen und alles reizen, womit sie in Berührung kommen.

Wenn Ihr Kind unter ständigem Husten leidet, fragen Sie Ihren Arzt, ob Säurereflux die Ursache sein könnte. Das Problem lässt sich wahrscheinlich beheben, indem Sie der Flaschennahrung Ihres Kindes etwas Reis zusetzen, seine Schlafposition verändern, Kuhmilchprodukte meiden oder ein Medikament geben.

Schlafbezogene Atemstörungen: Kinder, die schnarchen und nach Luft ringen

Carolins dreijähriger Sohn Timmy bekam kurz nach dem Eintritt in den Kindergarten eine Erkältung nach der anderen. Er wurde zudem immer unruhiger, extrem wählerisch beim Essen und sehr widerspenstig – im Kindergarten gab es jeden Morgen heftige Auseinandersetzungen. Carolin beschloss, Timmy ärztlich untersuchen zu lassen.

Die Kinderärztin fragte unter anderem, ob Timmy schnarche. »Wie ein Seemann«, lachte Carolin. Darauf wollte die Ärztin wissen, ob er morgens mit Speichelflecken auf dem Kissen und dunklen Ringen unter den Augen aufwache. »Jeden Morgen«, antwortete Carolin überrascht.

Als die Kinderärztin Timmy in den Mund schaute, sah sie, dass er sehr große Mandeln hatte. »Kein Wunder, dass er Probleme hat!«, meinte sie, »wahrscheinlich ringt er die ganze Nacht nach Atem.«

Die Ärztin stellte die Diagnose »Schlafapnoe«. Carolin war erleichtert, dass Timmys Problem eine so klare und behebbare Ursache hatte.

»Es ist wie ein Wunder«, berichtete sie eine Woche nach der Mandeloperation. »Timmy isst großartig, nimmt zu und schläft hervorragend.«

Ein Kind mit schlafbezogenen Atemstörungen ringt die ganze Nacht nach Luft. In der Rückenlage verschlimmert sich das Symptom (weil sich die Kehle durch die Wirkung der Schwerkraft noch weiter verengt), und die betroffenen Kinder legen häufig den Kopf in den Nacken, um möglichst viel Luft zu bekommen.

Schlafbezogene Atemstörungen können im Alter von zwei Jahren einsetzen (wenn die Gaumen- und Rachenmandeln rasch wachsen) und sich bis ins Teenager- und Erwachsenenalter hinziehen.

Bei etwa sieben bis zwölf Prozent der Kleinkinder tritt (mehr als dreimal pro Woche) primäres Schnarchen aufgrund einer leichten Verengung der oberen Atemwege ein. Doch bei ein bis drei Prozent der Kinder entwickelt sich eine gravierende Verengung (90 bis 100 Prozent), sodass eine Apnoe vorliegt.

Die obstruktive Schlafapnoe ist eine schlafbezogene Atemstörung, die so schlimm wird, dass sich die Kehle vollständig verschließt und der Betroffene länger als zehn Sekunden nicht atmet. Das kann beängstigend sein, aber es besteht kein Grund zur Panik! Wenn die Atmung Ihres Kindes zu lange ausgesetzt hat, wacht es auf und beginnt wieder zu atmen.

Kinder mit schlafbezogenen Atemstörungen wachen jede Nacht Dutzende oder gar Hunderte Male schnaubend oder nach Luft ringend auf! Kein Wunder, dass betroffene Kinder den ganzen Tag über gähnen und reizbar, widerspenstig, hyperaktiv, ver-

Wozu dienen Gaumen- und Rachenmandeln?

Gaumenmandeln und Rachenmandeln (umgangssprachlich Polypen) sind spezielle Lymphdrüsen, die als unsere persönliche Eingreiftruppe zum Schutz der inneren Sicherheit fungieren. Sie geben ständig Antikörper ab und schicken weiße Blutkörperchen auf die Jagd nach Viren und Keimen, bevor diese tiefer in den Körper eindringen können. (In der Abbildung sind sie schwarz dargestellt.)

Diese großen Klumpen verursachen tagsüber normalerweise keine Probleme. Aber wenn sich im Schlaf die Rachenmuskeln entspannen, können große Gaumen- und Rachenmandeln eine deutliche Verengung des Atemkanals verursachen. Das führt dazu, dass die Kehle bei jedem Atemzug zusammenfällt – wie eine Papiertüte, die sich verengt, wenn man die Luft heraussaugt.

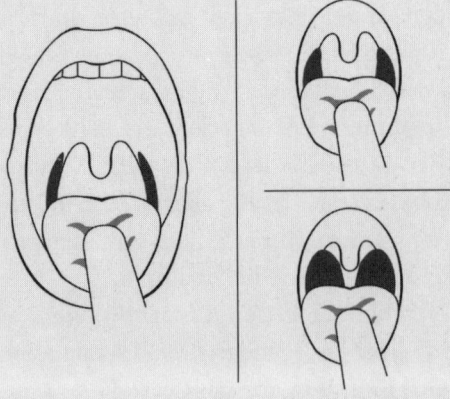

gesslich sowie unfallgefährdet sind. Schlafbezogene Atemstörungen schwächen zudem das Immunsystem, behindern das Lernen, können zu hohem Blutdruck führen und das Herz belasten.

Wenn Sie vermuten, dass Ihr Kind unter schlafbezogenen Atemstörungen leidet, sprechen Sie mit dem Arzt darüber, ob bei Ihrem Kind folgende Symptome auftreten:

- Es schläft mit offenem Mund.

- Es schnarcht oder wacht mit lautem Schnauben auf.

- Es hat eine nasale, belegte Stimme.

- Es sabbert auf das Kopfkissen.

- Es atmet durch den Mund statt durch die Nase.

- Es hat morgens Kopfschmerzen.

- Es klagt darüber, dass heruntergeschluckte Speisen im Hals »kratzen«.

- Es ist tagsüber sehr müde.

Einige Tipps für Kinder mit schlafbezogenen Atemstörungen

Wenn Ihr Kind schnarcht oder andere Symptome schlafbezogener Atemstörungen zeigt, kann es hilfreich sein, Maßnahmen zu ergreifen, durch die sein Rachen etwas weiter wird. Versuchen Sie es mit folgenden Schritten, während Sie auf die Ergebnisse der ärztlichen Untersuchung warten:

- Erhöhen Sie das Kopfende der Matratze, indem Sie ein gefaltetes Handtuch oder eine Decke unterlegen.

Übergewicht und schlafbezogene Atemstörungen – ein Teufelskreis

Viele Kinder, die unter schlafbezogenen Atemstörungen leiden, sind sehr dünn, weil sie einfach keinen Appetit haben. Andere Kinder mit diesem Problem sind dagegen deutlich übergewichtig.

Es ist offenkundig, dass bei diesen übergewichtigen Kindern Fettschichten direkt unter der Haut vorhanden sind. Was wir aber nicht sehen können, sind dünne Fettschichten unter den Schleimhäuten in Nase und Rachen. Dieses Fett kann die Atemwege verengen, wodurch das Atmen in der Rückenlage erschwert wird.

Diese Verengung (die noch zu der Beeinträchtigung durch große Gaumen- und Rachenmandeln hinzukommt) kann verhindern, dass die Kinder erholsamen Schlaf bekommen. Und das ist ein großes Problem, weil schlechter Schlaf aus folgenden Gründen zu weiterer Gewichtszunahme führen kann:

- Die betroffenen Kinder treiben weniger Sport (weil sie müde sind).

- Sie essen mehr (weil Müdigkeit ein Verlangen nach Fetten und Zucker weckt und die Impulskontrolle schwächt).

- Sie entwickeln eine Insulinresistenz, was zu weiterer Gewichtszunahme führt und das Risiko einer Diabeteserkrankung erhöht.

- Erhöhen Sie die Luftfeuchtigkeit mithilfe eines Kaltluftbefeuchters. (Reinigen Sie ihn regelmäßig, damit sich kein Schimmel darin bildet.)

- Bieten Sie Ihrem Kind zwei Wochen lang keine Milchprodukte an (Milch, Käse und so weiter).

- Lassen Sie Ihr Kind auf Allergien testen. (Falls sich der Verdacht bestätigt, führen Sie die auf Seite 391f. beschriebenen Schritte aus.)

- Fragen Sie den Arzt nach Medikamenten, die zum Abschwellen der Mandeln führen (wie beispielsweise oral einzunehmenden oder zu inhalierenden Kortikosteroiden oder Leukotrienhemmern).

- Halten Sie Haustiere vom Kinderzimmer fern.

Wenn nach einer Woche keine Besserung in Bezug auf das Schnarchen und andere Schlafprobleme eintritt, empfiehlt Ihr Arzt möglicherweise eine operative Entfernung der Gaumen- und/oder Rachenmandeln (siehe Kasten Seite 396).

Nächtliche Krampfanfälle

Ein Krampfanfall ereignet sich, wenn im Gehirn eine Art Kurzschluss auftritt. Dies kann zu unkontrollierten Zuckungen, der Unfähigkeit zu kommunizieren und Einnässen führen.

Krampfanfälle finden oft nachts statt. Das Gehirn ist bei großer Müdigkeit sowie beim Übergang in den Schlaf oder aus dem Schlaf anfälliger für diese elektrischen Störungen.

Das Comeback der Mandeloperationen

Wenn bei Ihrem Kind schlafbezogene Atemstörungen vorliegen und die konservative Behandlung keinen Erfolg zeigt, empfiehlt der Kinderarzt möglicherweise eine Operation, bei der die Gaumen- und Rachenmandeln entfernt werden (Tonsillektomie).

In den 1970er-Jahren ging die Zahl dieser Operationen stark zurück, aber in dem Jahrzehnt vor der Jahrtausendwende wurde den Ärzten klar, dass die Operation bei Kindern mit Atemproblemen eine große Hilfe ist.

Derzeit ist die Mandelentfernung der zweithäufigste operative Eingriff bei Kindern. Glücklicherweise lassen sich damit in 70 bis 90 Prozent der unkomplizierten Fälle die Symptome der schlafbezogenen Atemstörungen beheben.

Einen Warnhinweis möchte ich allerdings geben: Wenn Ihr Kind übergewichtig oder älter als sieben Jahre ist, sollten Sie eine zweite ärztliche Meinung einholen, bevor Sie einer Mandeloperation zustimmen. Bei Kindern, die zu dieser Kategorie gehören, ist der Eingriff oft nicht so erfolgreich. Bei 50 Prozent der übergewichtigen Kinder treten nach einer Mandeloperation immer noch Symptome auf.

Das Verhalten bei Nachtangst (Schreien und fehlende Reaktionen) kann leicht mit einem Krampfanfall verwechselt werden. Aber obwohl die Nachtangst für Eltern beängstigend ist, fehlen bei ihr die typischen Anfallssymptome: Speichelfluss, Zucken der Gliedmaßen, Beißen auf die Zunge und Inkontinenz.

Nächtliche Krampfanfälle können durch einen plötzlichen Fieberschub verursacht werden, was aber leicht zu erkennen ist, weil das Kind in diesem Fall eine rote Gesichtsfarbe hat und sich heiß anfühlt.

Doch wenn es keinen offenkundigen Grund dafür gibt, kann es sich auch um eine *gutartige Rolando-Epilepsie* (auch *gutartige fokale Epilepsie im Kindesalter* genannt) handeln. Dieses Problem kann schon im Alter von drei Jahren auftreten, setzt aber meist erst mit fünf Jahren ein. Da sich die Anfälle im Schlaf ereignen, werden sie oft lange nicht bemerkt. Aber sobald der Verdacht besteht, berichten Eltern oft, dass ihre Kinder weniger schlafen, tagsüber erschöpft sind und seit Wochen oder Monaten unter Nachtangst leiden oder schlafwandeln. Glücklicherweise verursachen die Krampfanfälle keinerlei ernste gesundheitliche Probleme und klingen spätestens im Teenageralter ab.

Die Diagnose von Krampfanfällen erfordert eine vollständige medizinische Untersuchung, einschließlich Schlaf-EEG (Elektroenzephalogramm) zur Aufzeichnung der elektrischen Aktivitäten im Gehirn (wobei das EEG in manchen Fällen normal ausfällt). Viele Kinder benötigen keine Behandlung, während bei anderen die Gabe krampflösender Mittel angezeigt ist.

Autismus und andere Entwicklungsprobleme

In den USA wird jährlich bei etwa einem Prozent aller Neugeborenen die Diagnose Autismus gestellt. Vom Autismus betroffene Kinder haben häufig Schlafprobleme.

Interessanterweise setzen diese Kinder oft instinktiv einige der »5 S« zur Selbstberuhigung ein! Sie summen, drehen sich um die eigene Achse und führen wiederkehrende Bewegungen aus. Viele Lehrer und Eltern stellen fest, dass sich die betroffenen Kinder mit Wiegen, weißem Rauschen und schweren Bettdecken schneller beruhigen.

Wenn bei Ihrem Kind eine Störung aus dem autistischen Spektrum mit Schlafstörungen vorliegt, wird es Sie vielleicht überraschen, zu erfahren, dass laut wissenschaftlichen Studien autistische Kinder – im Durchschnitt – nur geringfügig weniger schlafen als sich normal entwickelnde Kinder. Andererseits kann die Betreuung dieser Kinder derart anstrengend sein, dass selbst normale Schlafstörungen schwer zu handhaben sind.

Wenn Ihr Kind autistisch ist und unter Schlafstörungen leidet, können Sie die folgenden Tipps ausprobieren:

Günstige Voraussetzungen schaffen: Schränken Sie die Aufnahme ungesunder Nahrungsmittel ein (Süßigkeiten, Chips, Gebratenes, gesüßte Frühstücksflocken und süße Getränke – einschließlich unverdünntem Apfelsaft – sowie koffeinhaltige Nahrungsmittel und Getränke, einschließlich Schokolade, Tee und Nahrungsergänzungsmitteln). Fragen Sie den Kinderarzt nach den möglichen Vorteilen einer gluten- und milcheiweißfreien Ernährung. (Manche Eltern Kinder haben festgestellt, dass diese Ernährungsform bei ihren autistischen Kindern wahre Wunder wirkt.) Achten Sie auch darauf, dass Ihr Kind viel Sonne, frische Luft und Bewegung bekommt.

Abends können Sie alle bekannten Tricks anwenden. Dämpfen Sie eine Stunde vor der Schlafenszeit das Licht, schalten Sie den Fernseher aus, beenden Sie das Herumtoben und spielen Sie im Hintergrund leises weißes Rauschen ab. Da Kinder mit Störungen aus dem autistischen Spektrum meist keine Veränderungen mögen, ist es wichtig, ein einmal festgelegtes Zubettgehritual präzise einzuhalten.

Gute Schlafgewohnheiten. Wenn die nächtlichen Schreie Ihres Kindes die Familie (oder sogar die Nachbarn) stören, sind Sie vielleicht versucht, bei ihm zu schlafen, um es zu beruhigen. Aber wenn es Ihnen gelingt, Ihr Kind wach hinzulegen, lernt es eher, sich selbst zu beruhigen und aus eigener Kraft wieder einzuschlafen, wenn es nachts aufwacht.

Erhöhen Sie Ihre Erfolgschancen durch das Abspielen einer CD oder App mit intensivem weißem Rauschen.

Wenn Sie bislang kein weißes Rauschen eingesetzt haben, führen Sie es nach und nach ein. Spielen Sie es anfangs am Abend leise im Hintergrund ab (manche Kinder profitieren auch tagsüber davon). Setzen Sie es dann die ganze Nacht hindurch bei geringer Lautstärke ein. Erhöhen Sie im Lauf von drei oder vier Nächten allmählich die Lautstärke, bis jene eines Duschstrahls erreicht ist.

Viele Eltern stellen fest, das die auf den Seiten 265–270 beschriebenen, auf die *rechte Gehirnhälfte* abzielenden Tipps für die Kommunikation mit Kleinkindern (wie *Kleinkindsprache, indirektes Lob, Zauberatem* und *Geduldübungen*) bei Kindern mit die *linke Gehirnhälfte* betreffenden verbalen Entwicklungsstörungen (wie Autismus) während der gesamten Kindheit (und darüber hinaus) besonders hilfreich sind.

Hier noch einige weitere beruhigende Schlafrituale:

- Ziehen Sie Ihrem Kind ein schweres Oberteil an oder decken Sie es mit einer schweren Decke zu.

- Wickeln Sie seinen Oberkörper stramm ein.

- Streichen Sie sanft mit einer Haarbürste oder einem Rückenkratzer über die Haut Ihres Kindes.

- Verwenden Sie ein seidiges Tuch als Schmusegegenstand.

- Versprühen Sie ein wenig Wasser mit Lavendelöl als Signal dafür, dass es Schlafenszeit ist.

- Dämpfen oder verdecken Sie alle Lichter (einschließlich Fernseher, Uhren, unter der Tür durchschimmernder Flurbeleuchtung und Straßenlampen). Allerdings kann ein Nachtlicht die Ängste Ihres Kindes verringern.

Stark entwicklungsverzögerte Kinder benötigen eventuell ein speziell ausgestattetes Bett (mit Sicherheitsnetz und höheren Seitenteilen) oder Alarmsysteme an der Tür, um zu verhindern, dass sie ihr Zimmer verlassen und die ganze Familie am Schlafen hindern.

Und schließlich kann Ihr Arzt die Gabe von Magnesium, Melatonin oder eines Schlafmittels empfehlen.

ADHS – Hyperaktivität erschwert das Schlafen

Das Aufmerksamkeitsdefizit-/Hyperaktivitätssyndrom (ADHS) ist eine neurologische Entwicklungsstörung, die etwa fünf Prozent der Kinder (und Erwachsenen) betrifft.

Kinder mit ADHS sind oft hyperaktiv, vergesslich, impulsiv und leicht ablenkbar. (Diese Verhaltensweisen können bei jedem Kleinkind auftreten, weshalb Ärzte mit dieser Diagnose bei Kindern unter fünf Jahren *sehr zurückhaltend* sind.)

Wenig Schlaf und Hyperaktivität befeuern sich gegenseitig.

**Der Zusammenhang zwischen ADHS und
schlechtem Schlaf**

Kinder mit ADHS haben häufig Schlafprobleme. Aber kann
schlechter Schlaf auch Hyperaktivität auslösen?

Eine Studie mit fast 7000 Teilnehmern ergab, dass Kinder
im Kindergartenalter, die weniger schliefen, von ihren Eltern
als hyperaktiver und weniger aufmerksam eingestuft wurden.

Die Studienleiterin stellte die These auf, dass schlechter
Schlaf bei manchen Kindern in der Folge zu impulsiverem
Verhalten und Aufmerksamkeitsstörungen führen kann.

Die Vermutung, dass schlechter Schlaf in früher Kindheit
später in ADHS resultieren kann, wird von einer kanadischen
Studie untermauert. Wissenschaftler, die mehr als 1000 Kinder im Alter zwischen zwei und sechs Jahren untersuchten,
stellten fest, dass Kleinkinder, die weniger als zehn Stunden
pro Nacht schliefen, mit doppelt so hoher Wahrscheinlichkeit im Vorschulalter hyperaktiv wurden!

Kinder mit ADHS werden oft besonders widerspenstig, launisch
und aufgedreht, wenn sie müde sind. Leider führt das meistens
zu weniger Schlaf und gesteigerter Hyperaktivität am nächsten
Tag. So entsteht ein Teufelskreis.

Schlafprobleme sind bei Kindern mit ADHS sehr verbreitet.
Sie können durch ADHS selbst oder durch begleitende Probleme
wie Ängste verursacht sein.

Außerdem können Medikamente, die bei ADHS verabreicht
werden, bei Kindern Schlafprobleme auslösen. (Viele ADHS-Me-

dikamente enthalten Stimulanzien, die chemisch mit Ampheta-
minen verwandt sind.)

Wenn bei Ihrem Kind die Diagnose ADHS gestellt wurde, können Sie Folgendes tun, um seinen Schlaf zu verbessern:

- Sorgen Sie dafür, dass Ihr Kind jeden Tag genügend Bewegung
  an der frischen Luft hat.

- Bieten Sie ihm gesunde, ballaststoffreiche Mahlzeiten an, die
  Protein und Gemüse enthalten.

- Vermeiden Sie Nahrungsmittel mit künstlichen Farb- und Ge-
  schmackszutaten.

- Vermeiden Sie gesüßte Frühstücksflocken und Getränke, einschließlich unverdünnten Fruchtsafts. Bieten Sie Ihrem Kind
  stattdessen Pfefferminz- oder Kamillentee an. (Interessanterweise wurden koffeinhaltige Getränke jahrzehntelang zur Reduzierung des hyperaktiven und impulsiven Verhaltens bei
  ADHS eingesetzt.)

- Halten Sie einen festen Zeitplan für den Tagschlaf ein.

- Praktizieren Sie täglich *Zauberatem* und *Geduldübungen*.

- Etablieren Sie feste, zuverlässige Rituale für die Zeit vor dem
  Schlafengehen: ruhiges Spiel, Lesen, Massage, weißes Rauschen und gedämpftes Licht. (Schalten Sie Fernseher, Computer und Videospiele aus.)

- Dulden Sie kein Fernsehgerät im Kinderzimmer.

- Vermeiden Sie vor dem Schlafengehen Herumtoben, Familienstreitigkeiten und laute oder beängstigende Fernsehsendungen.

- Bringen Sie Ihr Kind zu Bett, *bevor* es übermüdet ist.

- Fragen Sie den Kinderarzt nach den Nebenwirkungen von Medikamenten, und finden Sie heraus, ob die von Ihnen praktizierte Anwendungsweise Schlafprobleme reduziert. (Fragen Sie auch nach der Möglichkeit, Melatonin zur Schlafförderung einzusetzen.)

- Behandeln Sie Allergien, Schnarchen und andere Schlafkiller.

Brauchen Kinder Schlafmittel?

In früheren Zeiten gaben Eltern kleinen Kindern oft »irgendetwas« zur Schlafförderung – von ein paar Tropfen Opium bis zu einem Tropfen Brandy. Heutzutage fragen Eltern eher den Arzt nach einem Rezept.

Aber wenn es um Medikamente für kleine Kinder geht, gilt die Faustregel: Je weniger, desto besser. Das betrifft vor allem Schlafmittel. Sie können zu stark sein – oder die gegenteilige Wirkung haben und Kinder erst hyperaktiv machen!

Ein Mittel, das sich gelegentlich bei der Überwindung schwerer Schlafstörungen bei Kindern als hilfreich erwiesen hat, ist Melatonin. Wie Sie sich erinnern werden, produziert unser Gehirn jeden Abend Melatonin, wenn das Licht schwächer wird. Dieses Hormon ist auch als Medikament erhältlich.

Wie jedes Medikament kann auch Melatonin Nebenwirkungen haben. Dazu gehören Erschöpfung, Kopfschmerzen und sehr lebhafte Träume. Bevor Sie Melatonin einsetzen, sollten Sie Ihren Arzt konsultieren.

Schlaflosigkeit – wenn Sie selbst keinen Schlaf finden

Fast jeder leidet irgendwann in seinem Leben unter Schlafstörungen. Aber wenn man kleine Kinder hat, kann es so schlimm werden, dass es sich beinahe wie Folter anfühlt. Und während die Erschöpfung immer schlimmer wird, setzt man sich unter Umständen so unter Druck (»Ich muss einschlafen, bevor das Baby wieder aufwacht!«), dass es *noch* schwieriger wird, Schlaf zu finden.

Natürlich konzentriert man sich darauf, seinem Baby Liebe und Fürsorge zu geben. Aber das sollte nicht auf Kosten der eigenen Gesundheit gehen. Wenn Ihr Baby schon sprechen könnte, würde es sagen: »Hey, ich brauch dich – bleib gesund!«

Wenn Sie den Schlaf Ihres Babys im Griff haben, aber selbst unter Schlaflosigkeit leiden, probieren Sie die folgenden Tipps aus.

Das Schlafzimmer

Sorgen Sie dafür, dass Ihr Schlafzimmer eher kühl und gut belüftet ist.

Und denken Sie daran, dass weißes Rauschen nicht nur etwas für Ihr Baby ist! Weißes Rauschen überdeckt beispielsweise von den Nachbarn oder von vorbeifahrenden Lastwagen oder Zügen verursachte störende Geräusche. Probieren Sie es selbst aus (fangen Sie eine Stunde vor dem Zubettgehen mit einer niedrigen Lautstärke an und geben Sie Ihrem Gehirn einige Tage Zeit, sich daran zu gewöhnen).

Weißes Rauschen überdeckt auch all die sorgenvollen Gedanken, die uns am Einschlafen hindern. Die Geräusche geben Ihrem Gehirn die Möglichkeit, Gedanken zu ignorieren und leichter in den Schlaf hinüberzugleiten. Viele Eltern finden das Geräusch von Regen auf dem Dach beruhigend. Fangen Sie eine Stunde vor dem Zubettgehen mit leisem Rauschen an und erhöhen Sie die Lautstärke allmählich für die Nacht.

Hinweis: Nicht alle Arten von weißem Rauschen sind gleich. Hohe Töne können alarmierend (statt beruhigend) sein. Wenn Sie weißes Rauschen störend finden, versuchen Sie es mit tieferen Geräuschen.

Und hier noch ein Vorschlag: Halten Sie Papier und Bleistift griffbereit neben Ihrem Bett, damit Sie wichtige Ideen festhalten können, statt wach zu bleiben und sich darüber zu sorgen, dass Sie sie vergessen könnten.

Am wichtigsten aber ist Folgendes: Licht ist der Feind des Schlafs! Jahrtausendelang war die Dunkelheit das Signal für das Gehirn, sich auf den Schlaf einzustellen. (Elektrisches Licht gibt es erst seit hundert Jahren.)

Die Beleuchtung im Haus täuscht dem Gehirn vor, dass es erst Nachmittag ist. Das Gehirn drosselt dann die natürliche Melatoninproduktion, was die Schläfrigkeit auf einen späteren Zeitpunkt am Abend verschiebt. Das bedeutet, dass Sie sich abends wacher fühlen, aber erschöpft sind, wenn Ihr Kind bei Tagesanbruch aufwacht.

Dämpfen Sie eine Stunde vor dem Zubettgehen das Licht und schalten Sie auch den Computerbildschirm und das Handydisplay aus! Tragen Sie zum Schlafen eine Augenmaske und decken Sie leuchtende Geräte im Schlafzimmer (Mehrfachsteckdosen, Wecker) mit einem Handtuch ab.

Schalten Sie nicht das Licht ein, wenn Sie nachts aufwachen. Verwenden Sie eine Taschenlampe oder ein Nachtlicht, und widerstehen Sie auch der Versuchung, auf Ihrem Handy nachzusehen, ob Sie E-Mails oder SMS erhalten haben.

Der Körper

Gehen Sie täglich an die Sonne, um Ihre innere Uhr zu stellen. Im Winter können Sie eine spezielle Lampe (zur Vermeidung jahreszeitlich bedingter Depressionen) einsetzen.

Wie hektisch Ihr Tagesablauf auch sein mag – Sie sollten jeden Tag Sport treiben. Trainieren Sie mindestens 20 Minuten (noch besser eine halbe Stunde). Im Notfall reicht es, ein oder zwei Runden um den Block zu laufen. Verabreden Sie sich mit einer Freundin. Es ist allerdings ungünstig, in den letzten drei Stunden Ihres Tages Sport zu treiben, da dies den Kreislauf anregt.

Auch ein Mittagsschlaf kann hilfreich sein.

Ernähren Sie sich gesund? Erschöpfung kann zu impulsivem Essen und dem Verlangen nach Fett und Kohlenhydraten führen und Ihren Stoffwechsel so aus dem Gleichgewicht bringen, dass Sie stetig zunehmen. Gewichtszunahme kann wiederum Schlafstörungen verursachen, wodurch ein Teufelskreis entsteht.

Unterbinden Sie diesen Teufelskreis von Anfang an, indem Sie drei mittelgroße Mahlzeiten pro Tag und ein oder zwei Snacks zu sich nehmen. Wählen Sie Vollkornprodukte oder ballaststoffreiche Nahrungsmittel und essen Sie zwischendurch Obst, Gemüse, Hummus und Kräcker. Versuchen Sie die Süßspeisen wegzulassen und ersetzen Sie sie durch proteinreiche Nahrungsmittel wie Nüsse, Studentenfutter, ein Spiegelei oder ein Glas warmer Milch (mit etwas Honig).

Richten Sie es so ein, dass das Mittagessen Ihre größte Mahl-

zeit ist, und essen Sie mindestens drei Stunden vor dem Zubettgehen zu Abend. Meiden Sie alle koffeinhaltigen Nahrungsmittel
und Getränke, einschließlich Kaffee, Tee, Cola, Schokolade und
Energy Drinks. Abschwellende Mittel und chinesische Kräuter
können ebenfalls stimulierende Inhaltsstoffe enthalten, die den
Schlaf beeinträchtigen.

Warmer Pfefferminztee wirkt beruhigend und stimmt Sie auf
den Schlaf ein.

Wenn Ihr Partner schnarcht, kann intensives weißes Rau-
schen Ihr Gehirn von dieser Geräuschquelle ablenken. Probieren
Sie außerdem die Strategien aus, die ich zur Vermeidung von
Schnarchen bei Kindern empfohlen habe (siehe Seite 397ff.).
Schicken Sie Ihren Partner zum Arzt – Schnarchen kann ein Zei-
chen für ein gesundheitliches Problem sein.

Der Geist

Lachen ist eines der besten Mittel gegen Stress. Graben Sie Ihre
Lieblingskomödien aus, lesen Sie ein lustiges Buch oder rufen
Sie einen Freund mit ausgeprägtem Sinn für Humor an.

Praktizieren Sie nach dem Zubettgehen *Bettgeflüster* mit sich
selbst. Führen Sie sich jeden Tag mehrmals die positiven Dinge
in Ihrem Leben vor Augen. Versuchen Sie, Liebe und Dankbarkeit zu empfinden.

Übertreiben Sie es nicht mit Ihrem Arbeitspensum. Stellen Sie
das Telefon ab, schieben Sie das Schreiben der Danksagungen
noch etwas hinaus und verschieben Sie Arbeiten wie Staubsaugen.

Nehmen Sie keine Schlaftabletten, aber fragen Sie Ihren Arzt,
ob Magnesium, Baldrian oder Melatonin für Sie in Frage kom-

men. Diese Mittel können Ihren Schlaf fördern, ohne Sie zu schläfrig zu machen, um auf die nächtlichen Bedürfnisse Ihres Kindes einzugehen. Widerstehen Sie der Versuchung, vor dem Zubettgehen ein Glas Bier oder Wein zu trinken. Dies kann zu verstärktem nächtlichem Aufwachen führen und Ihre Fähigkeit einschränken, sich um Ihr Kind zu kümmern. (Wenn Sie stillen, ist ohnehin zu bedenken, dass Ihr Baby dasselbe wie Sie zu sich nimmt.)

Und schließlich sollten Sie ein abendliches Entspannungsritual für sich entwickeln. Massieren Sie Ihr Baby (das entspannt Sie beide), hören Sie beruhigende Musik, schalten Sie den Fernseher aus, lesen Sie oder schreiben Sie Tagebuch.

Wie wir an schwierigen Zeiten wachsen können

Vom Schnupfen bis zur Schlafapnoe – kleine Kinder bieten jede Menge Anlass zur Beunruhigung. Aber an diesen kleinen (oder manchmal auch größeren) Krisen wachsen Sie als Eltern!

Außerdem wird durch diese schwierigen Phasen die Bindung zwischen Ihnen und Ihrem Kind gestärkt. So wie Sie sich in der Anfangszeit das Vertrauen Ihres Kindes verdienen, indem Sie ihm warme Milch und liebevolle Zuwendung geben, stärken Sie sein Selbstvertrauen in schwierigen Zeiten durch Ihre liebevolle Aufmerksamkeit und beruhigende Rituale.

Seien Sie darum stark und für Ihr Kind da, wenn gelegentlich Wolken am Horizont aufziehen. Zeigen Sie ihm, dass es sich auf Ihr Verständnis und Ihren Beistand verlassen kann. Dann wird es Ihnen im Lauf der Jahre durch seine Liebe und sein Vertrauen ein Vielfaches zurückgeben.

Meditation: das Chaos loslassen, um gut zu schlafen

Ich weiß, dass es einem hektischen »Multitasker« schwerfällt, sich zur Schlafenszeit plötzlich in einen Zen-Buddhisten zu verwandeln. Aber wenn Ihr Kind erst einmal schläft, ist es sehr wichtig, dass Sie nach einem anstrengenden Tag eine weiche Landung hinlegen. Dies lässt sich unter anderem durch Atem-/Beruhigungsübungen erreichen.

Zwei wichtige Schritte dieses Vorgangs bestehen darin, die Gesichtsmuskeln vollständig zu entspannen und die Atmung zu verlangsamen.

Anspannungen im Gesicht tragen zur Aufrechterhaltung des Stressgefühls bei, während ein entspannter Gesichtsausdruck oder auch nur die Andeutung eines Lächelns Ihrem Körper das Signal zur Entspannung gibt.

Um Ihre Atmung zu verlangsamen, sollten Sie darauf achten, genauso lang aus- wie einzuatmen. Tiefes Atmen kann eine sofortige Wirkung zeigen, indem es eine Welle der Ruhe auslöst.

Stellen Sie sich beim Ein- und Ausatmen vor, dass sich Ihr Herz mit Dankbarkeit für all das Gute in Ihrem Leben oder mit Vorfreude auf Aktivitäten am nächsten Tag füllt.

Stellen Sie sich außerdem einen sicheren, behaglichen Ort vor – einen schönen Strand oder Ihr kuscheliges Sofa.

Falls es Ihnen schwerfällt, sich ohne Hilfe darauf einzulassen, besuchen Sie einen Entspannungs- oder Meditationskurs.

Bewährte Schlaftipps für Sie und Ihr Kind

- Autismus und ADHS können den dringend benötigten Schlaf Ihres Kindes (und Ihren eigenen) beeinträchtigen – Melatonin und weißes Rauschen können Ihnen beiden helfen, länger zu schlafen.

- Dämpfen Sie eine Stunde vor dem Einschlafen das Licht, spielen Sie weißes Rauschen ab und schalten Sie den Fernseher (und andere helle Bildschirme, wie Computer und Handydisplays) aus.

- Verwenden Sie nachts eine Augenmaske, um durch das Fenster einfallendes Licht auszublenden, und spielen Sie weißes Rauschen in Form von »Regen auf dem Dach« ab.

- Falls Sie nicht daran gewöhnt sind, die ganze Nacht weißes Rauschen zu hören (oder es störend finden), verwenden Sie anfangs ein leises Geräusch und schalten Sie es etwa eine Stunde vor dem Zubettgehen ein. Erhöhen Sie im Lauf einer Woche allmählich die Lautstärke, bis es so laut wie ein Duschstrahl ist.

- Praktizieren Sie nach dem Zubettgehen *Bettgeflüster* mit sich selbst und führen Sie sich dabei die guten Dinge in Ihrem Leben vor Augen.

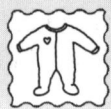

Dank

Während beim Schlafen jeder auf sich allein gestellt ist, erfordert das Schreiben jede Menge Inspiration und Unterstützung von Angehörigen, Freunden und Kollegen.

Meine tiefe Dankbarkeit gilt meiner Seelenverwandten, Ehefrau und besten Freundin, Nina. Danke, mein Liebling! Deine unerschütterliche Liebe und Unterstützung bedeuten mir mehr, als ich zum Ausdruck bringen kann. (Und danke auch dir, Lexi, für deine Liebe und Begeisterung.)

Meinen Eltern, Sophie und Joe, kann ich nie genug für all das danken, was sie mir mitgegeben haben, das mich durch alle Stürme des Lebens trägt.

Ich danke meinen lieben Freunden Laurie David und Bart Thorpe für ihre Unterstützung und ihren unermüdlichen, leidenschaftlichen Einsatz zur Verbesserung der Welt sowie Maja und Dimitri Vukcevic für ihre Freundschaft.

Herzlichen Dank an das *Happiest Baby*-Team! Ich danke Kristin Moss für ihren kreativen Geist und ihre stets positive Einstellung, Neal Tabachnick für seine Beharrlichkeit und guten Ratschläge sowie Marija Sipka, Emily Weese, Shaena Chushman, Louise Teeter und Eva Glettner für ihre harte Arbeit und dafür, dass sie unsere wichtige Mission in den vielen Stunden meiner Abwesenheit weitergeführt haben.

Ich danke den vielen *Happiest Baby*-Kursleitern für ihren Glauben an meine Arbeit und für ihren engagierten Einsatz für die vielen hilfebedürftigen Eltern.

Herzlichen Dank der klugen Lisa Sharkey bei HarperCollins für ihr Einfühlungsvermögen und ihr Vertrauen in meine Arbeit. Ich grüße auch ihre Schwester Tina Sharkey und ihren Sohn Charlie Goldstein! Seine kolikbedingten Schreie haben mich in die Nähe seiner unglaublichen Mama und Tante gelockt. Dank schulde ich auch meinem restlichen HarperCollins-Team, insbesondere Amy Bendell (meiner kompetenten und geduldigen Lektorin) und Shelby Meizlik. Sie haben hart dafür gearbeitet, dass dieses Projekt auf die Abschussrampe kam und startklar gemacht wurde.

Ich danke meinem begnadeten Mentor Arthur Parmelee und all den anderen großartigen Kinderärzten und Schlafexperten, von denen ich etwas lernen durfte, sowie den Kollegen aus meinem wöchentlich tagenden Arbeitskreis Gehirnforschung, Namhee Lee, Hans Miller, John Schumann und Leon Sones, für ihren Wissensdurst und ihre ständige Inspiration.

Meine tiefe Wertschätzung gilt allen meinen Freunden und Kollegen, die sich so großzügig die Zeit dafür genommen haben, dieses Buch durchzusehen und zu kommentieren: Arianna Huffington, Agapi Stassinopolous, Jane Honikman, Jetta Bernier, Matt Goldman, Dr. Gary Freed, Dr. John Harrington, Dr. Fran Kaufman, Dr. Harold Koplewicz, Dr. Roni Leiderman, Dr. Ian Paul, Dr. Kyle Pruett, Dr. Lucy Puryear, Dr. Harley Rotbart, Dr. Jennifer Shu, Dr. Alison Blakely, Dr. Diane Debrovner und Dr. Steve Shelov.

Und schließlich geht mein größter Dank an die Tausende von Kindern und Eltern, die ich in meinen dreißig Berufsjahren betreut habe. Und an die Familien, die mir erlaubt haben, ihre Kinder zu beobachten. Vielen Dank dafür, dass Sie mir Ihr Herz geöffnet haben und mich eingeladen haben, an Ihrem Leben teilzuhaben. Es ist eines der größten Privilegien meines Lebens, dass ich – in Freud und Leid – Ihr Vertrauter sein darf. Es gibt mir als Arzt eine große Befriedigung, wenn ich einigen von Ihnen helfen konnte, mehr Schlaf zu bekommen, sich kompetenter zu fühlen und gesündere, glücklichere Kinder aufzuziehen. Ihr Glaube an mich und Ihr Vertrauen in meine Arbeit ist meine größte Belohnung!

Anhang

Das Wach-Schlaf-Tagebuch Ihres Kindes

Uhrzeit ▸ / Tag ▾	6	7	8	9	10	11	12	13	14	15	16	17	

Markieren Sie die Schlafzeiten Ihres Kindes durch eine graue Fläche

↑ Markieren Sie die Aufwachzeit Ihres Kindes am Morgen und nach Tagschlafphasen mit Aufwärtspfeilen

✳ Markieren Sie die Essenszeiten Ihres Kindes mit einem Stern

	18	19	20	21	22	23	24	1	2	3	4	5	6

Beispielzeitpläne

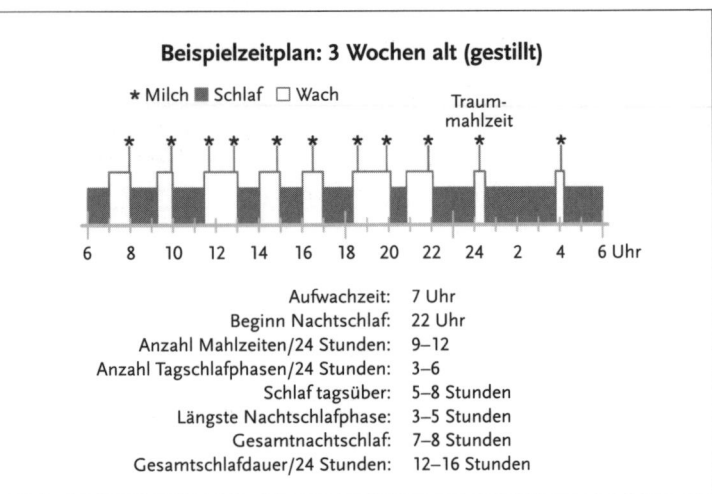

Beispielzeitplan: 3 Wochen alt (gestillt)

★ Milch ■ Schlaf □ Wach   Traummahlzeit

6   8   10   12   14   16   18   20   22   24   2   4   6 Uhr

Aufwachzeit:	7 Uhr
Beginn Nachtschlaf:	22 Uhr
Anzahl Mahlzeiten/24 Stunden:	9–12
Anzahl Tagschlafphasen/24 Stunden:	3–6
Schlaf tagsüber:	5–8 Stunden
Längste Nachtschlafphase:	3–5 Stunden
Gesamtnachtschlaf:	7–8 Stunden
Gesamtschlafdauer/24 Stunden:	12–16 Stunden

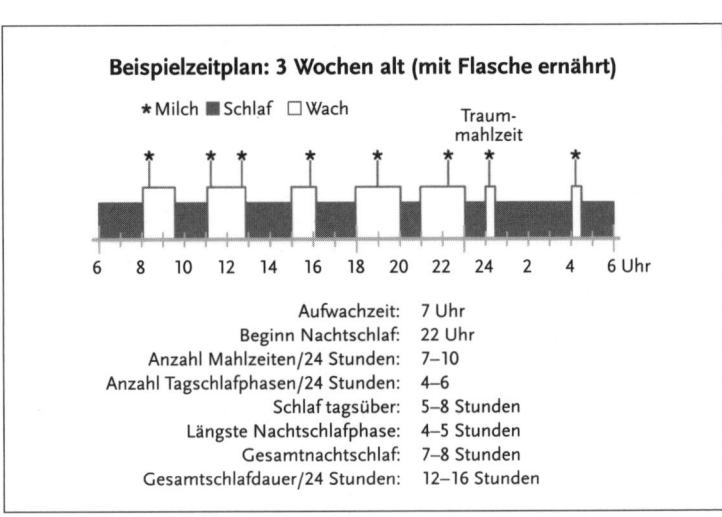

Beispielzeitplan: 3 Wochen alt (mit Flasche ernährt)

★ Milch ■ Schlaf □ Wach   Traummahlzeit

6   8   10   12   14   16   18   20   22   24   2   4   6 Uhr

Aufwachzeit:	7 Uhr
Beginn Nachtschlaf:	22 Uhr
Anzahl Mahlzeiten/24 Stunden:	7–10
Anzahl Tagschlafphasen/24 Stunden:	4–6
Schlaf tagsüber:	5–8 Stunden
Längste Nachtschlafphase:	4–5 Stunden
Gesamtnachtschlaf:	7–8 Stunden
Gesamtschlafdauer/24 Stunden:	12–16 Stunden

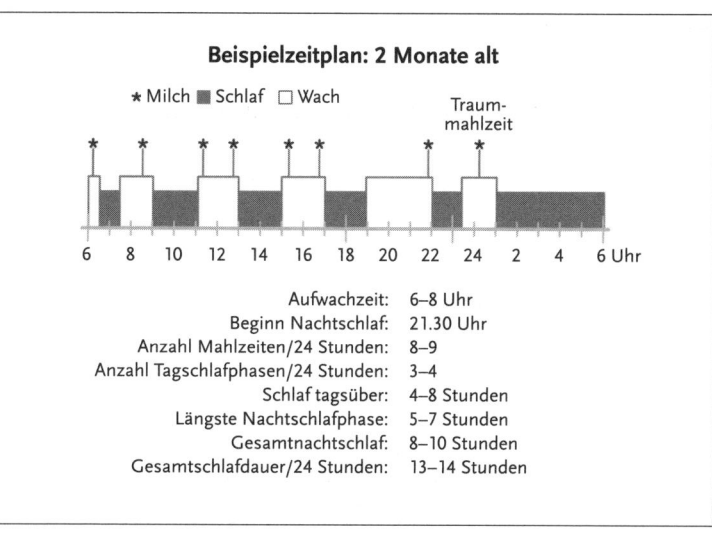

Beispielzeitplan: 2 Monate alt

★ Milch ■ Schlaf □ Wach

Traum-mahlzeit

6 8 10 12 14 16 18 20 22 24 2 4 6 Uhr

Aufwachzeit:	6–8 Uhr
Beginn Nachtschlaf:	21.30 Uhr
Anzahl Mahlzeiten/24 Stunden:	8–9
Anzahl Tagschlafphasen/24 Stunden:	3–4
Schlaf tagsüber:	4–8 Stunden
Längste Nachtschlafphase:	5–7 Stunden
Gesamtnachtschlaf:	8–10 Stunden
Gesamtschlafdauer/24 Stunden:	13–14 Stunden

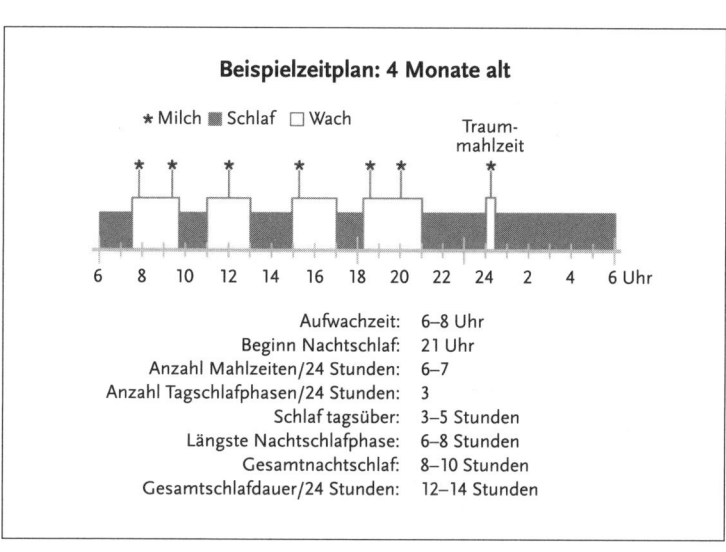

Beispielzeitplan: 4 Monate alt

★ Milch ■ Schlaf □ Wach

Traum-mahlzeit

6 8 10 12 14 16 18 20 22 24 2 4 6 Uhr

Aufwachzeit:	6–8 Uhr
Beginn Nachtschlaf:	21 Uhr
Anzahl Mahlzeiten/24 Stunden:	6–7
Anzahl Tagschlafphasen/24 Stunden:	3
Schlaf tagsüber:	3–5 Stunden
Längste Nachtschlafphase:	6–8 Stunden
Gesamtnachtschlaf:	8–10 Stunden
Gesamtschlafdauer/24 Stunden:	12–14 Stunden

Beispielzeitplan: 8 Monate alt

★ Milch △ Fest- ■ Schlaf □ Wach Traum-
nahrung mahlzeit

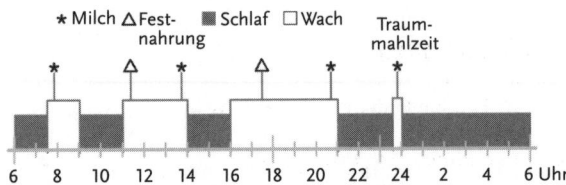

Aufwachzeit:	6–8 Uhr
Beginn Nachtschlaf:	20.30 Uhr
Anzahl Mahlzeiten/24 Stunden:	5–6
Anzahl Tagschlafphasen/24 Stunden:	2–3
Schlaf tagsüber:	2–5 Stunden
Längste Nachtschlafphase:	7–9 Stunden
Gesamtnachtschlaf:	9–11 Stunden
Gesamtschlafdauer/24 Stunden:	12–14 Stunden

Beispielzeitplan: 12 Monate alt

★ Milch △ Fest- ■ Schlaf □ Wach Traum-
nahrung mahlzeit

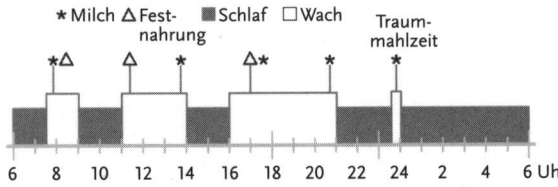

Aufwachzeit:	6–7.30 Uhr
Beginn Nachtschlaf:	20–21 Uhr
Anzahl Mahlzeiten/24 Stunden:	6–7
Anzahl Tagschlafphasen/24 Stunden:	2
Schlaf tagsüber:	2–4 Stunden
Längste Nachtschlafphase:	7–9 Stunden
Gesamtnachtschlaf:	9–11 Stunden
Gesamtschlafdauer/24 Stunden:	12–14 Stunden

Nützliche Adressen

Plötzlicher Kindstod (SIDS)

- www.sids.de
  Gemeinsame Elterninitiative Plötzlicher Säuglingstod e.V.

Schlafapnoe und andere Schlafstörungen

- www.schlafapnoe-online.de
  Schlafapnoe e.V.
- www.schlafapnoe.org
  Landesverband Schlafapnoe/Atemstillstand und chronische Schlafstörungen
  Thüringen e.V.

Stillen

- www.lalecheliga.de
  La Leche Liga Deutschland e.V.
- www.afs-stillen.de
  Arbeitsgemeinschaft freier Stillgruppen

Sicherheit von Kinderbetten

- www.vis.bayern.de/produktsicherheit/produktgruppen/einrichtung/
  kinderbetten.htm
  Verbraucherinformation des bayerischen Staatsministeriums der Justiz und
  für Verbraucherschutz

Allgemeine Informationen zum Thema Schlaf

- www.charite.de/dgsm/dgsm
  Deutsche Gesellschaft für Schlafforschung und Schlafmedizin
- www.babyschlaf.de
  Babyhilfe Deutschland e.V.

Sonstige Ressourcen

- www.schatten-und-licht.de
  Schatten & Licht e.V. (Selbsthilfe-Organisation zu peripartalen psychischen
  Erkrankungen)
- www.fruehgeborene.info
  Bundesverband »Das frühgeborene Kind« e.V.

Register

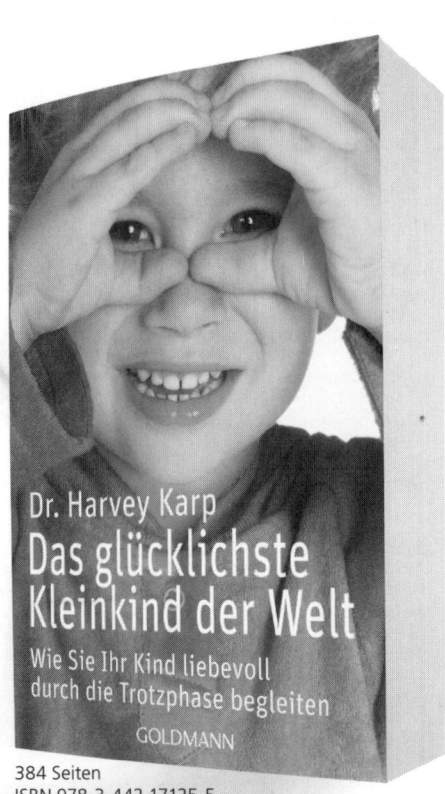
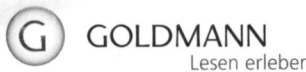